JN057124

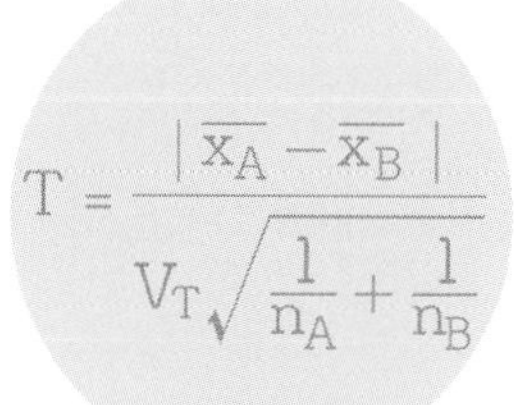

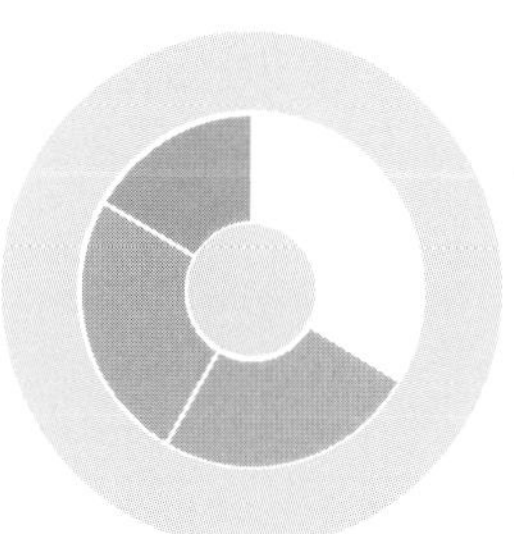
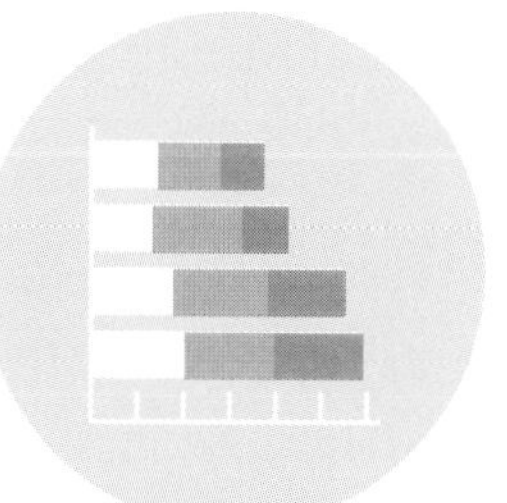
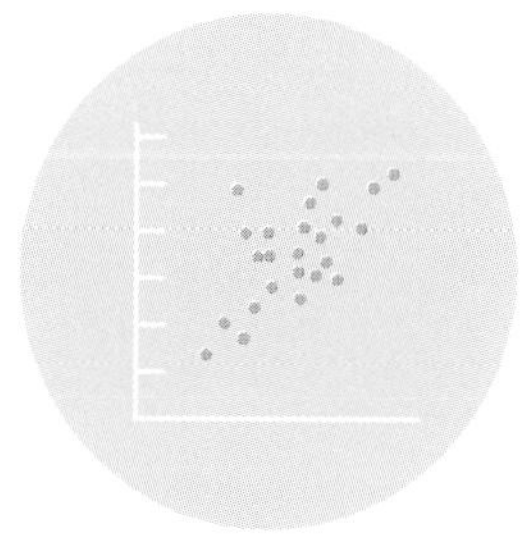

はじめての 保健統計学

著

坂本 なほ子

東邦大学看護学部教授

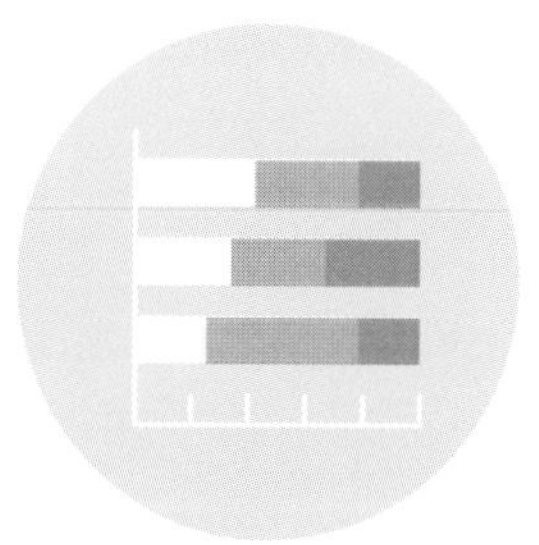
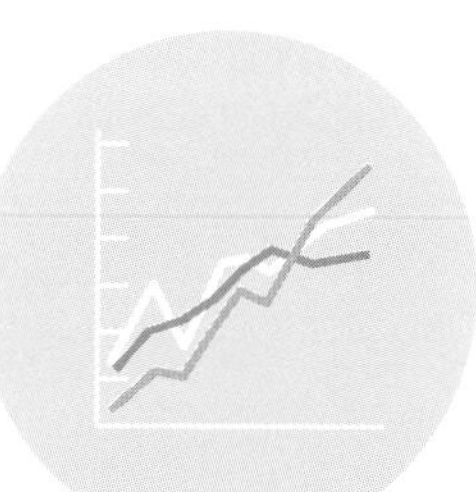

$t = \frac{\overline{x} - \mu}{\sqrt{\frac{v^2}{n}}}$

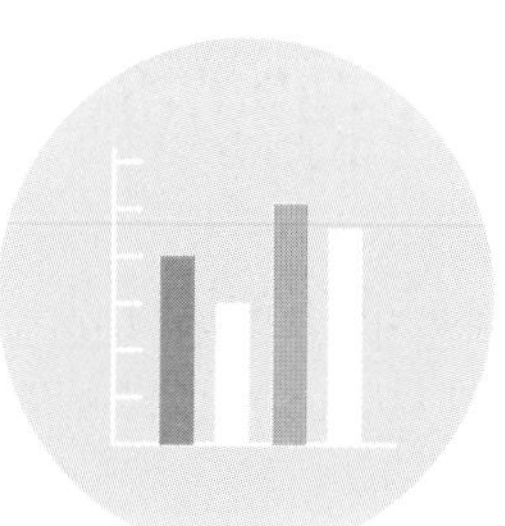

サイオ出版

はじめに

2019年に発生した新型コロナウイルス感染症は世界中に拡大し、日々、その関連データが報道されています。私たちは、そのデータによって感染状況を理解・把握し、場合によっては行動を検討します。世界中の人がこれほどまでに「健康に関するデータ」を注視したことは、過去に例がありません。

「統計学」と聞くと「苦手に感じる」人もいるでしょう。しかし、実際に私たちは日常的に統計に接しています。たとえば、天気予報の降水確率、選挙速報の当落予測、少子化や高齢化といったわが国の社会状況も統計によって示されています。さらに近年は、ウェブサイトやショッピングサイトの閲覧履歴（データ）がAIによって解析され、その人が関心をもつ可能性が高いと判断されたニュースや商品が、次から次へと「おすすめ」として表示されます。今後ますます、私たちの生活にさまざまな統計が入り込んできそうです。

本書は、はじめて保健統計学を学ぶ人が、人々の健康状態に関する統計である「保健統計」を理解することを第一のゴールとしています。第二のゴールは「健康に関する基本的な研究」を理解できることです。本書では、この二つのゴールに到達するために必要な統計学と疫学に関する情報を、以下のようにまとめています。

Chapter❶では統計や確率を理解するうえで基礎となる数学的知識、Chapter❷では健康に関する調査や研究の基本的な考え方である疫学のポイント、Chapter❸では日本政府が公表している健康に関わる統計の紹介。

統計学に関してはなるべく平易に、しかし、要点はできるだけ省略せずに説明し、多くの具体例を通してイメージをつかんでもらえるように工夫しました。また、疫学に関しては必須項目をコンパクトにまとめています。実際の政府統計に関しては、データは最新調査によって更新されるため、ポイントを解説するとともに、最新データを閲覧できる調査サイトのリストを掲載しました。本書が統計学や疫学への入口となり、保健統計に関心をもっていただくきっかけとなれば、著者としてこんなに嬉しいことはありません。

最後に、平明かつ簡潔な文章へと校正してくださった小林薫氏に深謝いたします。

坂本なほ子

Contents

Contents

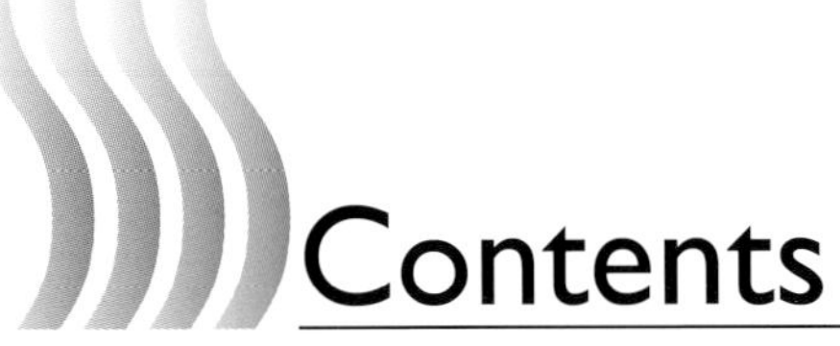

Contents

Chapter 1

統計学の基本

Part 1 統計学とは何か

Part 2 記述統計（データの要約）

Part 3 推測統計（確率について）

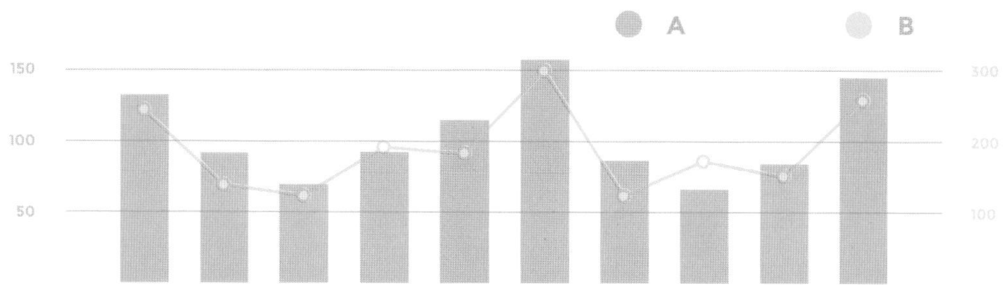

統計とは何か

1 身近にある統計

「統計」という言葉は日常生活のなかでもよく耳にします。イメージはあるけれど、はっきりと説明できる人は多くないかもしれません。『広辞苑』(第７版)には「集団における個々の要素の分布を調べ、その集団の傾向・性質などを数量的に統一的に明らかにすること。また、その結果として得られた数値」と説明されています。ニュースでは「労働統計」や「貿易統計」といった国が作成した統計の結果が多く報道されています。たとえば、「貿易統計」は、日本が輸出または輸入した貨物について、金額や数量を品目別、国(地域)別などに整理して情報を提示しています。

学生の皆さんには、テストの結果が身近な統計かもしれません。A中学校１年生100人が同じ数学のテストを受けると、100人それぞれが０点から100点の間の点数をとります。テストの平均点が発表されることが多いでしょう。この平均点は、A中学校１年生100人という「集団」に関して、ある１回のテストによって数学の力を「数量的」に明らかにした数値です。先ほどの「統計」の定義に当てはまることがわかります。

2 統計は何に役立っている?

さて、統計は何の役に立つのでしょうか。A中学校１年生の平均点と、同じテストを実施したB中学校１年生の平均点を比較することによって、どちらの中学校の数学の力がどのくらい優れているのか、あるいは足りないのか、といったことが把握できます。そして平均点から、それぞれの中学校の特性を捉えることが可能になります。平均点だけが統計ではありません。そのほかにも統計を用いて、さまざまな「集団の特性を把握する」ことができます。

また、統計は「数量的に統一的に明らかにする」ものであるため、事象を客観的に、そして、正確に捉えることが可能になります。近年

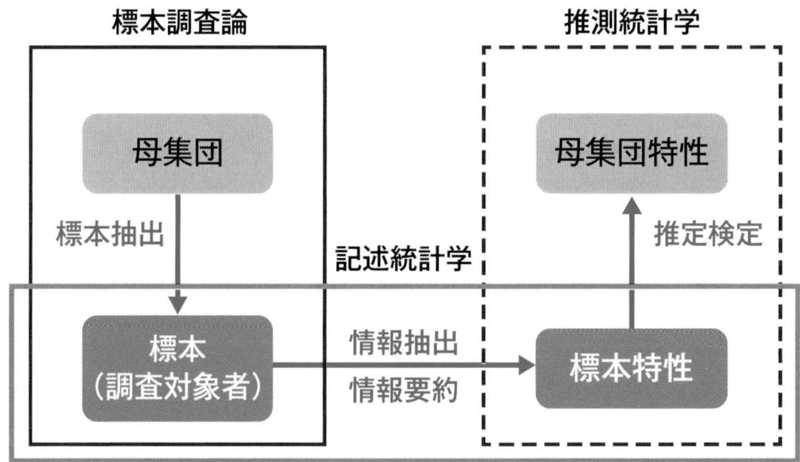

図１　統計学の体系
（田栗正章：統計学とその応用、放送大学教育振興会、2005．を参考に作成）

は「確率的事象」を捉えるために統計が幅広く活用されています。天気予報、保険料、年金、医学研究など、あらゆる分野にまたがっています。

3　統計学の世界

統計学には、「集団の特性を把握する」統計と「確率的事象を捉える」統計があります。この２つの関係は、**図1**のようにまとめられます。「集団の特性を把握する」ための統計学を記述統計学といいます。グレーの枠線で囲まれている部分です。そして、「確率的事象を捉える」ための統計学を推測統計学といいます。破線で囲まれている部分です。

世論調査を例にとって考えてみましょう。私が「日本国民の世論」を知りたい場合、実際に全国民の意見を調査することは不可能です。一般的に世論調査は、1,000～2,000人の日本国民を対象に調査を行い、意見をまとめて結果としています。適切な方法で1,000～2,000人が選ばれている場合、そこで得られた結果は全国民の意見とさほど異ならないと考えられます。そのため、この1,000～2,000人の結果を世論調査結果として公表しています。

このことを図に当てはめてみます。全国民（母集団）から適切な方法で調査対象者（標本）を選び調査を実施します。その調査対象者の意見（情報）を抽出・要約し、調査の結果（特性）を記述します。適切な方法で調査対象者を選んでいるので、この調査の結果が全国民の意見と考えられるということになります。

図1のグレーの線で囲まれた記述統計学では、標本（調査対象者）について、情報を抽出・要約し結果（**標本特性**）を把握します。そして、推測統計学によって標本特性を母集団特性に一般化することができるかどうかを確率的に検討します。

統計学を用いる多くの場合、実際に手にすることができる情報はたいてい標本からのもので、母集団から直接的に情報を得ることはまれです。極端にたとえるなら、標本は現実世界、母集団は仮想世界のものというイメージでしょうか。

4 統計学の用語と記号

ここで、統計学で用いられる用語と記号について紹介しておきます。本書でも、このあとたびたび出てきます。しっかり現実世界と仮想世界を区別して読み進めてください。**母集団特性**を表す数値を母数（パラメータ）と呼びます。母集団の平均は母平均μ（ミュー）、標準偏差は母標準偏差σ（シグマ）で表されます。統計学では、母数などを表すためにギリシャ文字をよく用います。すべてを使うわけではありませんが、ギリシャ文字を**表1**にまとめました。

一方、標本の平均や標準偏差は、単に平均や標準偏差といわれることが多く、それぞれ$\bar{x}$（エックスバー）、sで表されます。これらのデータを要約したものを**統計量**といいます。通常、母数は未知です。そのため、データから母数の推定が行われます。この時に使われる統計量を**推定量**といいます（p. 61参照）。

表1　ギリシャ文字

大文字	小文字	読み方	欧文表記	大文字	小文字	読み方	欧文表記
Α	α	アルファ	*alpha*	Ν	ν	ニュー	*nu*
Β	β	ベータ	*beta*	Ξ	ξ	クサイ	*xi*
Γ	γ	ガンマ	*gamma*	Ο	ο	オミクロン	*omicron*
Δ	δ	デルタ	*delta*	Π	π	パイ	*pai*
Ε	ε	イプシロン	*epsilon*	Ρ	ρ	ロー	*rho*
Ζ	ζ	ゼータ	*eta*	Σ	σ	シグマ	*sigma*
Η	η	イータ	*eta*	Τ	τ	タウ	*tau*
Θ	θ	シータ	*theta*	Υ	υ	ユプシロン	*upsilon*
Ι	ι	イオータ	*iota*	Φ	ϕ	ファイ	*phi*
Κ	κ	カッパ	*kappa*	χ	χ	カイ	*ch*
Λ	λ	ラムダ	*lambda*	Ψ	ψ	プサイ	*psi*
Μ	μ	ミュー	*mu*	Ω	ω	オメガ	*omega*

参考文献

1）田栗正章：統計学とその応用．p.17. 放送大学教育振興会、2005.

データの種類とグラフ

要点をおさえよう

- データをグラフ化することにより、データの特徴を、わかりやすく伝えることができます。また、データの分布状況を容易に把握できます。
- 表現したい内容や目的に適したグラフを用いましょう。

まずは基本から

1 グラフの種類

実際に収集したデータを、理解しやすくするために整理・要約したものを記述統計といいます。記述統計には、平均や分散のような統計量を使う場合や、数値を整理してまとめた表を使う場合、数値の分布を視覚化したグラフを使う場合があります。データ全体の分布状況の把握にはグラフが最も適しています。グラフでは正確に情報を伝えるために、数値の単位を記載したうえで、定義や注意事項がある場合は補足説明を必要に応じて加えます。

❶ 棒グラフ

項目別の数値を棒の長さ（高さ）で表します。データの大小が棒の高低で表されるので、大小の比較に適しています。

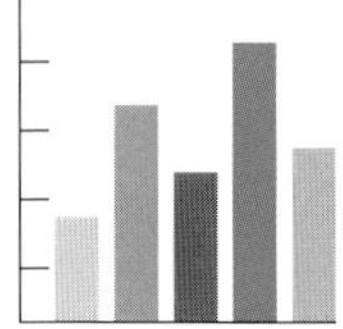

❷ 折れ線グラフ

主に時間経過に伴う連続的変化を捉えるときに使用します。時系列のように連続的なデータの場合には適していますが、非連続的なデータの場合には「連続しているかのような」誤った印象を与えてしまうため適していません。

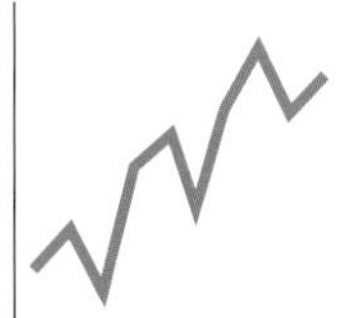

❸ 円グラフ

円全体を100%として、その中に占める各項目の構成割合を扇形で表したグラフです。扇形の面積（角度）により構成割合を表します。

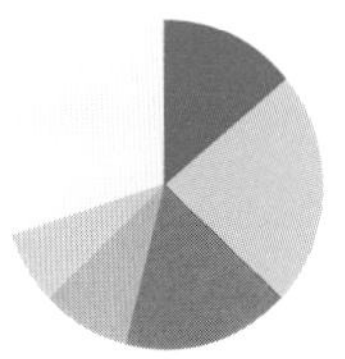

❹ 帯グラフ

各項目の構成割合を表すのに用いられます。帯全体を100%として、項目の構成割合を分割する長方形の面積で表します。また、複数の帯グラフを並べることで、項目の構成割合の比較が可能となります。

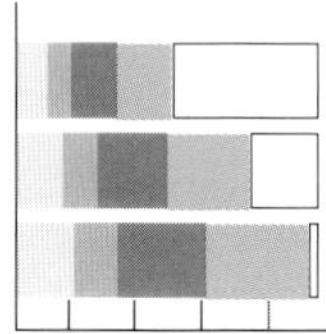

❺ 散布図

横軸と縦軸にそれぞれ別の量的変数をとり、データをプロットします。データの全体的な分布や２つの変数の関係を示すのに適しています。

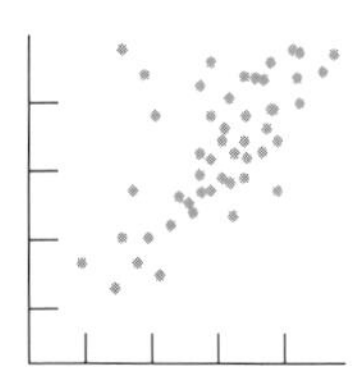

図１　グラフの種類

より詳しく！

３次元グラフは、データと印象が異なる場合があるので注意しましょう。

図１の円グラフと**図２**の３Ｄ円グラフは同じデータで作成されています。

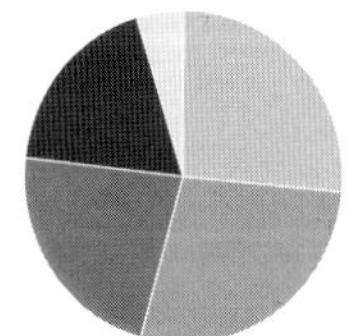

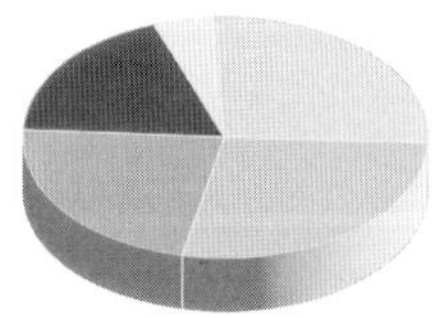

図２　2Dと3Dの円グラフ

度数分布表とヒストグラム

要点をおさえよう

- 度数分布表はデータを任意の区間に分割し、それぞれの区間内に存在するデータ数を表にまとめたものです。
- 度数分布表を図示したものがヒストグラム（度数分布図）です。
- ヒストグラムは量的データの分布状況の把握に適しています。
- ヒストグラムでは柱の面積が度数を表しています。

まずは基本から

1 度数分布表（frequency table）

1変数データの最も基本的な要約方法は**度数分布表**です。いくつかの区間（階級）を設定し、データを整理します。それぞれの階級に含まれるデータ数を**度数**といいます。各階級とその度数を表にまとめたものが度数分布表です。各階級を代表する値を**階級値**といい、これは階級の中央の値が選ばれます。階級値は、階級の

$\frac{(\text{上限の値}+\text{下限の値})}{2}$ で求めることができます。

度数分布表とヒストグラムを以下の例で見てみましょう（**表1、2、図1**）。

2 ヒストグラム（histogram）

この度数分布表をグラフに表したものが**ヒストグラム**（度数分布図）になります。**柱状グラフ**とも呼ばれます。棒グラフに似ていますが別のものです。

ヒストグラムの横軸は階級や階級値、縦軸は度数（または相対度数）

表1　ある10人の身長データ

番号	1	2	3	4	5	6	7	8	9	10
身長（cm）	151	155	168	149	162	153	163	157	156	156

要　約

表2　ある10人の身長の度数分布表

階級（cm）	階級値（cm）	度数（人）	累積度数（人）	相対度数
145以上150未満	147.5	1	1	0.1
150以上155未満	152.5	2	3	0.2
155以上160未満	157.5	4	7	0.4
160以上165未満	162.5	2	9	0.2
165以上170未満	167.5	1	10	0.1
合計		10		1

データの値の区分　階級幅

階級内のデータ数

それぞれの階級の度数が全体に占める割合

度数が最大となる階級の階級値　最頻値（モード）

階級の中央の値　（上限＋下限）/2

その階級までの度数の合計

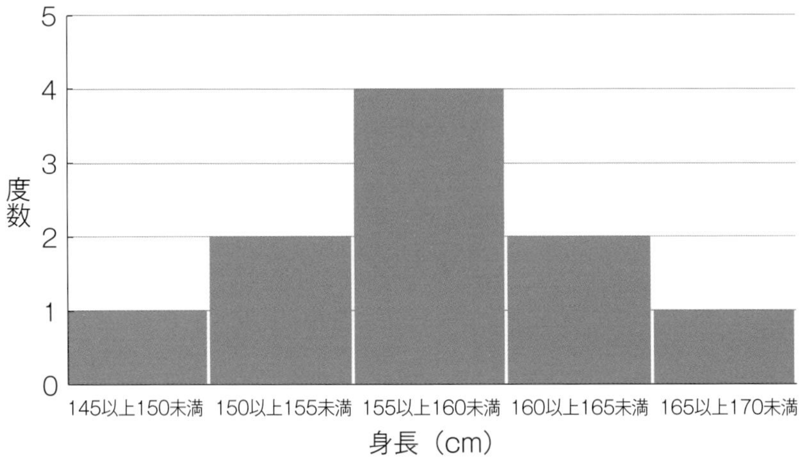

図1　ある10人の身長のヒストグラム（度数分布図）

です。ヒストグラムの横軸は連続する数値なので、項目別に棒が分かれている棒グラフとは異なり、柱の間に間隔はありません。

ヒストグラムで分布を把握する際のポイントは、①峰（ピーク、山の形状）が1つか2つ以上か、②中心の位置、③散らばり具合、④形状（歪み）、⑤外れ値です。峰が2つ以上ある場合は、複数の異質な集団のデータが混在している可能性があります。

たとえば、身長データのヒストグラムでは2つの峰が現れた場合、男女のデータが混在していることを疑います。峰となる柱が分布のどの位置にあるのか、そして、その両側にどのようにデータが散らばっているのかによって分布状況を把握します。また、「他のデータと比べて極端に外れた値」を外れ値といいます。**外れ値**は、解析データとして含むのか、除外するのかを検討する必要があります。外れ値のうち、外れる原因が判明しているものを異常値と言います。外れ値の確認方法には、グラフを使っての目視や検定を実施するなど、いくつかあります。

図1のヒストグラムは縦軸が度数のものですが、縦軸が相対度数のヒストグラムもあります。**図2**のデータは**図1**と同じ10人の身長です。縦軸を相対度数、横軸を階級値としています。相対度数とは、それぞれの階級の度数が全体に占める割合を示します。また、ヒストグラムでは必ずしも階級幅が等しい必要はありません。**図2**の場合、最後の階級は160以上170未満と広くなっています。ヒストグラムは面積が分布の割合を表すため、階級幅が2倍となったので横幅を2倍にし、その代わりに高さを半分にして、面積がデータ数に比例するように描かれています。

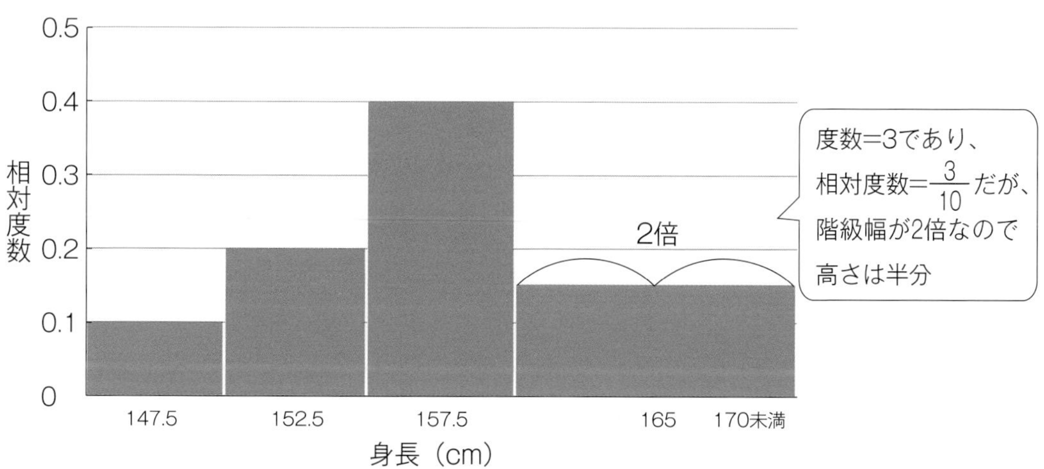

図2　ある10人の身長のヒストグラム（度数分布図）

より詳しく！

1 スタージェスの公式

度数分布表を作成するときに「階級をいくつに分けるか」を検討する必要があります。通常は、最大値と最小値、データの範囲、データ数などを参考にして5～8くらいの階級数で作成します。また、スタージェスの公式を利用して階級の数を決定し、その数から各階級区間を決定していく方法もあります。

スタージェスの公式　$k=1+\log_2 n$
k：階級の数、n：データ数

2 グラフの歪み

世帯収入や貯蓄高のグラフでは、下図のように中心が左に寄り、右に裾を引くようなヒストグラムが多くみられます。このような形状は「右に歪んでいる」と言います。

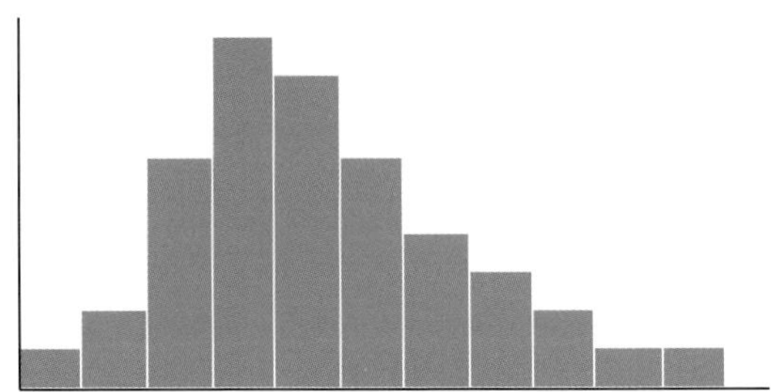

図3　右に歪んでいるヒストグラム

代表値

要点をおさえよう

- 量的データ分布の中心を表す数値を代表値といいます。代表値には、平均値、中央値、最頻値があります。

  平均値：データ値の合計をデータの個数で割った値

  中央値：データを値の大きさ順に並べたときに、真ん中の順位にあるデータの値

  最頻値：最も出現頻度の多い値または階級値

まずは基本から

1 平均値（mean）

データ値の合計をデータの個数で割った値を平均値（ミーン）といいます。

ある 5 人の身長データの身長データの例をみてみましょう。

表1　ある 5 人の身長データ

番号	1	2	3	4	5
身長（cm）	151	155	168	149	162

この 5 人の身長の平均値は下記のように求めます。

$$
\begin{aligned}
\text{平均値} &= \frac{\text{データの合計}}{\text{データの個数}} \\
&= \frac{151+155+168+149+162}{5} \\
&= \frac{785}{5} \\
&= 157\text{cm}
\end{aligned}
$$

定義：n 個のデータ $x_1, x_2, \cdot\cdot\cdot\cdot, x_n$ の平均は下記の式となる。

$$\bar{x} = \frac{x_1 + x_2 + \cdots + x_n}{n} = \frac{1}{n}\sum_{i=1}^{n} x_i$$

2 中央値（median）

データを値の大きさ順に並べたときに、真ん中の順位にあるデータの値を**中央値**（メディアン）、または、中位数といいます（p.24参照）。データの個数nが奇数の時は真ん中の順位の値になりますが、偶数のときは真ん中の２つの平均値とします。

定義：データの個数nが奇数（２k+１）の場合、値の大きさ順に並べたときの（k+１）番目のデータの値を中央値とします。nが偶数（２k）の場合、k番目と（k+１）番目の平均値とします（kは整数）。

3 最頻値（mode）

最も多い度数（頻度）を示す値を**最頻値**（モード）といいます。度数分布表やヒストグラムから最頻値を求める場合には、最も度数の多い階級の階級値となります（p.14参照）。

より詳しく！

1 平均値・中央値・最頻値の違い

３つの代表値の大きな違いは、外れ値の影響を受ける程度です。外れ値は、他のデータから大きく外れたデータです。データとして外れ値が加わった場合、もっとも影響を受ける代表値は平均値です。中央値はデータを並べて真ん中の順位にある値であり、極端な値である外れ値が加わっても、多くの場合はそれほど影響がありません。そして、最頻値は最も度数の多い階級の階級値であるので、外れ値の影響はまず受けません。

世帯収入や貯蓄高のように少数の世帯が高額階級に属するようなデータ分布の場合は、平均値よりも中央値の方が「真ん中」感覚に近い値です（p.220国民生活基礎統計を参照）。

2 平均は重心

平均はデータ全体の重心でもあります。重心とはバランスの中心です。たとえば、**図1**左のように、同じ大きさ、重さの積み木が一直線上の板に載っていたとします。積まれている積み木全体を支えている1点が重心です。積み木を1個のデータとし平面的に捉えると、**図1**右のようにヒストグラムが描けます。重心の位置の値は平均値になります。

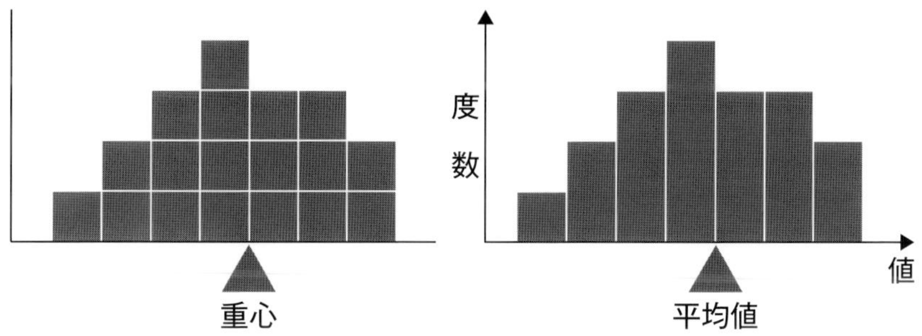

図1　データの重心と平均

左右対称に分布するデータである場合、平均値、最頻値、中央値は同じ値を取ります。分布が非対称な場合は、3つの代表値は一致しません。また、**図2**の左右のように、歪み方によって3つの代表値の大小が変わります。

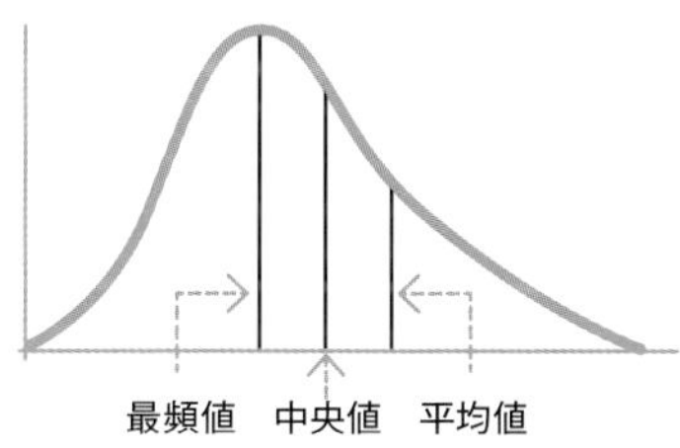

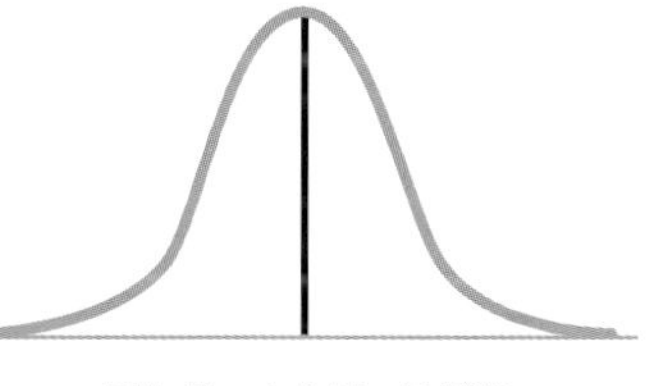

平均値　最頻値　中央値

図2　データの分布形状と代表値の位置

3 平均値の種類

平均にはいくつかの種類があります。主なものは、算術平均（相加平均）、幾何平均（相乗平均）、調和平均です。本章で学んだものは算術平均です。他の2つは下記の式で求めることができます。

幾何平均(相乗平均)：$\sqrt[n]{x_1 \cdot x_2 \cdot \cdots\cdots\cdots \cdot x_n}$

調和平均：$\dfrac{n}{\dfrac{1}{x_1}+\dfrac{1}{x_2}+\cdots\cdots\cdots+\dfrac{1}{x_n}}$

散布度

要点をおさえよう

- 量的データの散らばりの程度（散布度）を表す値には、分散、標準偏差、範囲、四分位範囲、四分位偏差、変動係数があります。

偏差：各データ値から平均値を引いた値
分散：偏差の 2 乗の合計をデータの個数で割った値
標準偏差：分散の平方根
四分位範囲：第 3 四分位数から第 1 四分位数を引いた値
四分位偏差：四分位範囲の半分の値
変動係数：標準偏差を平均値で割った値

まずは基本から

1 偏差（deviation）

量的データ分布を把握するには、代表値によって中心についての情報を得るとともに、散らばり具合についての情報が必要です。代表値の１つである平均値と組み合わせる散らばり具合の指標に偏差があります。偏差は各データ値から平均値を引いた値であり、マイナスの値をとることもあります（**図 1**）。

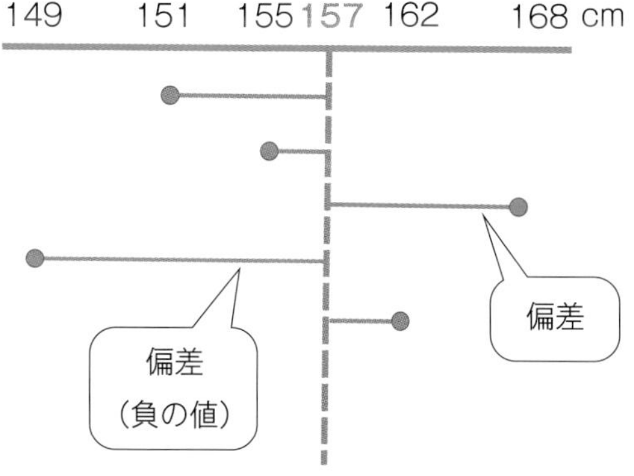

図 1　ある 5 人の身長データにおける偏差（平均値 157cm）

2 分散(variance)

散らばりの程度を、偏差を使って評価するときに、プラスやマイナスといった情報は必要ありません。各データが平均からどのくらい離れているのか、そして、データ全体としてどの程度散らばっているのかが知りたい情報です。

そこで、登場する指標が分散です。分散は偏差の2乗の平均です。データが平均付近に集中して分布している場合、分散は小さく、データが平均から離れたところに散らばって分布している場合は大きな値になります。

定義:n 個のデータ $x_1, x_2, \cdots, x_n$ の平均が $\bar{x}$ であったとき、分散は下記の式となる。

$$s^2 = \frac{(x_1-\bar{x})^2+(x_2-\bar{x})^2+\cdots+(x_n-\bar{x})^2}{n} = \frac{1}{n}\sum_{i=1}^{n}(x_i-\bar{x})^2$$

図1の5人の身長データについて、偏差と偏差^{2}を求めました(**表1**)。ここから分散を求めることができます。

表1 ある5人の身長データの偏差と偏差^2(平均値157cm)

番号	1	2	3	4	5
身長(cm)	151	155	168	149	162
偏差(cm)	−6	−2	11	−8	5
偏差^2	36	4	121	64	25

$$分散 = \frac{偏差^2の合計}{データの個数}$$

$$= \frac{36+4+121+64+25}{5}$$

$$=50$$

3 標準偏差(standard deviation, SD)

分散は偏差の2乗の平均であり、次元や単位が元のデータと異なります。分散の正の平方根の値を標準偏差といいます。標準偏差の次元や単位は元のデータと同じです。

ある5人の身長データの標準偏差は、

定義：n 個のデータ $x_1, x_2, \cdots, x_n$ の平均が $\bar{x}$ であったとき、標準偏差は下記の式となる。

$$s = \sqrt{\frac{(x_1-\bar{x})^2+(x_2-\bar{x})^2+\cdots+(x_n-\bar{x})^2}{n}} = \sqrt{\sum_{i=1}^{n}\frac{(x_i-\bar{x})^2}{n}}$$

標準偏差 $= \sqrt{50}$cm

$= 7.1$cm

4 変動係数（coefficient of variation）

平均値に対するデータの散らばりの程度を相対的に評価するときに変動係数を用います。変動係数は、標準偏差を平均値で割った値です。複数のデータがあり、標準偏差が平均に比例して大きくなる特徴をもっている場合や、データによって単位が異なる場合に、変動係数を用いて変動の程度を比較します。変動係数の値が大きいほど散らばりの程度も大きいと考えます。

先ほどの**表1**の5人について、身長の散らばりの程度と体重の散らばりの程度を比較してみましょう。**表2**は、5人の体重データと偏差および偏差^{2}です。ここから、分散と標準偏差が求まります。

表2　ある5人の体重データの偏差と偏差^2（平均値 50kg）

番号	1	2	3	4	5
体重（kg）	55	44	57	48	46
偏差（kg）	5	−6	7	−2	−4
偏差^2	25	36	49	4	16

分散 $= 26$

標準偏差 $= \sqrt{26} \fallingdotseq 5.1$kg

したがって、各変動係数は次のようになります。

身長の変動係数 $= \dfrac{\sqrt{50}}{157} \fallingdotseq 0.045$

体重の変動係数 $= \dfrac{\sqrt{26}}{50} \fallingdotseq 0.10$

つまり、この5人において、体重の方が身長よりも値のバラツキが大きいと判断できます。

箱ひげ図

要点をおさえよう

- 箱ひげ図はデータの散らばりの程度を示すのに適しています。
- 箱ひげ図はデータを値の大きさ順に並べた時の分布を示しています。
- 箱ひげ図は長方形の箱とその両端から伸びるひげで構成されます。
- 箱ひげ図の作成には四分位数を用います。
- 第３四分位数から第１四分位数を引いた値を四分位範囲といいます。

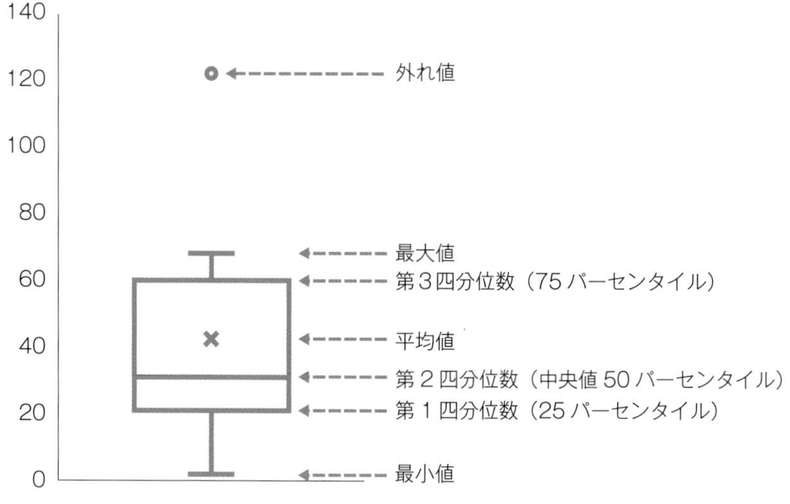

まずは基本から

1 四分位数（quartile）

四分位数とはデータを値の大きさ順で並べたときに、データ数を4等分にした位置にくる区切りの値です。小さい側からデータ数の $\frac{1}{4}$ の位置（25パーセンタイル）の値を第１四分位数、$\frac{3}{4}$ の位置（75パーセンタイル）の値を第3四分位数といいます。なお、第２四分位数は中央値（モード）で50パーセンタイルになります。パーセンタイル（percentile）とは、データを小さい順に並べたときに、データ総数の何パーセントの位置にあるかを表します。

四分位数の求め方は、まず中央値を求めて、中央値よりも小さい値（下位）と大きい値（上位）の2グループに分けます。次に、各グループの中央値を求めます。それが第1四分位数と第3四分位数になります。

❶ データの個数が偶数の場合（12人の身長データ 単位：cm）

データの個数が偶数である場合、中央に位置するデータはないため、中央の前後に位置するデータの平均値を中央値とします。

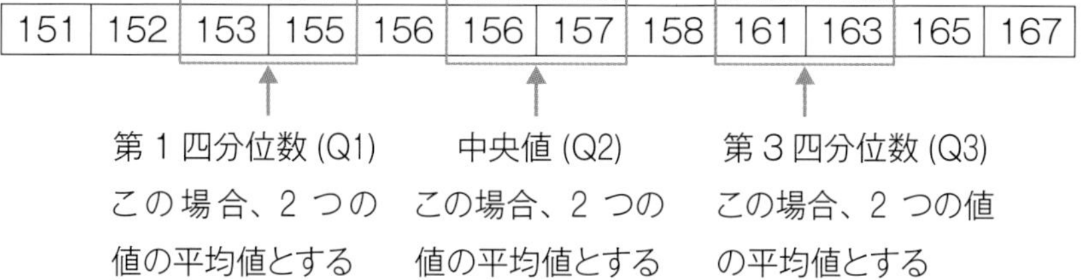

❷ データの個数が奇数の場合（11人の身長データ 単位：cm）

データの個数が奇数である場合、中央値を除いて2つのグループに分けます。それぞれのグループの中央値が第1四分位数と第3四分位数になります。

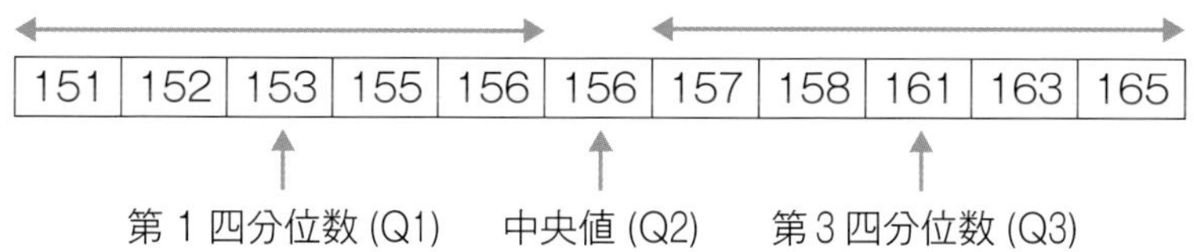

2 四分位範囲（interquartile range: IQR）と四分位偏差（quartile deviation）

第3四分位数（Q3）から第1四分位数（Q1）を引いた値を**四分位範囲**といいます。中心付近のデータの散らばり具合を表しています。また、四分位範囲の$\frac{1}{2}$の値を**四分位偏差**といいます。こちらも中心付近のデータの散らばり具合を表します。

3 範囲（range）

すべてのデータがどの値からどの値までに分布するのかを示す値を範囲といいます。最大値から最小値を引いた差になります。

確率的な考え方

①確率

要点をおさえよう

- 一般に「確率」とは「ある事象の起こる確からしさ」を表します。

$$\text{ある事象Eが起こる確率} = \frac{\text{ある事象Eが起こる度数}}{\text{（起こりうる全事象の度数）}}$$

1回のサイコロ投げで1の目が出る確率

サイコロの1の目

$$\frac{⚀}{⚀\ ⚁\ ⚂\ ⚃\ ⚄\ ⚅} = \frac{1}{6}$$

サイコロの目1〜6

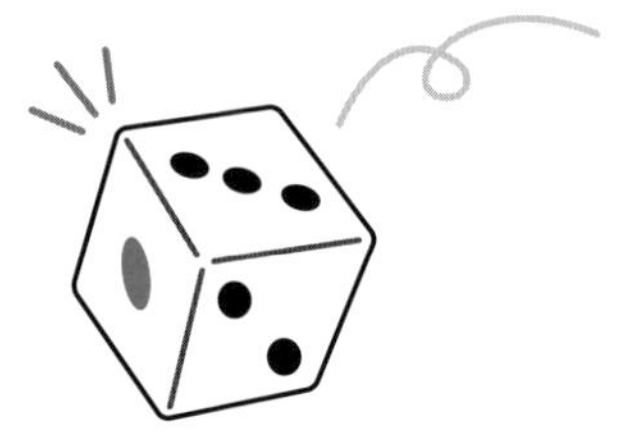

まずは基本から

母集団から抽出した標本の情報から、母集団について推測することを推測統計といいます。統計学的な推測は、確率的な考え方に基づきます。実際の標本データを確率変数と捉え、データが当てはまると考えられる確率分布を推定します。そして、それに基づいて母集団の情報を推測します。ここでは、確率分布についての理解を深めます。

1 確率（probability）

日常生活には確率があふれています。雨の降る確率、交通事故に遭う確率、授業で指される確率、ジャンケンに勝つ確率、宝くじに当選する確率など、意識してみると次から次へと思いつきます。

これから取り上げていく確率は、「コイントス」や「サイコロの出る目」のように、理論上起こりうる可能性について計算して求める古典的確率です。1つの事象が起こり得る確からしさの程度を表し、次の式で求めることができます。

$$\text{ある事象Eが起こる確率} = \frac{\text{ある事象Eが起こる度数}}{\text{起こりうる全事象の度数}}$$

1回のコイントスで〔表〕が出る（事象E）確率は、

$$\frac{\text{1（1回のコイントスで〔表〕が出る度数）}}{\text{2（1回のコイントスで〔表〕が出る度数1＋〔裏〕が出る度数1）}}$$

1回のサイコロ投げで⚀が出る（事象E）確率は、

$$\frac{\text{1（1回のサイコロ投げで⚀が出る度数）}}{\text{6（1回のサイコロ投げで⚀が出る度数1＋⚁が出る度数1＋⚂が出る度数1＋⚃が出る度数1＋⚄が出る度数1＋⚅が出る度数1）}}$$

より詳しく！

確率には、サイコロ投げやコイントスのように確率の値を理論的な方法で導き出す古典的確率（理論的確率）と、統計的な方法による経験的確率（統計的確率）の２種類があります。経験的確率の身近な例としては、「生まれる子どもが男の子である確率」があげられます。これまでに得られた経験（すなわちデータ）の蓄積から男の子のほうがわずかに高い（約1.06倍）ことがわかっています。同一の条件のもとで試行の回数を増やしていくと、ある事象が起こる確率が一定の値に近づくことから経験的確率は明らかになります。

確率的な考え方

②確率分布

要点をおさえよう

- 変数 X が取りうる値それぞれの値について発生確率が決まっているとき、変数 X を確率変数といいます。
- 確率変数と確率の関係を表したものが確率分布です。

表1　1回のサイコロ投げにおける出る目の確率分布

出る目	⚀	⚁	⚂	⚃	⚄	⚅
値x	1	2	3	4	5	6
確率 P(X=x)	$\frac{1}{6}$	$\frac{1}{6}$	$\frac{1}{6}$	$\frac{1}{6}$	$\frac{1}{6}$	$\frac{1}{6}$

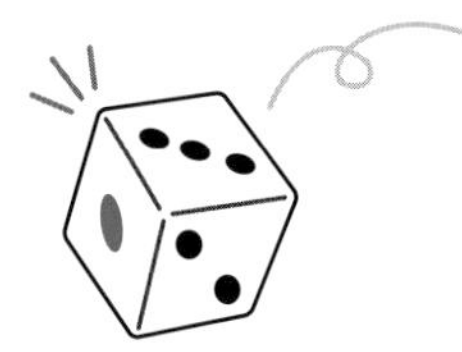

サイコロの出目の確率分布は上の表のようになります。出た目 X（確率変数）がx（値）となる確率がまとめられています。

まずは基本から

1 確率分布（probability distribution）

サイコロ投げの試行で、出る目をXとします。Xは変数で、1、2、3、4、5、6のいずれかの値を取ります。サイコロ投げ1回の試行で、それぞれの値を取る確率はすべて等しく$\frac{1}{6}$です。これを式で表すと次のようになります。

$$P(X=1)=P(X=2)=P(X=3)=P(X=4)=P(X=5)=P(X=6)=\frac{1}{6}$$

サイコロ投げの試行のように、取り得るすべての値とその値xを取る確率が与えられている（決まっている）変数を確率変数Xといいます。また、確率変数が取る値xと確率P(X=x)の対応を表したものが確率分布です。

③ 離散型確率分布と連続型確率分布

要点をおさえよう

- 確率分布には離散型と連続型の２種類があります。
- 離散型確率分布は離散型確率変数の分布です。離散型確率変数とは、確率変数Ｘが取りうる値ｘが不連続です（例　サイコロの出る目。１から６の整数）。
- 連続型確率分布は連続型確率変数の分布です。連続型確率変数とは、確率変数Ｘが取りうる値ｘが連続しています（例：身長や体重。値と値の間に無数の値が存在）。

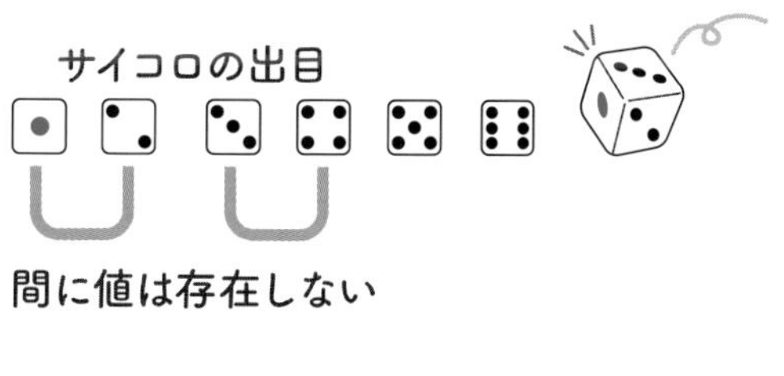

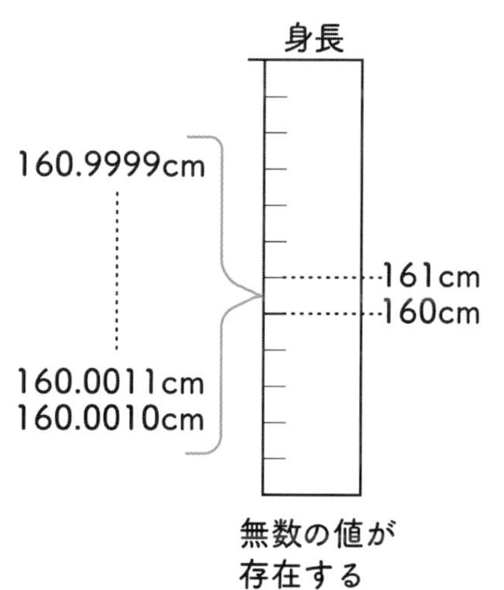

まずは基本から

1 離散型確率分布

サイコロ投げで出る目のように、変数の値xが不連続である確率変数Xを離散型確率変数といい、その確率分布を離散型確率分布といいます（サイコロの目には、1.3や2.5という値は存在しません。したがって、

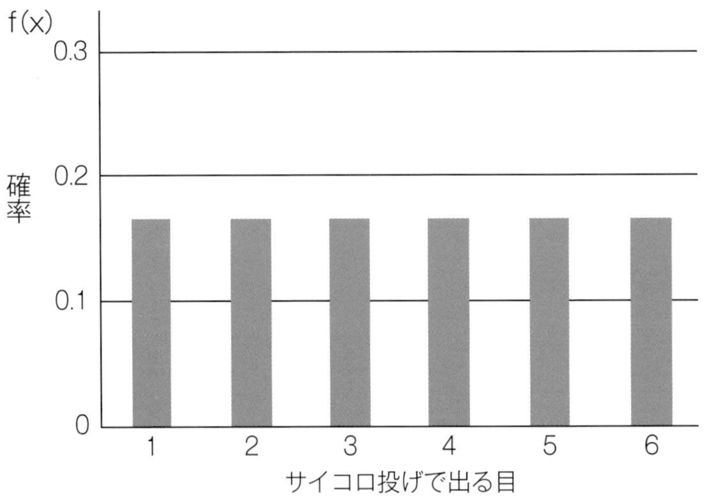

図 1　サイコロ投げで出る目の確率分布

1と2の間、2と3の間は連続しません）。

サイコロ投げで出る目の確率変数Xは1から6のなかから任意に選ぶことができます。たとえば、サイコロの目が「3」となる確率P（X＝3）は、0以上1以下です。1以下である理由は、サイコロのそれぞれ目が出る確率の合計が1だからです。ある値xをとる確率P（X=x）をf（x）とすれば、0≦f(x)≦1となります。このことを図示すると、**図1**のようになります。それぞれの出る目の棒グラフの高さは、その目が出る事象の確率を表しています。なお、すべての棒グラフの長さの合計は全事象の確率の合計であり、1となります。

2　連続型確率分布

もう1つの確率分布は、変数の値xが離散的ではなく、長さや重さのように連続的な値を取るものです。このような変数を連続型確率変数といい、その確率分布を連続型確率分布といいます。

ある集団の成人女性の身長で考えてみましょう。この場合、ある確率変数Xは成人女性の身長であり、ある値xは任意の成人女性A子さんの身長（長さ）となります。この連続型確率分布を図示すると、**図2**のようになります。

図2の山の高さは確率密度f（x）です。離散型の棒グラフの高さとは異なり、確率ではないことに注意してください。連続型確率分布では、

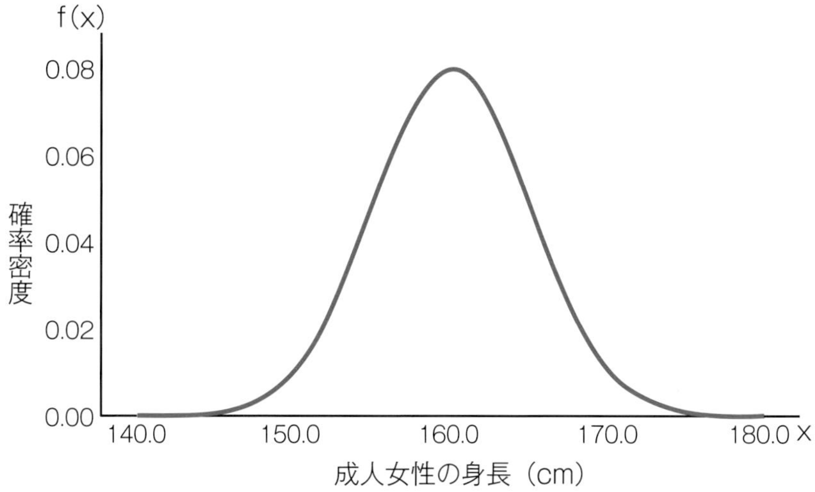

図2　成人女性の身長の確率密度分布（仮想データ）

ある確率変数値から隣の確率変数値までに、確率変数Xが取り得る値は無限にあります（たとえば、160cmと161cmの間には160.2cmや160.5cm、160.000001cmなど無数の値が存在しています）。そのため、確率変数Xがある値x１点をとる確率は$\frac{1}{\infty}$、すなわち０となります。

連続型確率分布では、ちょうどある値xを取る確率P（X=x）ではなく、「ある区間内の値」を取る確率を考えます。成人女性の身長の例では、身長が160cmの成人女性の確率（x=160cm）ではなく、身長が160cm以上161cm以下の成人女性の確率（160cm≦x≦161cm）を知ることができます。**図３**において$a$cm以上$b$cm以下の成人女性の確率は黒く塗りつぶした部分の面積で示されます。数式で表すと、

$$\mathrm{P}(a \leqq x \leqq b) = \int_a^b f(x)\,dx$$

この分布の形状を表す関数を**確率密度関数**といいます。整理すると、確率密度関数の１点における高さは確率密度 f（x）であり、確率密度関数の曲線の下の一定幅の面積が確率を表しています。なお、確率密度曲線の下の全面積は１となります（確率変数が取りうるすべての値（全事象）が起こる確率の合計は１なので）。

離散型確率分布でも、分布の形状を表す線は（直線であっても）確率密度曲線といいます。

$\int_a^b f(x)\,dx$ は
a～b の間の面積を
求める積分

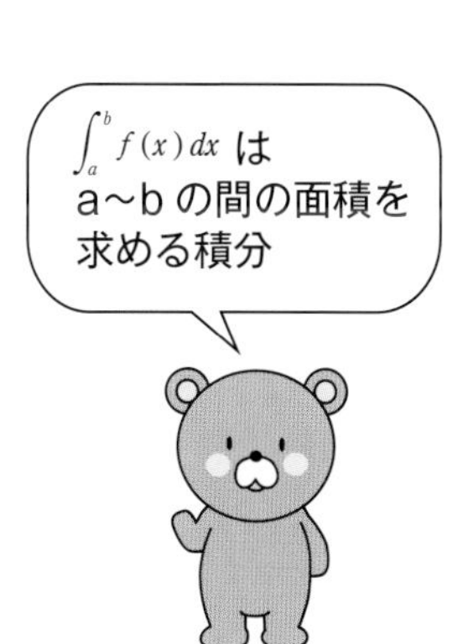

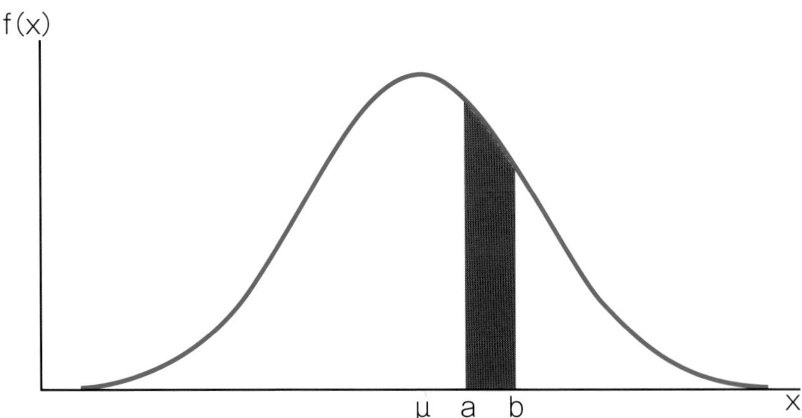

図3　正規分布における面積と確率

確率的な考え方

④確率変数の平均

要点をおさえよう

- 確率変数 X の平均は期待値 E(X) です。
- 離散型確率変数の期待値は、値 x_i の確率を $f(x_i)$ とすると次の式で求められます。

$$E(X)=\sum_{i=1}^{n} x_i f(x_i)$$

- 連続型確率変数の期待値は、値 x の確率密度を f(x) とすると次の式で求められます。

$$E(X)=\int_{-\infty}^{\infty} xf(x)\,dx$$

まずは基本から

1 離散型確率変数の平均

確率変数の平均は、標本データの平均とは異なります。たとえば、「サイコロ投げで出た目の平均」は実際にサイコロを振ってデータを収集して求めます。しかし、「サイコロ投げで出る目の確率変数の平均」は理論的に計算することができます（**表1**）。確率変数の平均は、確率変数が取りうるすべての値にそれぞれの値が出現する確率を重み付けした加重平均であり、確率分布の中心を表しています。そして、これは期待値（expectation）でもあります。期待値とは、確率現象の結果が数値で表されている場合、1回の試行の結果として期待される数

表1　1回のサイコロ投げにおける出る目の確率分布

x	1	2	3	4	5	6
P(X=x)	$\frac{1}{6}$	$\frac{1}{6}$	$\frac{1}{6}$	$\frac{1}{6}$	$\frac{1}{6}$	$\frac{1}{6}$

平均 $=1\times\frac{1}{6}+2\times\frac{1}{6}+3\times\frac{1}{6}+4\times\frac{1}{6}+5\times\frac{1}{6}+6\times\frac{1}{6}=3.5=$ 期待値 E(X)

値です。

例として、賞金がもらえるくじを考えてみます。当たれば、1等10,000円、2等5,000円、3等100円の賞金がもらえるくじがあり、それぞれの当選確率が**表2**のようだったとします。1回くじを引いて期待できる賞金はいくらか、これが期待値E(X) です。

表2　くじの当選確率

賞　金	1等 10,000円	2等 5,000円	3等 100円	はずれ 0円
当選確率	$\frac{1}{500}$	$\frac{1}{100}$	$\frac{1}{10}$	$\frac{111}{125}$

$$\text{期待値 } E(X) = 10{,}000 \times \frac{1}{500} + 5{,}000 \times \frac{1}{100} + 100 \times \frac{1}{10} + 0 \times \frac{111}{125} = 80$$

1回くじを引いて期待できる賞金額は80円のようです。

定義：確率変数Xが$x_1, x_2, \cdot\cdot\cdot, x_n$を取るとき、それぞれの値を取る確率P(X=$x_i$) を$p_1, p_2, \cdot\cdot\cdot, p_n$とすると、

$$\text{期待値 } E(X) = x_1 \cdot p_1 + x_2 \cdot p_2 + \cdot\cdot\cdot\cdot + x_n \cdot p_n$$

2 連続型確率変数の平均

確率変数が離散型確率変数である場合は、上記のように期待値を求めることができます。

確率変数が連続型確率変数である場合には、確率密度関数をf(x) とすると期待値E(X) は次の式で求められます。

$$E(X) = \int_{-\infty}^{\infty} x f(x)\, dx$$

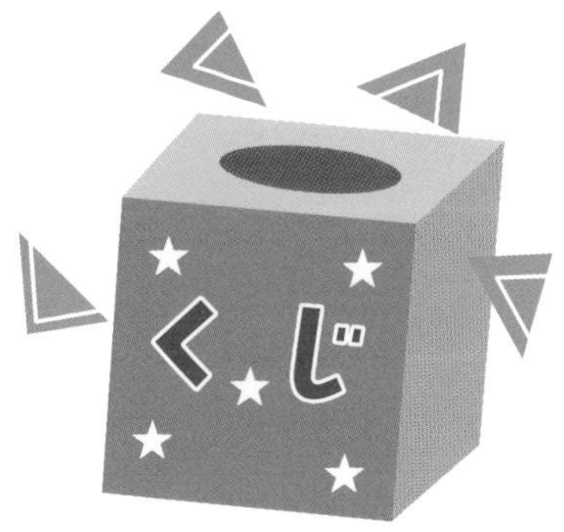

確率的な考え方

⑤確率変数の分散

要点をおさえよう

- 確率変数Ｘの分散は、確率変数Ｘの変数Ｘの偏差の2乗の期待値（平均）です。
- 確率変数Ｘの標準偏差は、分数の正の平方根です。

まずは基本から

1 確率変数の分散

確率変数の分散は「確率変数Xが取りうる値xと平均(=期待値) E(X)との差を２乗し、その確率P(X=x) の重みをつけた加重平均です。確率変数Xの分散は、「V(x)」と表します。

「サイコロ投げで出る目の確率変数の分散」を計算してみましょう(**表1**)。

賞金がもらえるくじの分散をもう一度考えてみます。当たれば、1等10,000円、２等5,000円、３等100円の賞金がもらえるくじがあり、それぞれの当選確率が**表2**のようだったとします。期待値E(X) は80円でした。

表1　1回のサイコロ投げにおける出る目の確率分布

x	1	2	3	4	5	6
P(X=x)	$\frac{1}{6}$	$\frac{1}{6}$	$\frac{1}{6}$	$\frac{1}{6}$	$\frac{1}{6}$	$\frac{1}{6}$

平均=期待値$E(X)=3.5$

$$分散\ V(X)=(1-3.5)^2\times\frac{1}{6}+(2-3.5)^2\times\frac{1}{6}+(3-3.5)^2\times\frac{1}{6}+(4-3.5)^2\times\frac{1}{6}+(5-3.5)^2\times\frac{1}{6}$$

$$+(6-3.5)^2\times\frac{1}{6}=17.5$$

表2 くじの当選確率

賞 金	1等 10,000円	2等 5,000円	3等 100円	はずれ 0円
当選確率	$\frac{1}{500}$	$\frac{1}{100}$	$\frac{1}{10}$	$\frac{111}{125}$

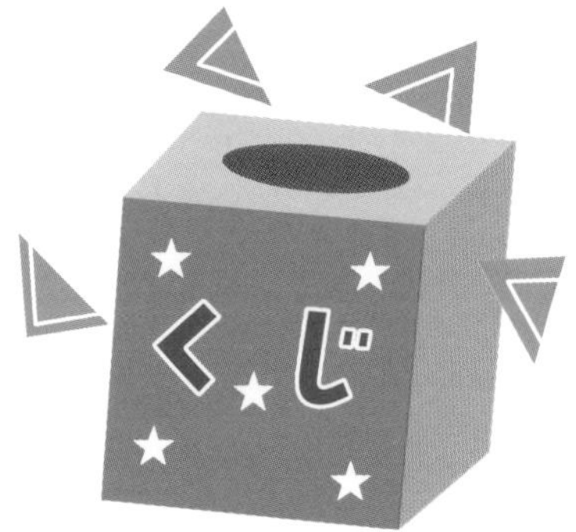

分散$V(X)=(10{,}000-80)^2\times\frac{1}{500}+(5{,}000-80)^2\times\frac{1}{100}+(100-80)^2\times\frac{1}{10}$

$+(100-80)^2\times\frac{111}{125}=444{,}600$

と求めることができます。

定義：確率変数Xが$x_1,x_2,\cdots,x_n$を取るとき、それぞれの値を取る確率P(X=x_i) を$p_1,p_2,\cdots,p_n$とすると、

分散 $V(X)=(x_1-E(X))^2\cdot p_1+(x_2-E(X))^2\cdot p_2+\cdots+(x_n-E(X))^2\cdot p_n$

E(X)：期待値(=平均)

この式を確率変数の平均で見た期待値の式と比べてみましょう。

期待値$E(X)=x_1\cdot p_1+x_2\cdot p_2+\cdots+x_n\cdot p_n$

分散V(X)の式の右辺で $(x_1-E(X))^2$だったところが、期待値E(X)の式ではx_1に置き換わっています。すなわち、確率変数の分散V(X)とは確率変数の偏差の２乗の期待値ということがわかります。

なお、標準偏差は分散V(X) の正の平方根です。

定義：確率変数 X の平均を μ, 分散を σ^2 とすれば、

$$\sigma^2=V(X)=E\left[(X-E(X))^2\right]=E\left[(X-\mu)^2\right]$$

離散型確率変数の分散 σ^2

$$\sigma^2=\sum_i^n(x_i-\mu)^2f(x_i)\quad i=1,2,3,\cdots,n$$

連続型確率変数の分散 σ^2

$$\sigma^2=\int_{-\infty}^{\infty}(x-\mu)^2f(x)\,dx$$

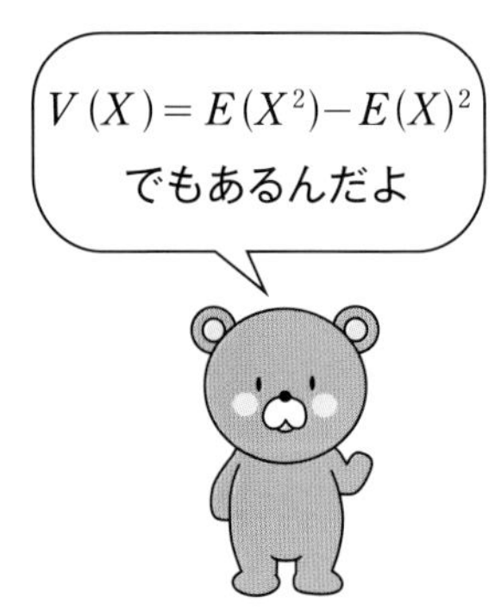

より詳しく！

確率変数Xが、平均μ、分散σ^2の確率分布に従うとき、次の式で与えられるチェビシェフの不等式（chebgshev's inequality）が成り立ちます。kは任意の数です。詳しくは解説書をご覧ください。

$$P(|X-\mu| \geqq k\sigma) \leqq \frac{1}{k^2}$$

確率的な考え方

⑥ベルヌーイ試行

要点をおさえよう

- 「コイントスをして〔表〕が出るか〔裏〕が出るか」のように、1回の試行で、2種類のどちらかの事象しか起こらない試行をベルヌーイ試行といいます。
- コイントスで〔表〕が出る確率がpであるとき、〔裏〕が出る確率は1-pです。
- コイントスをn回行い、そのうちk回が〔表〕、n-k回が〔裏〕となる確率は、$p^k(1-p)^{n-k}$です。

まずは基本から

離散型確率分布（p.29）の例として、コイントスを考えてみます。

1回のコイントスでは、必ず［表］または［裏］のいずれかが1回出ます。ここでは、コイントスを任意回行うことについて考えてみます。

1 ベルヌーイ試行（Bernoulli trial）

ベルヌーイ試行では2つの事象のうち一方に着目し、その事象が起きた場合（「成功」事象）に確率変数Xがとる値を「1」、もう一方の事象が起きた場合（「失敗」事象）に確率変数Xがとる値を「0」とします。そして、1回のベルヌーイ試行で成功事象が起きる確率をp（$0 \leqq p \leqq 1$）とすると、それぞれの確率は次のように表されます。

ヤコブ・ベルヌーイ（Jacob Bernoulli, 1654年12月27日～1705年8月16日）スイスの数学者。1713年に出版された『Ars Conjectandi（推測法）』は確率論の出発点となっている。

$P(X=1)=p$

$P(X=0)=1-p$

コイントスで［表］の出る確率を考えてみましょう。歪みのない硬貨であれば［表］が出る確率も［裏］が出る確率も等しく0.5です。

［表］が出る確率 $P(X=1)=0.5$

［表］が出ない確率 $P(X=0)=1-0.5=0.5$（［裏］が出る確率）

2 複数回のベルヌーイ試行

歪みのない硬貨で2回のコイントスをしたときに［表］の出る確率を考えてみます。**表1**のように4つの場合が考えられます。

表1　2回のコイントスの全場合

	1回目	2回目	［表］が出た回数
場合1	表	表	2
場合2	表	裏	1
場合3	裏	表	1
場合4	裏	裏	0

表2　2回のコイントスにおいてそれぞれの場合となる確率

	1回目	2回目	確率
場合1	表	表	p^2
場合2	表	裏	$p(1-p)$
場合3	裏	表	$p(1-p)$
場合4	裏	裏	$(1-p)^2$

コイントスで［表］がでる確率がpであるとき、**表1**のそれぞれの場合となる確率を計算します（**表2**）。

場合1となる確率は、1回目［表］が出て、かつ、2回目［表］が出る確率です。したがって、$p \times p = p^2$です。場合2となる確率は、1回目［表］が出て、かつ、2回目［裏］が出る確率です。したがって、$p \times (1-p) = p(1-p)$ です。場合3は場合2の1回目と2回目を入れ替えただけです。

場合4となる確率は、1回目［裏］、2回目［表］が出る確率で $(1-p) \times (1-p) = (1-p)^2$となります。

次に、3回のコイントスにおいてそれぞれの場合となる確率を考えてみます（**表3**）。

表3　3回のコイントスにおいてそれぞれ各場合となる確率

	1回目	2回目	3回目	確率	[表]が出た回数(k)	[裏]が出た回数(3-k)
場合1	表	表	表	p^3	3	0
場合2	表	表	裏	$p^2(1-p)$	2	1
場合3	表	裏	表	$p^2(1-p)$	2	1
場合4	裏	表	表	$p^2(1-p)$	2	1
場合5	表	裏	裏	$p(1-p)^2$	1	2
場合6	裏	表	裏	$p(1-p)^2$	1	2
場合7	裏	裏	表	$p(1-p)^2$	1	2
場合8	裏	裏	裏	$(1-p)^3$	0	3

コイントスを3回行い、そのうちk回が［表］、3－k回が［裏］となる確率は、$p^k(1-p)^{3-k}$であることがわかります。これをn回のコイントスとすると、コイントスをn回行い、そのうちk回が［表］、n–k回が［裏］となる確率は、$p^k(1-p)^{n-k}$と考えることができます。

確率的な考え方

7 二項分布

要点をおさえよう

- ベルヌーイ試行を繰り返したときの離散型確率分布は二項分布となります。
- 着目した事象が起こる確率が p であるとき、ベルヌーイ試行を n 回行い、着目した事象が起こる回数 X の確率は二項分布 B（n, p）に従います。
- 着目した事象が k 回起こる確率は次の式で求めることができます。

$$P(X=k)={}_nC_k\,p^k(1-p)^{n-k}=\frac{n!}{k!(n-k)!}p^k(1-p)^{n-k} \qquad k=0,1,\cdots,n$$

- 二項分布 B（n, p）の平均、分散、標準偏差は次の式で求めることができます。

平均　$E(X)=\mu=np$

分散　$V(X)=\sigma^2=np(1-p)$

標準偏差　$\sqrt{V(X)}=\sigma=\sqrt{np(1-p)}$

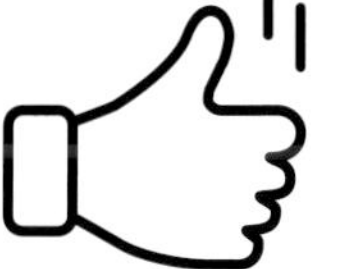

まずは基本から

1 複数回のベルヌーイ試行

もう一度、2回のコイントスで1回［表］の出る確率を考えてみます（**表1**）。

1回［表］の出る場合は、場合2と場合3です。4つの場合のうち、2つの場合で1回［表］が出ています。したがって、2回のコイント

表1　2回のコイントスがそれぞれの場合となる確率

	1回目	2回目	［表］が出た回数	確率
場合1	表	表	2	p^2
場合2	表	裏	1	p(1-p)
場合3	裏	表	1	p(1-p)
場合4	裏	裏	0	$(1-p)^2$

スで1回表が出る確率は2p(1-p)となります。

次に、3回のコイントスで2回[表]の出る確率を考えてみます(**表2**)。

表2　3回のコイントスがそれぞれの場合となる確率

	1回目	2回目	3回目	[表]が出た回数	確率
場合1	表	表	表	3	p^3
場合2	表	表	裏	2	$p^2(1-p)$
場合3	表	裏	表	2	$p^2(1-p)$
場合4	裏	表	表	2	$p^2(1-p)$
場合5	表	裏	裏	1	$p(1-p)^2$
場合6	裏	表	裏	1	$p(1-p)^2$
場合7	裏	裏	表	1	$p(1-p)^2$
場合8	裏	裏	裏	0	$(1-p)^3$

2回[表]の出る場合は、場合2、場合3、場合4の3つです。したがって、3回のコイントスで2回表の出る確率は$3p^2(1-p)$となります。

コイントスをn回行い、そのうちk回が[表]、n-k回が[裏]となる確率は、$p^k(1-p)^{n-k}$ですが(前項参照)、「試行をn回行って、そのうち着目した事象がk回起こる確率」を求めるためには、そのような場合が全体でいくつあるのかを知る必要があります。それは、「n回の試行のうち着目した事象がk回の試行において起こる場合の数」であり、それは、「異なるn個のものからk個取り出したときの、組合せの数${}_nC_k$」と考えることができます。

「3回のコイントスで2回[表]が出る場合の数」は、

$$ {}_3C_2 = \frac{3!}{2!(3-2)!} = \frac{3\cdot2\cdot1}{2\cdot1\cdot1} = 3 $$

たしかに、**表2**でも、場合の数は3と確認できます。

ポイント

●組合せ(Combination)とは異なるn個のものから異なるk個を選ぶ組合せの数はnCk

$$ {}_nC_k = \frac{{}_nP_k}{k!} = \frac{n!}{k!(n-k)!} $$

ポイント

●順列(Permutation)とは異なるn個のものから異なるk個を取り出して並べる順列の数はnPk

$$ {}_nP_k = n(n-1)(n-2)\cdots(n-k+1) = \frac{n!}{(n-k)!} $$

ポイント

●階乗(!)とは n!は1からnまでのすべての整数の積。例:3!=3×2×1

2 二項分布（binomial distribution）

さて、このベルヌーイ試行を繰り返したときの確率分布は二項分布となります。

着目した事象が起こる確率がpであるとき、ベルヌーイ試行をn回行い、着目した事象が起こる回数Xの確率は二項分布B(n, p）に従います。着目した事象がk回起こる確率は次の式で求めることができます。

$$P(X=k)={}_nC_k p^k(1-p)^{n-k}=\frac{n!}{k!(n-k)!}p^k(1-p)^{n-k} \qquad k=0,1,\cdots,n$$

コイントスで［表］の出る確率を考えてみましょう。歪みのない硬貨であればp=0.5です。２回のコイントスで［表］が１回出る確率はB(2, 0.5）に従います。上の式にn=２、k=１、p=0.5を代入し求めることができます。

$$P(X=1)=2\cdot0.5\cdot(1-0.5)=0.5$$

確かめてみましょう。**表１**の全４つの場合のうち、［表］が１回出ているのは２つの場合です。したがって、２回のコイントスで［表］が１回出る確率は$\frac{2}{4}$=0.5となります。

さらに、３回のコイントスで［表］が２回出る確率を考えてみます。これは二項分布B（3, 0.5）に従います。

$$P(X=2)=3\cdot0.5^2\cdot(1-0.5)=0.375$$

表２で確かめます。全８つの場合のうち、３つの場合で［表］が２回出ています。したがって、３回のコイントスで［表］が２回出る確率は$\frac{3}{8}$=0.375となります。

図１は、10回のコイントスで［表］が出る確率の二項分布B（10, 0.5）の棒グラフです。各回数の確率を線で結んでみると、山の形が見られます。**図２**は、50回のコイントスで［表］が出る確率の二項分布B（50, 0.5）です。

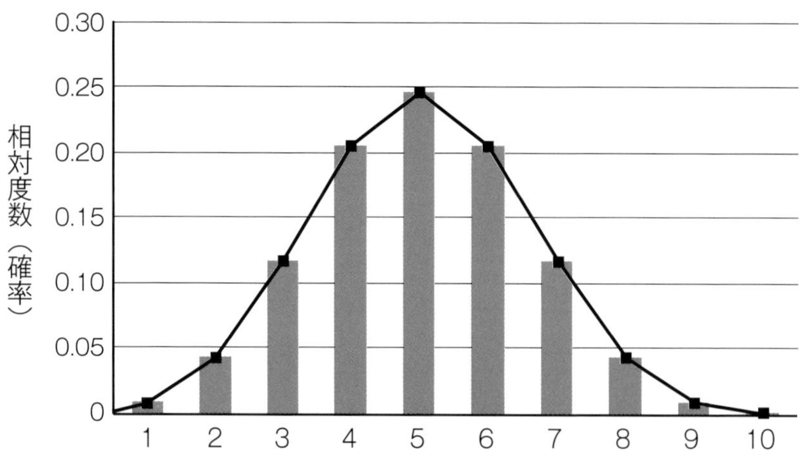

図1　10回のコイントスで［表］が出る事象の二項分布

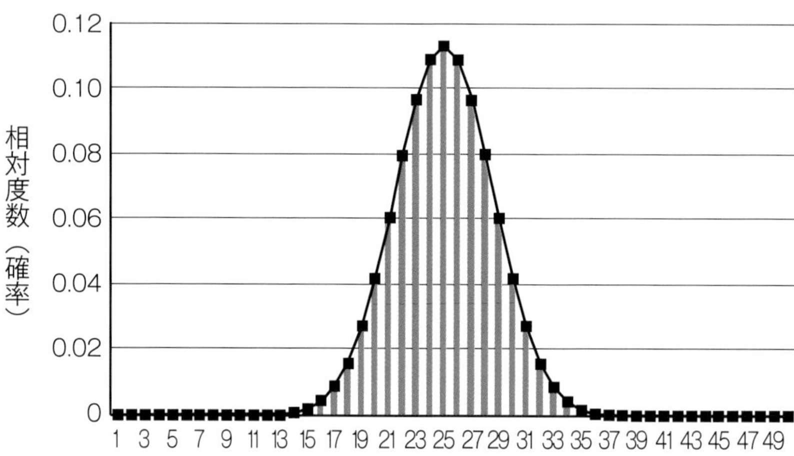

図2　50回のコイントスで［表］が出る事象の二項分布

コイントスの試行回数nが増えると、だんだんと山が滑らかになっていきます。

ところで、歪みのない硬貨のコイントスで［表］が出る確率pは0.5でしたが、歪んだ硬貨であればpは他の値となります。たとえば、［表］が出やすい硬貨でpが0.7である場合、100回のコイントスで［表］が出る事象の二項分布は　B(100, 0.7) となります。

3 二項分布の平均・分散・標準偏差

二項分布B（n, p）の平均、分散、標準偏差は次の式で求めることができます。

平均　$E(X) = \mu = np$

分散　$V(X) = \sigma^2 = np(1-p)$

標準偏差　$\sqrt{V(X)} = \sigma = \sqrt{np(1-p)}$

たとえば、歪みのない硬貨で100回コイントスをしたときに［表］が出る回数の分布を考えます。歪みのない硬貨なのでp=0.5です。

平均　$\mu = 100 \times 0.5 = 50$

分散　$\sigma^2 = 100 \times 0.5 \times (1-0.5) = 25$

標準偏差　$\sigma = \sqrt{25} = 5$

［表］が出やすい硬貨（p=0.7）で100回コイントスをしたときに［表］が出る回数の分布では次のようになります。

平均　$\mu = 100 \times 0.7 = 70$

分散　$\sigma^2 = 100 \times 0.7 \times (1-0.7) = 21$

標準偏差　$\sigma = \sqrt{21} = 4.58$

［表］が出る回数の平均は高くなり、歪みのない硬貨で100回コイントスをしたときに［表］が出る回数よりも多くなると期待できます。

ポイント

●アブラーム・ド・モアブル（Abraham de Moivre, 1667年5月26日～1754年11月27日）
フランスの数学者。ベルヌーイの著書『推測法』（1713）を読んだモアブルは、ベルヌーイの提唱する二項分布の回数nを極限にすると正規曲線で近似できることを発見し、1738年に出版された著書『偶然論』のなかで公表した。これが、正規分布の始まりである。

ポイント

●ピエール＝シモン・ラプラス（Pierre-Simon Laplace, 1749年3月23日～1827年3月5日）
フランスの数学者・物理学者・天文学者。『天体力学概論』（5巻、1799 ～ 1825）と「確率論の解析理論」（1812）という名著を残している。ラプラスは、「ド・モアブルの発見を精緻化・証明してド・モアブル・ラプラスの定理」を完成させた。

より詳しく！

nが十分に大きいとき、二項分布B(n, p)は正規分布N(np, np(1－p))に近似します。これをド・モアブル＝ラプラスの定理といいます。

確率的な考え方

⑧ポアソン分布

要点をおさえよう

- まれな事象が一定時間に起こる回数 X の確率はポアソン分布に従います。
- ポアソン分布 Po(λ) は、「単位時間あたり平均λ(ラムダ)回起こる事象が単位時間あたりに k 回起こる確率の分布」であり、その確率は次の式で求められます。

$$P(X=k)=\frac{\lambda^k}{k!}e^{-\lambda} \qquad k=0,1,2,\cdots$$

e: ネイピア数(自然対数の底)

- ポアソン分布 Po(λ) の平均、分散、標準偏差は、次の式で求めることができます。

平均　$E(X)=\mu=np=\lambda$

分散　$V(X)=\sigma^2=np=\lambda=\mu$

標準偏差　$\sqrt{V(X)}=\sigma=\sqrt{np}=\sqrt{\lambda}$

まずは基本から

1 ポアソン分布(Poisson distribution)

二項分布とならんで代表的な離散型確率分布がポアソン分布です。交通事故や工場における不良品の発生など、まれで、離散的に起こる事象の頻度がこの分布で近似されます。これは、二項分布において着目した事象が起こる確率pが極めて小さい場合と考えられます。二項分布においてnが十分に大きくpが非常に小さい場合に「np=λ(一定)」と考えることができます。

二項分布B(n, p)に従う事象がk回起こる確率は次の式で求めることができます。

$$P(X=k)={}_nC_k\,p^k(1-p)^{n-k}=\frac{n!}{k!(n-k)!}p^k(1-p)^{n-k} \qquad k=0,\ 1,\cdots,n$$

np=λと置き換えてみます。

$$P(X=k)={}_nC_k\left(\frac{\lambda}{n}\right)^k\left(1-\frac{\lambda}{n}\right)^{n-k}=\frac{n!}{k!(n-k)!}\left(\frac{\lambda}{n}\right)^k\left(1-\frac{\lambda}{n}\right)^{n-k}\qquad k=0,1,\cdots,n$$

ここで、nが大きくなるにつれ、上の式の二項分布は、

$$P(X=k)=\frac{\lambda^k}{k!}e^{-\lambda}\quad k=0,1,2,\cdots$$ （eネイピア数）

に近づきます。

たとえば、「1日に10,000個の缶詰を生産している缶詰工場で、不良品率が0.01%である場合に、今日1日に発生する不良品が2個である確率」を求めてみます。

$\lambda=10{,}000\times0.0001=1$

$\lambda=1$と$k=2$を上の式に代入します。

$$P(X=2)=\frac{1^2}{2!}e^{-1}\fallingdotseq0.18$$

約18%ということになります。

ポアソン分布のなかには、「単位時間あたり」の概念が省略されているものも多くみられます。先ほどの缶詰工場の例でいうと、「不良品率が0.01%の缶詰工場で、1,000個を検品した場合に不良品が2個見つかる確率」というようなものです。これを求めてみます。

$$\lambda=1{,}000\times0.0001=0.1$$

$$\mathrm{P}(X=2)=\frac{0.1^2}{2!}\mathrm{e}^{-0.1}\fallingdotseq0.0045$$

約0.45%ということになります。

ポイント

●ネイピア数(e)（Napier's constant）数学定数の1つであり、自然対数の底。e = 2.718281828 これは「超越数」と呼ばれるものである。「ネイピア数」という名はジョン・ネイピアに由来しているが欧米では「オイラー数」と呼ばれることもある。レオンハルト・オイラーが「微分に対して指数関数を保存する数」として発見したことによる。

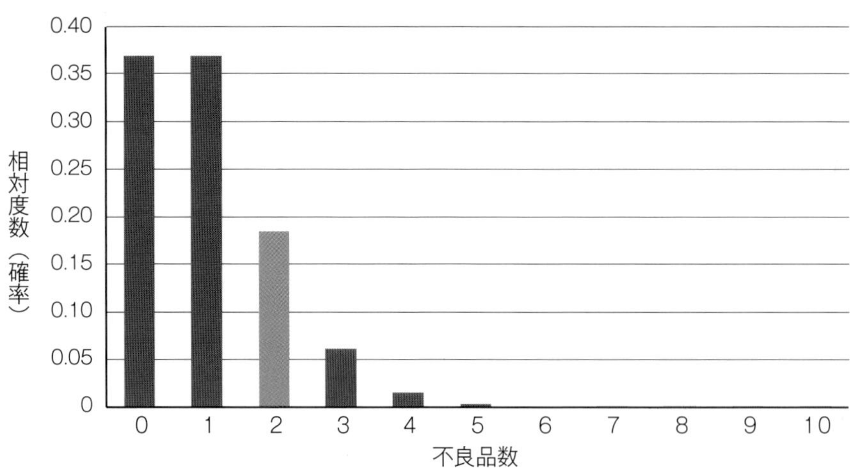

2 ポアソン分布の平均・分散・標準偏差

ポアソン分布には、平均と分散が等しくなるという特徴があります。

平均 $E(X) = \mu = np = \lambda$

分散 $V(X) = \sigma^2 = np = \lambda = \mu$

標準偏差 $\sqrt{V(X)} = \sigma = \sqrt{np} = \sqrt{\lambda}$

ポアソン分布では、一定期間(1時間、1日、1年など)をn等分し、その個々の短い時間内にランダムに事象が起きる確率をpとします。すると、元の一定期間に事象が起こる回数の期待値はnp=λとなります。このλを固定(一定と)し、n→∞、p→0の極限を考えています。

ポイント

●シメオン・ドニ・ポアソン(Siméon Denis Poisson、1781年6月21日〜1840年4月25日)フランスの数学者、地理学者、物理学者。

正規分布

❶正規分布の特徴

要点をおさえよう

- 正規分布の形状は、平均を山の中央として、左右対称に広がったベル型です。
- 平均μ、分散σ^2 の正規分布をN（μ, σ^2）と表記します。
- 平均=0、分散=1^2 の正規分布 N（0,1^2）を標準正規分布といいます。
- 正規分布の密度関数は、

$$f(x)=\frac{1}{\sqrt{2\pi}\,\sigma}e^{\frac{-(x-\mu)^2}{2\sigma^2}}$$ e：ネイピア数（自然対数の底）

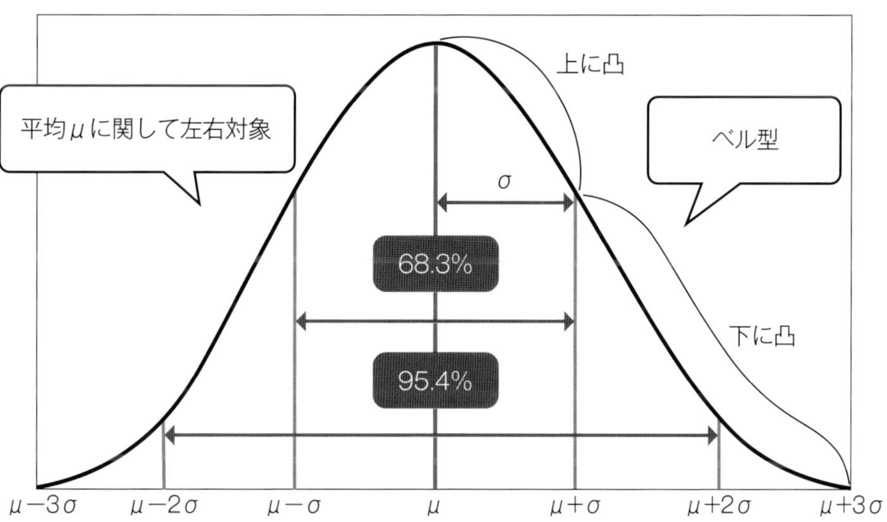

図1　正規分布N（μ, σ^2）の密度関数

- $0 \leqq f(x) \leqq 1$であり、確率密度（密度曲線の下の面積）の合計は1です。
- 正規分布には「ある標準偏差からある標準偏差の区間の面積（確率）は一定」という性質があります。
- 主な区間確率は下記のとおりです。

$\mu-\sigma \leqq x \leqq \mu+\sigma$　　約68.3%

$\mu-2\sigma \leqq x \leqq \mu+2\sigma$　　約95.4%

$\mu-3\sigma \leqq x \leqq \mu+3\sigma$　　約99.7%

まずは基本から

正規分布は、統計学において最も重要な確率分布です。正規分布は英語でnormal distribution〔またはガウス分布（Gaussian distribution)〕といい、「典型的な分布」と理解することができます。この名称は、自然現象や社会現象に正規分布するものが非常に多いことに由来します。たとえば、ヒトの身長や体重、大規模なテストの得点などは正規分布を示します。

1 正規分布の形状

平均μの値によって正規曲線の山は左右に移動し、標準偏差σの値が大きくなると形状が平たく低くなり、小さくなると幅が細く高くなります（**図2**、**3**）。正規分布では平均値と最頻値と中央値が一致します。

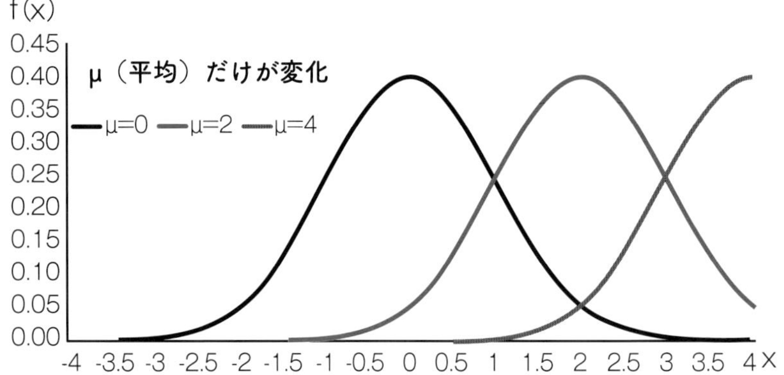

図2　平均の異なる正規分布

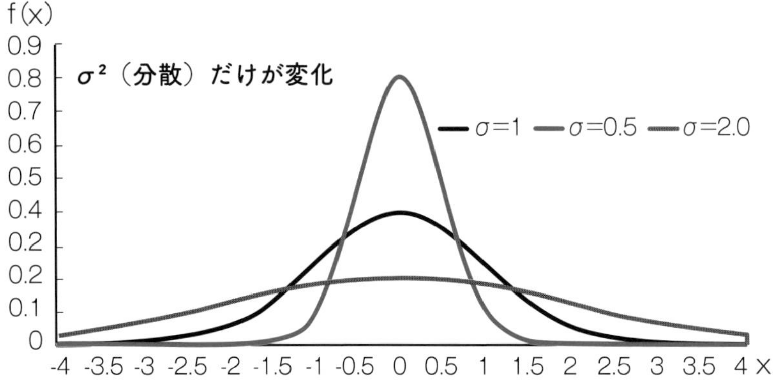

図3　標準偏差の異なる正規分布

ポイント

●カール・フリードリヒ・ガウス Carl Friedrich Gauss 1777年4月30日～1855年2月23日）は、ドイツの数学者・天文学者・物理学者。ガウスは誤差分布として正規分布を提唱した。近代数学の創始者ともいわれているガウスは『整数論研究』（1801）を発表し、整数論にはじめて完全な体系を与えた。

2 正規分布の確率密度関数

正規分布とは、平均をμ、分散をσ^2とした場合にN（μ, σ^2）と表記され、確率密度関数は下記の式で求められます。

$$f(x)=\frac{1}{\sqrt{2\pi}\,\sigma}e^{\frac{-(x-\mu)^2}{2\sigma^2}}$$ e：自然対数の底（ネイピア数）

$0 \leqq f(x) \leqq 1$であり、確率密度（密度曲線の下の面積）の合計は1となります。

また、ある確率変数Xの確率分布が正規分布N（μ, σ^2）であるとき「確率変数 X はN（μ, σ^2）に従う」といい、『X ～ N（μ, σ^2)』と表記されます。

3 標準正規分布(standard normal distribution)

平均と分散によってさまざまな正規分布がありますが、基本とされる形状は平均＝0で標準偏差＝1の標準正規分布N（0, 1^2）です(**図4**)。

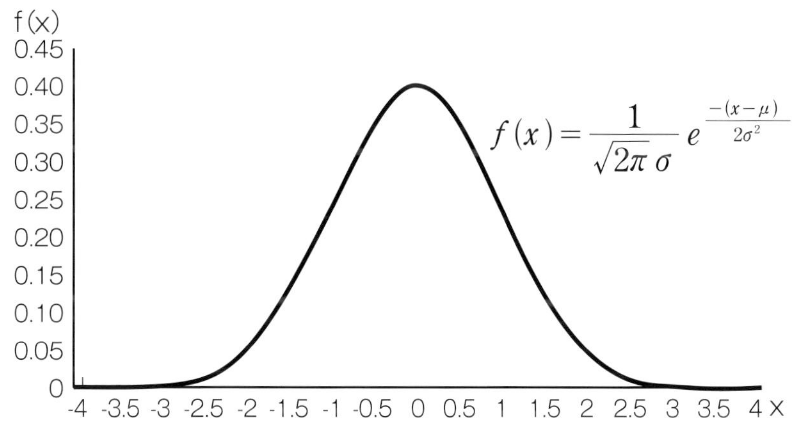

図4　標準正規分布 N (0, 1^2)

4 正規分布の性質

正規分布には非常に便利な性質があります。「ある標準偏差からある標準偏差の区間の面積（確率）は一定」というものです。

たとえば、平均μ（σ=0）からμ+σの区間の確率は0.3413、μからμ+2σの区間の確率は0.4772と決まっています。また、ここからμ+σからμ+2σの区間の確率は0.4772-0.3413=0.1359であることもわかります。さらに、正規分布が左右対称であることから、μ-σからμ+σの区間の確率は0.3413×2=0.6826と求めることができます。

主な区間確率は**図5**のとおりです。

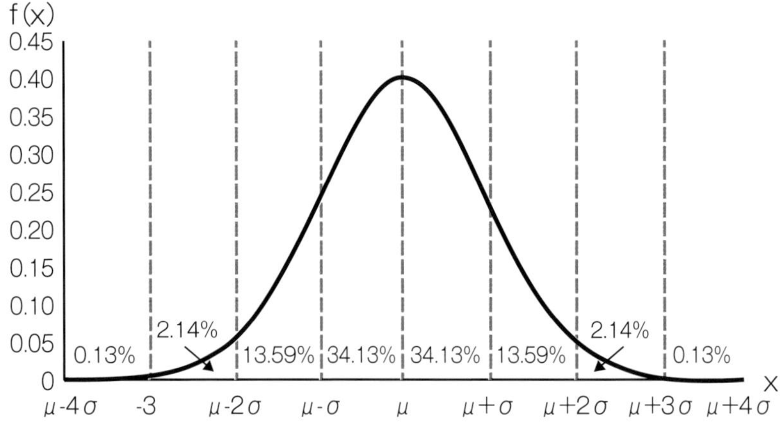

図5　標準偏差と正規分布下の面積の関係

先に見たように、正規分布は、平均μと標準偏差σによって分布の位置と形状が変わりますが、どのような形状であっても、「ある標準偏差からある標準偏差の区間の面積（確率）は一定」という性質は保たれます。

図3の3つの正規分布は形状が異なりますが、どの分布においてもμからμ+σの区間の確率は0.3413です。これは、どのような形状の正規分布でも、標準化（次節参照）によって標準正規分布に変換できることを意味します。

正規分布

② 標準化

ポイントをおさえよう

● どのような形状の正規分布でも、標準化によって標準正規分布に変換できます。

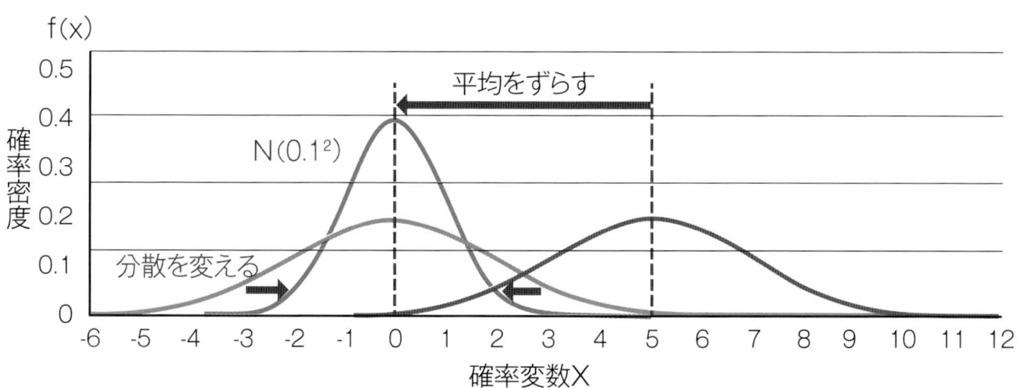

図1　標準化

● 確率変数 X が N（μ，σ^2）に従うとき、$\frac{x-\mu}{\sigma}$ によって N（0, 1^2）に変換できます。

まずは基本から

1 標準化

N（μ, σ^2）の正規分布をする確率変数Xは次の式で標準化できます。

$$Z=\frac{x-\mu}{\sigma}$$

Zは標準化変数といい、標準正規分布N（0, 1^2）に従います。これは確率変数Xと平均μとの距離を標準偏差σで標準化したことを表しています。

確率変数 X が平均μ、分散σ^2 の正規分布に従うとき、$\frac{x-\mu}{\sigma}$ は標準正規分布に従う

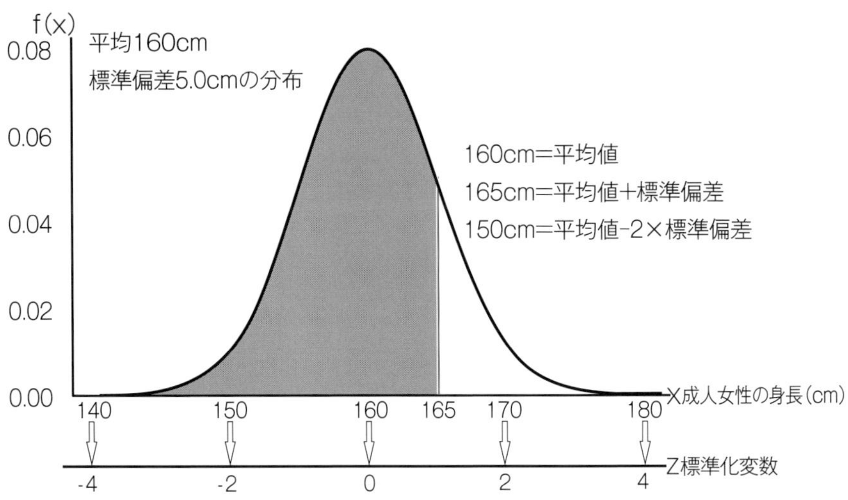

図2　測定値と標準化変数の対応

たとえば、日本の20歳女性の身長（仮想データ）を考えてみます。身長（X）は、平均160cm、標準偏差5.0cmの正規分布N(160, 5^2）に従っているとします。165cmの女性の場合、

$$Z = \frac{(165 - 160)}{5.0} = 1.0$$

であり、150cmの女性の場合、

$$Z = \frac{(150 - 160)}{5.0} = -2.0$$

となります。これを用いて、165cmの女性は平均値+1.0標準偏差、150cmの女性は平均値−2.0標準偏差と表すことができます。

2 正規分布の性質の利用

日本の20歳女性の身長の分布の例をもう少し考えてみます。日本のある20歳の女性の身長が165cm以下である確率は、**図2**の塗りつぶした部分（X=165から左側）の面積=確率です。この確率を求めるには、標準化変数Zを利用します。

図2の下側の数直線に示すように、x軸の身長は標準化変数Zに対応しています。したがって、ある女性の身長が165cm以下である確率P(X≦165）=P(Z≦1.0）です。このP(Z≦1.0）は、ベルの左半分の面積P(Z≦０）と面積P(０≦Z≦1.0）を合わせたものです。ベルの左半

少数第二位まで

少数第一位まで

Z	0.00	0.01	0.02	0.03	
0.0	0.0000	0.0040	0.0080	0.0120	0
0.1	0.0398	0.0438	0.0478	0.0517	0
0.2	0.0793	0.0832	0.0871	0.0910	0
0.3	0.1179	0.1217	0.1255	0.1293	0
0.4	0.1554	0.1591	0.1628	0.1664	0
0.5	0.1915	0.1950	0.1985	0.2019	0
0.6	0.2257	0.2291	0.2324	0.2357	0
0.7	0.2580	0.2611	0.2642	0.2673	0
0.8	0.2881	0.2910	0.2939	0.2967	0
0.9	0.3159	0.3186	0.3212	0.3238	0
1.0	0.3413	0.3438	0.3461	0.3485	0
1.1	0.3643	0.3665	0.3686	0.3708	0
1.2	0.3849	0.3869	0.3888	0.3907	0
1.3	0.4032	0.4049	0.4066	0.4082	0
1.4	0.4192	0.4207	0.4222	0.4236	0

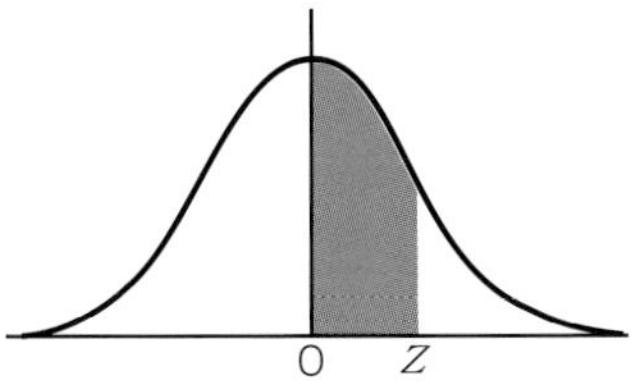

0　Z

上図の赤い部分の面積（確率）を表から求めるには、縦に Z の整数と小数第一位、横に小数第二位を見つける

図3　標準正規分布表における Z=1.00 の面積（確率）

分の面積は１の半分、すなわち0.5です。面積P(０≦Z≦1.0）は、標準正規分布表（付録参照）から0.3413と読み取ることができ、P(Z≦1.0)＝0.5+0.3413=0.8413となります。表は**図３**のように使います。

以上から「20歳女性の身長が165cm以下である確率は0.8413（84.13%）である」ということがわります。標準化によって、平均や標準偏差が０や１でない正規分布を標準正規分布として扱うことが可能となります。

もう１つ例をあげます。模擬試験を受けると得点とともに「偏差値」が成績として返されたことがあるでしょう。偏差値の算出には標準化が使われています。得点と平均点の差（偏差）を試験の標準偏差で**標準化**しています。偏差値とは、平均が50、標準偏差が10になるように変換した値です。次の式で求めることができます。

$$偏差値 = \frac{得点 - 平均点}{標準偏差} \times 10 + 50$$

偏差値によって分布における位置（順位）を知ることができます。

偏差値が70であれば、P（Z≧2.0）=0,0227であるので、上位2.27%であることがわかります。

統計的推定の基礎

① 標本平均の分布

要点をおさえよう

- 平均μ、分散σ^2の母集団から標本サイズnの標本を抽出し、標本平均$\bar{X}$を求めることを何度も繰り返して、その平均と分散を求めると、次のことが成り立ちます。
  - 標本平均$\bar{X}$（の分布）の平均は、母平均μに等しい　$E(\bar{X})=\mu$
  - 標本平均$\bar{X}$（の分布）の分散は、母分散σ^2/ nに等しい　$V(\bar{X})=\frac{\sigma^2}{n}$
- 標本平均$\bar{X}$の分散の平方根$\frac{\sigma}{\sqrt{n}}$を標準誤差といいます。

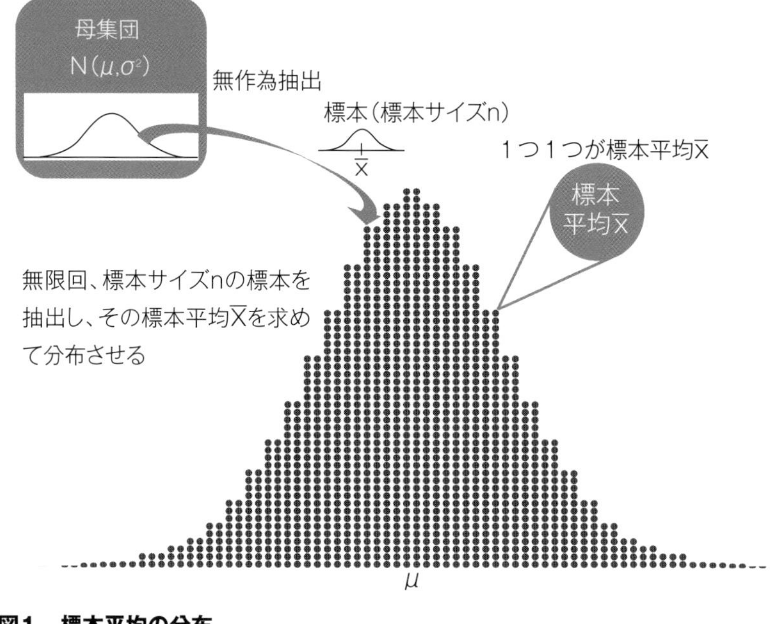

図1　標本平均の分布

まずは基本から

1 標本平均の分布

平均μ、分散σ^2の母集団（確率分布）から標本サイズnの標本（確率変数）を抽出し、標本平均$\bar{X}$を求めることを何度も繰り返して分布させます。その分布の平均と分散を求めると、次のことが成り立ちます。

この標本平均$\bar{x}$の分散の平方根$\frac{\sigma}{\sqrt{n}}$を標準誤差（standard error: SE）といいます。標本平均$\bar{x}$のばらつきを示します。分母が標本サイズnの平方根であり、標本サイズが大きいほど標準誤差は小さくなります。標本の標準偏差（SD）と混同しないようにしましょう。

nが大きくなると標本平均$\bar{X}$の平均と分散が、それぞれμと$\frac{\sigma^2}{n}$に近づくことは、母集団がどのような分布でも成り立ちます。ただし、母集団が正規分布に従う場合には、標本平均$\bar{X}$の分布も正規分布になります。

母集団が平均μ、分散σ^2の正規分布に従うとき、標本平均$\bar{X}$は平均μ、分散$\frac{\sigma^2}{n}$の正規分布に従う

2 大数の法則

実は、標本を何度も抽出しなくても、1回に抽出する標本サイズnを大きくすれば、標本平均$\bar{x}$は母平均μに近づきます。

たとえば、日本の20歳女性の平均身長を考えてみます。標本サイズを、10人、100人、1,000人と大きくしていくと、標本平均が母平均に近づくことが想像できます。標本サイズnが十分に大きい場合、標本平均$\bar{x}$は母平均μに一致します。そして、これは母集団が正規分布していなくても成り立ちます。これを大数の法則といいます。

母平均μの母集団から標本サイズnの標本を抽出するとき、標本サイズnを大きくしていくと、標本平均$\bar{X}$は母平均μに近づく。

3 中心極限定理

また、標本サイズnが十分に大きい場合（一般に30以上）、母集団の分布がどんな形であっても標本平均$\bar{x}$の分布は正規分布に近似することがわかっています。母集団の分布がどのような形であっても、母平均μ母分散σ^2の分布から無作為抽出された標本サイズnの標本平均$\bar{x}$の分布は、nが大きくなると正規分布N（μ, $\frac{\sigma^2}{n}$）に近似的に従います。これを中心極限定理といいます。

母集団が平均μ、分散σ^2の分布に従うとき、標本平均$\bar{X}$は、標本サイズnが十分に大きければ、平均μ、分数$\frac{\sigma^2}{n}$の正規分布に近似的に従う。

ポイント

●一様分布（uniform distribution）
離散型も連続型もある確率分布。確率または確率密度関数が常に一定の値をいう。

たとえば、**図2**のように、サイコロ投げで出る目の確率は一様分布です。

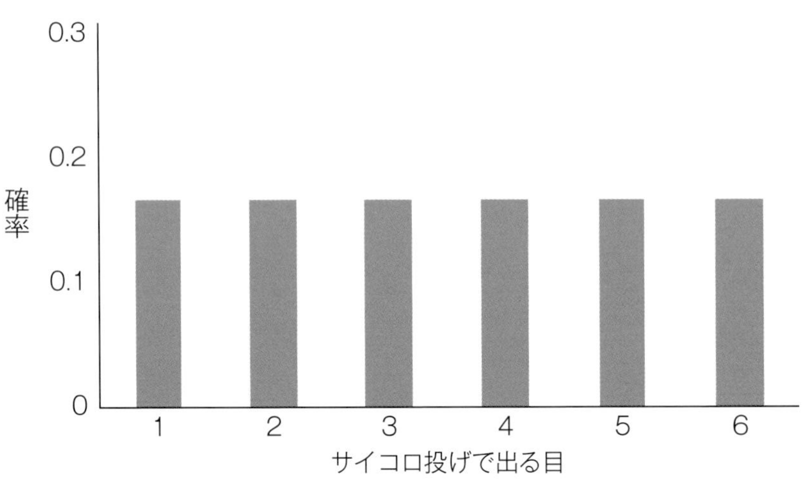

図2　1個のサイコロ投げで出る目の確率分布

図3のように、2個のサイコロ投げで出る目の平均値の確率分布は山型になります。

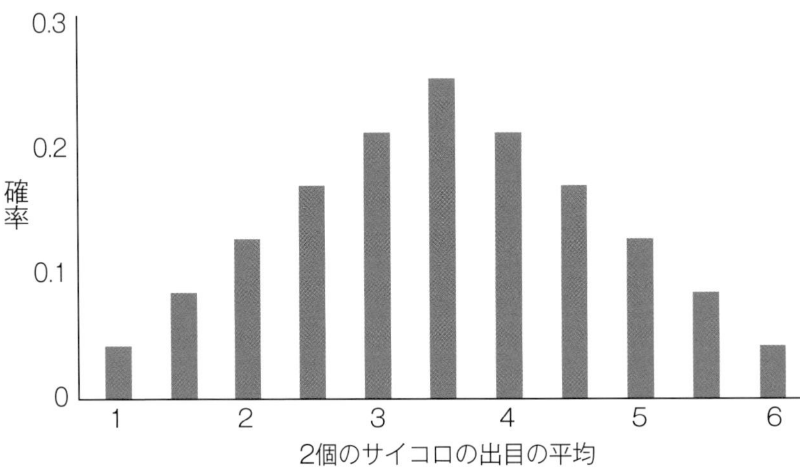

図3　2個のサイコロ投げで出る目の平均値確率分布

図4はサイコロが3個の場合です。4個のサイコロ投げで出る目の平

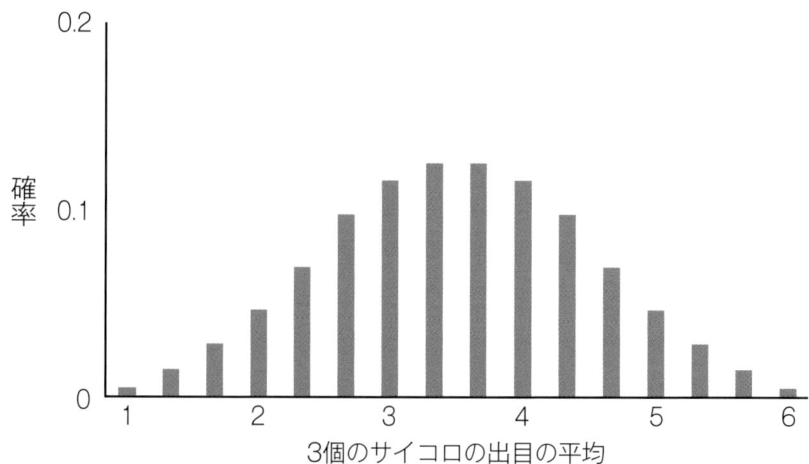

図4　3 個のサイコロ投げで出る目の平均値確率分布

均値の確率分布はなめらかな山型になります。さらに、**図 5** はサイコロが 4 個の場合です。サイコロの数が増えるにしたがって、平均値が正規分布に近づくことが見てとれます。

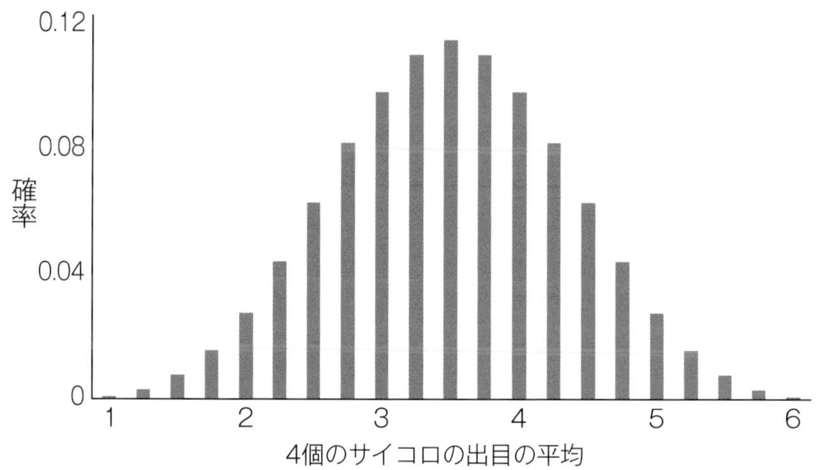

図5　4 個のサイコロ投げで出る目の平均値確率分布

統計的推定の基礎

②不偏分散

要点をおさえよう

- 推定量の期待値が真の母数となる場合、「不偏性がある」といいます。
- 標本平均 $\bar{x}$ の期待値(平均)は母平均μに等しく、標本平均 $\bar{x}$ には不偏性があります。
- 標本分散 s^2 の期待値(平均)は母分散とは異なるため、不偏性はありません。
- しかし、標本分散 s^2 を$\dfrac{n}{n-1}$倍したものの期待値は、母分散に等しく、これを不偏分散といいます。

まずは基本から

1 不偏分散

前節で、「標本抽出を何度も繰り返し、そのたびに標本平均$\bar{x}$を出し、その平均を求めていくと母平均μに一致する」という性質があると述べました。このように、推定量を繰り返し求めたときの平均値(=期待値)が母数に一致する性質を不偏性といいます。

このように、標本平均には不偏性があり、母平均の不偏推定量です。しかし、標本分散はそうではありません。標本分散s^2の期待値は計算すると下記のように、母分散σ^2より小さくなり、一致しません。

$$E(s^2)=\frac{n-1}{n}\sigma^2$$

標本分散の期待値は、母分散より小さいことがわかります。

この式から次のことが導かれます。

$$E\left(\frac{n}{n-1}s^2\right)=\sigma^2$$

標本分散s^2を$\dfrac{n}{n-1}$倍したものが不偏性をもつ分散になります。

$$V^2 = \frac{n}{n-1} s^2$$

この分散を**不偏分散**（unbiased variance）といいます。

より詳しく！

ここで用語を整理しておきましょう。

●統計量（statistic）

標本の情報（データ）を要約したものを統計量（または標本統計量）といいます。標本の平均、分散、標準偏差、中央値、最小値、最大値、相関係数などは統計量です。

●推定量（estimator）

母数の推定に用いる統計量を推定量（または推定統計量）といいます。

●推定値（estimate）

具体的なデータから、推定量の実際の数値として計算したものを推定値といいます。

●一致性（consistency）

標本サイズnが大きくなるに従って、推定量が母数に近づく（収束する）性質を一致性といいます。

●不偏性（unbiasedness）

推定量の期待値が母数の値に一致するとき、不偏性があるといいます。

●一致推定量（consistent estimator）

一致性を満たす推定量を一致推定量といいます。

●不偏推定量（unbiased estimator）

不偏性を満たす推定量を不偏推定量といいます。

標本平均と不偏（標本）分散には一致性も不偏性もありますが、標本分散には一致性しかありません。

さまざまな確率分布

❶ χ^2分布

要点をおさえよう

● 標準正規分布 N(0, 1^2)に従う母集団から独立したn個の確率変数Zについて、それぞれを2乗した和であるχ^2が従う確率分布を「自由度nのχ^2(カイ二乗)分布」といいます。

$\chi^2=Z_1{}^2+Z_2{}^2+\cdots+Zn^2$

たとえば、標準正規分布 N(0,1^2)に従う3つの独立した乱数した発生させてそれぞれ2乗した和を求めることを無限回繰り返すと自由度3のχ^2分布が得られます。図1は1,000回繰り返してヒストグラムに表したものです。

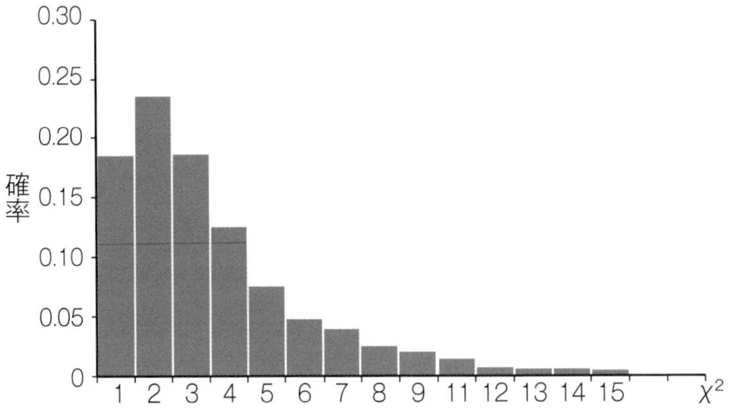

図1　自由度3のχ^2値シミュレーション

● χ^2分布の形状は自由度によって異なります。

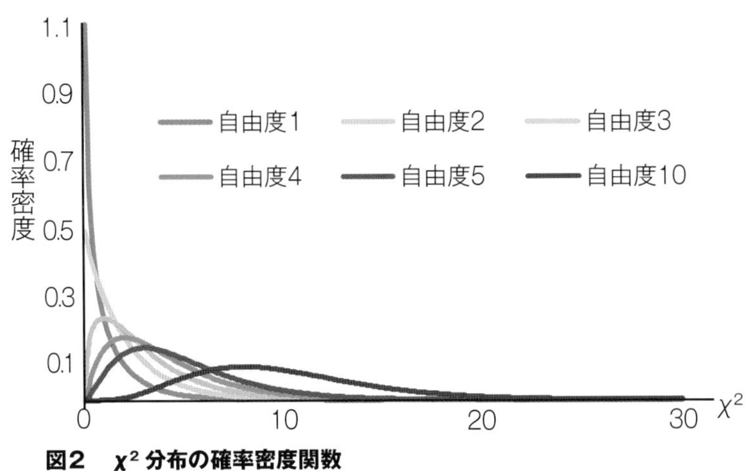

図2　χ^2分布の確率密度関数

まずは基本から

1 χ^2分布(chi-square distribution)

「要点をおさえよう」に示したとおり、標準正規分布N（0, 1^2）に従う互いに独立したn個の確率変数Zの２乗和は自由度nのχ^2分布に従います。ここで、母集団を正規分布N（μ, σ^2）に変えてみます。

正規分布N（μ, σ^2）に従う、互いに独立したn個の確率変数X_iを考えます。この確率変数X_iは次のように標準化できます（p.53参照）。

$$Z_i = \frac{X_i - \mu}{\sigma}$$

Z_iは標準正規分布N（0, 1^2）に従うので、次の式のχ^2は自由度nのχ^2分布に従います。

$$\chi^2 = Z_1{}^2 + Z_2{}^2 + \cdots + Z_n{}^2$$

以上をまとめます。

正規分布N（μ, σ^2）に従う互いに独立したｎ個の確率変数の２乗和は自由度ｎのχ^2分布に従う

2 χ^2分布表

正規分布と同様に、χ^2分布表を使って確率を求めることができます。標準正規分布と違い、赤い部分の面積（確率）となるχ^2値が表にまとめられています。χ^2分布は自由度によって形状が異なるため、自由度別に示されています（**表１**）。

表１　χ^2分布表

赤い部分の面積（確率）

自由度 df ＼ α	0.10	0.05	0.01	0.001
1	2.706	3.841	6.635	10.827
2	4.605	5.991	9.210	13.815
3	6.251	7.815	11.345	16.266
4	7.779	9.488	13.277	18.467
5	9.236	11.070	15.086	20.515
6	10.645	12.592	16.812	22.457

例：自由度１のχ^2分布において、面積5%となるχ^2値は3.841

表中の数値は、赤い部分の面積がα、自由度がdfのときのχ^2値である。

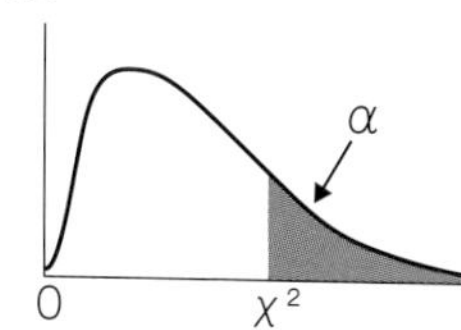

さまざまな確率分布

② t分布

要点をおさえよう

- t 分布は自由度によって形状が異なります。
- 正規分布と同様に左右対称の山型で、自由度が大きくなるほど標準正規分布に近づきます。
- 母平均の推定や平均値の差の検定などに広く利用されている重要な分布です。

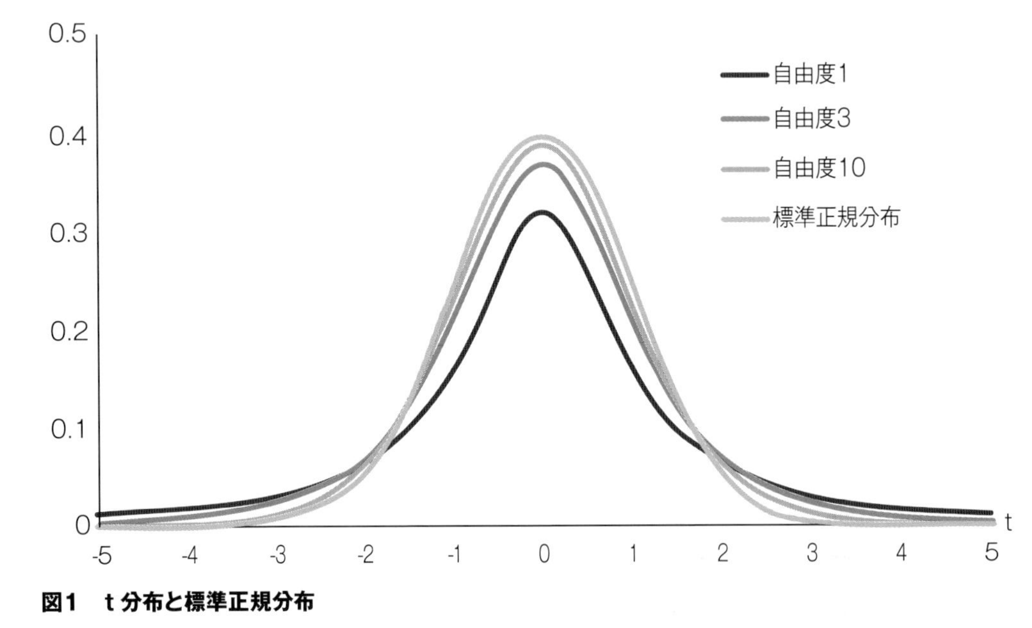

図1　t 分布と標準正規分布

まずは基本から

1 t分布 (t-distribution)

x^2分布と同じく自由度によって形状が異なる分布に t 分布があります。スチューデントの t 分布といわれることもあります t 分布の説明の前に 1 つ復習をしておきます。

正規分布N(μ, σ^2)から無作為抽出された標本サイズnの標本平均$\bar{X}$は、N（μ, $\frac{\sigma^2}{n}$）に近似的に従います。また、標準化することによって、

$$Z = \frac{\overline{X} - \mu}{\sqrt{\frac{\sigma^2}{n}}}$$

は標準正規分布N（0, 1^2）に従います。これは標本平均$\bar{X}$と母平均μの距離を標準誤差で標準化したことを表しています。

ここで、上の式の母分散σ^2を不偏分散V^2に置き換えた統計量tを考えてみます。

$$t = \frac{\overline{X} - \mu}{\sqrt{\frac{V^2}{n}}}$$

このtはZに似ていますが標準正規分布ではなく、自由度n－1のt分布に従います。

> **正規分布N（μ, σ^2）に従う互いに独立したn個の確率変数Xの平均を$\bar{X}$、不偏分散をV^2とするとき、**
>
> $$t = \frac{\overline{X} - \mu}{\sqrt{\frac{V^2}{n}}}$$
>
> **で表される統計量tは、自由度のn-1のt分布に従う**

不偏分散V^2は標本分散s^2を$\frac{n}{n-1}$倍したものでした（p.60参照）。

$$V^2 = \frac{n}{n-1} s^2$$

したがって、統計量Tは母分散σ^2が不明でも、標本分散s^2から求めることができます。

2 t分布表

正規分布と同様に、t分布表を使って確率を求めることができます。標準正規分布と違い、斜線部分の面積（確率）となるt値が表にまとめられています。t分布は自由度によって形状が異なるため、自由度別に示されています（**図2**）。

ポイント

ウィリアム・シーリー・ゴセット（William Sealy Gossrt, 1876年6月13日～1937年10月16日）
イギリスの統計学者、醸造技術者。

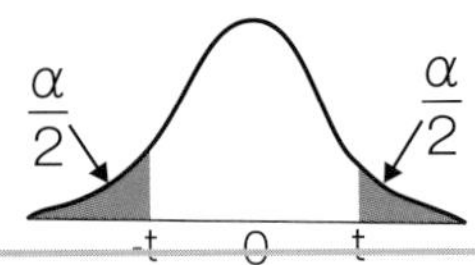

	片側検定の有意水準								
df	0.250	0.200	0.150	0.100	0.050	0.025	0.010	0.005	0.0005
	両側検定の有意水準								
	0.500	0.400	0.300	0.200	0.100	0.050	0.020	0.010	0.001
1	1.000	1.376	1.963	3.078	6.314	12.706	31.821	63.657	636.619
2	0.816	1.061	1.386	1.886	2.920	4.303	6.965	9.925	31.599
3	0.765	0.978	1.250	1.638	2.353	3.182	4.541	5.841	12.924
4	0.741	0.941	1.190	1.533	2.132	2.776	3.747	4.604	8.610
5	0.727	0.920	1.156	1.476	2.015	2.571	3.365	4.032	6.869

図2　t分布表
表中の数値は、図の赤い部分の面積がα、自由度が df のときの t の値である。

⬆片側で 2.5％または両側で 5％を知りたい場合はこの列

より詳しく！

自由度（degree of freedom）とは、「自由に決めることができる値の数」です。

独立に採取された観測データ数が n 個ある場合　　自由度n

たとえば、3 つの独立に採取されたデータX, Y, Zがある場合の自由度は 3 です。もしその 3 つに、X+Y+Z＝5 という関係が成り立っている場合の自由度は 2 です。なぜならば、3 つのうちの 2 つが決まると最後の 1 つは自動的に決まってしまい、自由に値をとれなくなるからです。

③ F 分布

要点をおさえよう

- F 分布は、2 標本の母分散が等しいかどうかを検定する際（等分散の検定）に用いられます。
- 2 つの独立した確率変数が、それぞれ自由度 f_1 の χ^2 分布に従う X_1^2 と自由度 f_2 の χ^2 分布に従う χ^2 であるとき、

$$F = \frac{\frac{X_1^2}{f_1}}{\frac{X_2^2}{f_2}}$$

が従う分布を、F（f_1, f_2）と表し、自由度（f_1, f_2）の F 分布といいます。

- F 分布は 2 つの自由度によって決まります（図 1）。

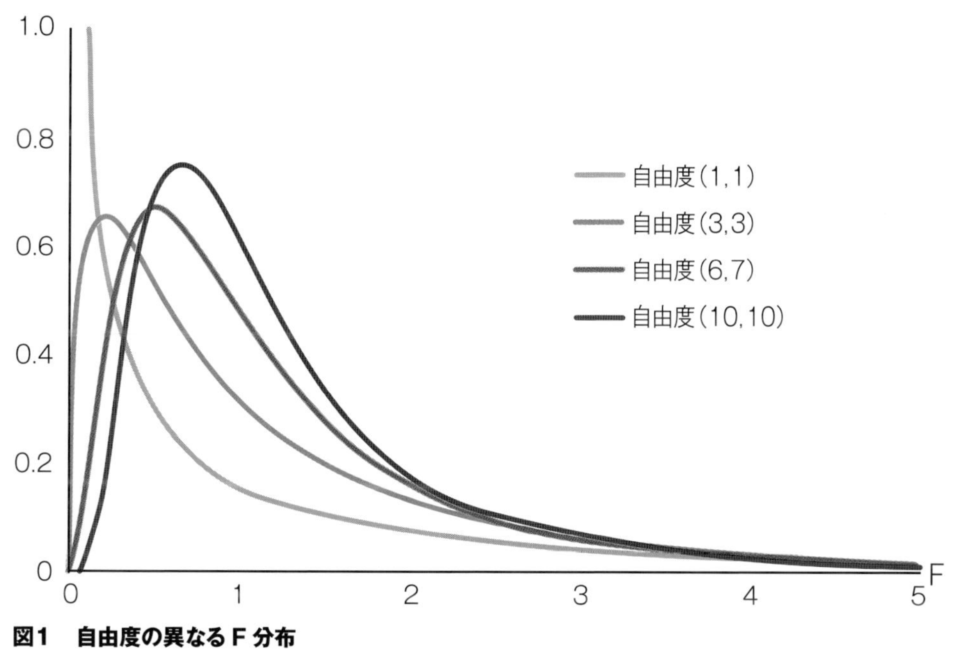

図1　自由度の異なる F 分布

まずは基本から

1 F分布表(F-distribution)

F分布は、「要点をおさえよう」にあるような確率分布です。χ^2分布に従う2つの確率変数を、それぞれの自由度で割ったものの比がF分布に従います。2標本の母分散が等しいかどうかを検定する際(等分散の検定)に使われます。

正規分布と同様に、F分布表を使って確率を求めることができます。標準正規分布と異なり、赤い部分の面積(確率)別に表が作られています。表1はα=0.05のものです。F分布は2つの自由度によって形状が異なるため、行と列にそれぞれの自由度を取り、その交差する位置にある値をみます。

ポイント

ロナルド・エイルマー・フィッシャー Ronald Aylmer Fisher(1890年2月17日~1962年7月29日)
イギリスの統計学者、進化生物学者、遺伝学者であり、優先学者。F分布のFはFisherの頭文字である。

表1 F分布表(α=0.05)

f_1の自由度→(列)、f_2の自由度↓(行)

f_2 \ f_1	1	2	3	4	5	6	7	8	9
1	161.448	199.500	215.707	224.583	230.162	233.986	236.768	238.883	240.543
2	18.513	19.000	19.164	19.247	19.296	19.330	19.353	19.371	19.385
3	10.128	9.552	9.277	9.117	9.013	8.941	8.887	8.845	8.812
4	7.709	6.944	6.591	6.388	6.256	6.163	6.094	6.041	5.999
5	6.608	5.786	5.409	5.192	5.050	4.950	4.876	4.818	4.772
6	5.987	5.143	4.757	4.534	4.387	4.284	4.207	4.147	4.099
7	5.591	4.737	4.347	4.120	3.972	3.886	3.787	3.726	3.677
8	5.318	4.459	4.066	3.838	3.687	3.581	3.500	3.438	3.388
9	5.117	4.256	3.863	3.633	3.482	3.374	3.293	3.230	3.179
10	4.965	4.103	3.708	3.478	3.326	3.217	3.135	3.072	3.020

例:自由度(4, 3)のF分布において、面積5%となるF値は9.117

表中の数値は、赤い部分の面積がα、自由度がf_1、f_2のときのF値である。
これは、上側5%(α=0.05)の場合の表である。

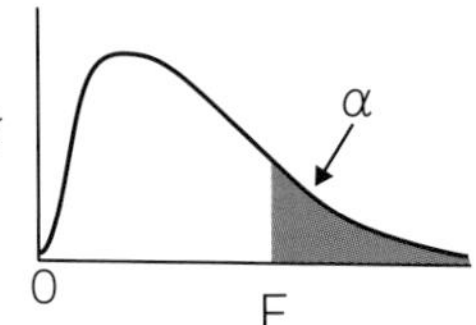

推定

❶母集団分布・標本分布・データ分布

要点をおさえよう

- 母集団分布・標本分布・データ分布を区別しましょう。
- 無作為抽出によって母集団から標本を何度も取り出し、標本ごとに統計量を計算すると、その統計量は変動します。この確率分布を標本分布といいます。

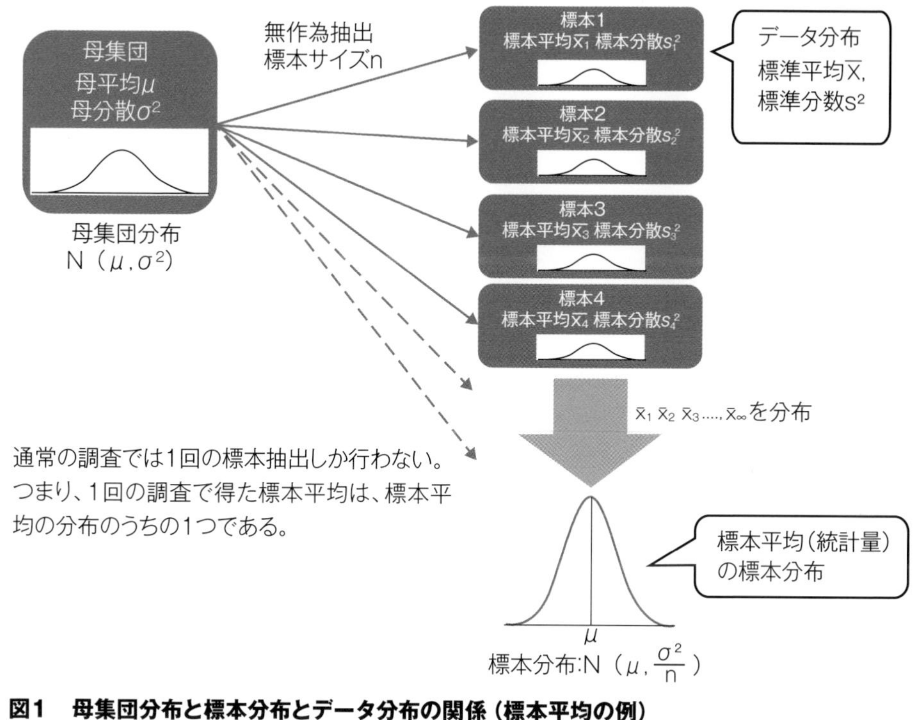

図1　母集団分布と標本分布とデータ分布の関係（標本平均の例）

まずは基本から

1 母集団分布・標本分布・データ分布

調査は「関心のある事柄が母集団（の個体）においてどのように出現しているのか」を知ることを目的として実施されます。母集団にはその事柄に関する分布（母集団分布）があり、母平均μ、母分散σ^2があります。そして、実際の調査では母集団の全部（の個体）を調べることが非現実的であるため、標本サイズnの標本抽出を行います。

この時、理想的には無作為抽出法（p.160参照）を用います。標本サイズ（=サンプルサイズ）というのは、１回の調査で調べる個体の数です。n個の個体から成る１つの標本にはn個のデータが含まれ、それが分布しています。これがデータ分布であり、そこには標本平均$\bar{x}$や標本分散s^2、標本標準偏差sといった統計量があります。母集団から標本サイズnの標本をいくつも取り出すと、それぞれの標本iには、それぞれの標本平均$\bar{x}$や標本分散s_i^2があります。これらの標本平均$\bar{x}$や標本分散s^2はだいたい近い値であることが多いですが、まったく同じとは限りません。

今、統計量として標本平均$\bar{x}_1$を考えます。標本を無限回抽出して、得られた無限個の標本平均$\bar{x}_1$から成る分布が**標本分布**（sampling distributith）です。この標本平均$\bar{x}$の標本分布は正規分布N（μ, $\frac{\sigma^2}{n}$）しています。そして、この分布のばらつきを示す指標$\frac{\sigma}{\sqrt{n}}$は標準誤差SEです。

より詳しく！

よく似た用語が出てくるため、混乱しやすいので、整理して理解しましょう。

●標準偏差（standard deviation）
分布のばらつき程度の指標です。

●標準誤差（standard error）
推定量の分布のばらつき程度の指標です。

●標本分布（sampling distribution）
統計量の分布です。標本データの分布ではありません。

●標本誤差（sampling error）
標本調査によって生じる、母集団の値（母数）と標本から推定した値（統計量）との差です。

推定

❷母平均の推定

要点をおさえよう

- 母数（母平均や母分数など）の推定方法には点推定と区間推定があります。
- 点推定とは、母数を1つの値で推定する方法です。
- 区間推定とは、母数を一定の範囲で推定する方法です。

　たとえば、20歳の日本女性100人の身長を調べたら、平均値は160cmでした。このことから、20歳の日本女性全員の身長の平均値は「160cmだと推定する」のは点推定、「155cmから165cmの間だと推定する」とのは区間推定なります。

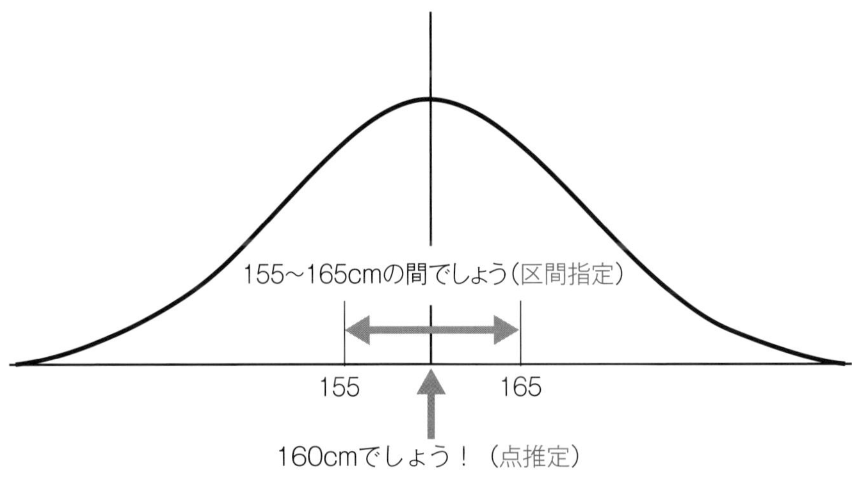

図1　点推定と区間推定の例

まずは基本から

1 点推定（point estimation）

　母数を1つの値で推定する方法を点推定といいます。多くの場合、母集団全数を調べることは難しく、知りたい母集団の情報（母数）は得ることは困難であるため、抽出した標本の情報（データ）から母集団について推測を行います。

母数のなかで母平均は最も頻繁に推定されるもので、「要点をおさえよう」の例では「日本の20歳女性の平均身長」を推定しています。

今回の例では、100人から成る標本の身長の平均値は160cmでした。手にしている情報のなかで、母平均μに最も近いと考えられる値は標本平均$\bar{x}$です。たしかに、標本平均$\bar{x}$160cmは母平均である可能性がありますが、この１つの値で推定（点推定）し、誤差なく母平均と一致する可能性は非常に低いです。

2 区間推定（interval estimation）

１つの値ではなく、幅をもたせることで推定が成功する可能性を高める方法を区間推定といいます。この幅は広くすれば推定が成功する可能性は高まり、狭くすれば成功の可能性は低下します。しかしながら、幅があまりに広い場合、推定は無意味になります。

たとえば、先ほどの「20歳の日本女性全員の身長」の例で、「20歳女性全員の身長の平均値は100cm～200cmの間」と推定したら、どうでしょうか。推定が成功している可能性は高そうですが、情報の価値は低そうです。

3 信頼係数（contidence coefficient）

では、幅はどれくらいにすればよいのでしょうか。それは、推定が成功している可能性をどの程度にしたいのかによって決まります。この推定が成功している可能性、すなわち、「区間内に母平均が存在する確率」を信頼係数といいます。0.9（90%）、0.95（95%）、0.99（99%）が用いられることが多いです。この信頼係数によって区間推定の幅は決まります。

推定

③母平均の信頼区間

要点をおさえよう

- 区間推定をする際に「母数が含まれると推定する一定の範囲」を信頼区間といいます。
- 信頼区間の広さは、信頼係数や標本の大きさで変わります。
- 母平均の95%信頼区間とは、「母集団から標本を抽出し、その標本平均から95%信頼区間を求めることを100回行った時に、95回はその区間の中に母平均が含まれる」ということです。

まずは基本から

1 標本平均の分布

もう一度、「日本の20歳女性の平均身長」を例にとって考えます。「母集団である20歳の日本女性全員から無作為に選んだ100人の標本を調査して平均身長を求める」ことを何度も繰り返し行い、分布をさせたものが**図1**です。1つの●が大きさ100の標本の平均値を示しています。前節（p.69）にあったように、標本平均$\bar{X}$（の分布）の平均は母平均μ、分散は$\frac{\sigma^2}{n}$に等しく、この分散の平方根は標準誤差SEです。そして、近似的に正規分布に従います。

2 信頼区間（CI：confidence interval）

図2の、母平均μと1SEの間に存在する「ある標本平均$\bar{x}_1$」に注目してください。この●で示した標本平均$\bar{x}_1$に1SEの長さの区間（幅）を両側につけた場合、その区間内に母平均μが入っています。このことは、すなわち、標本平均$\bar{x}_1$が区間内で母平均を推定で

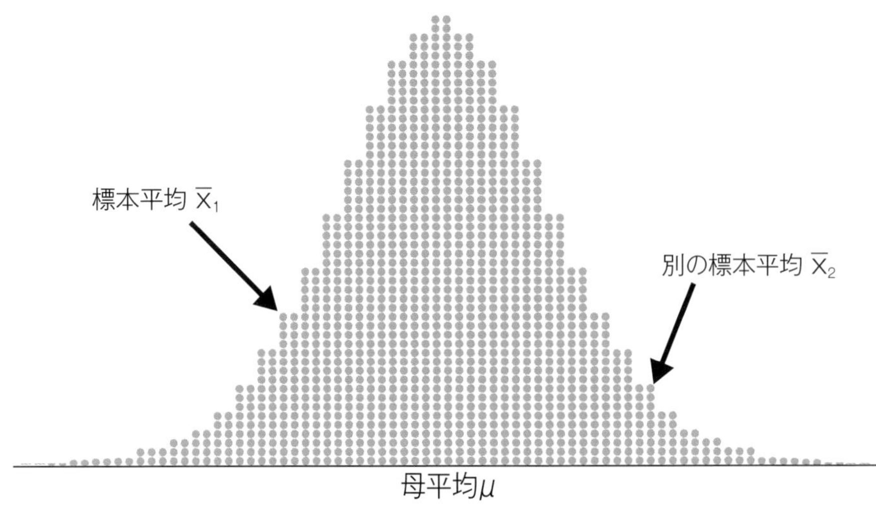

図1　標本平均の分布

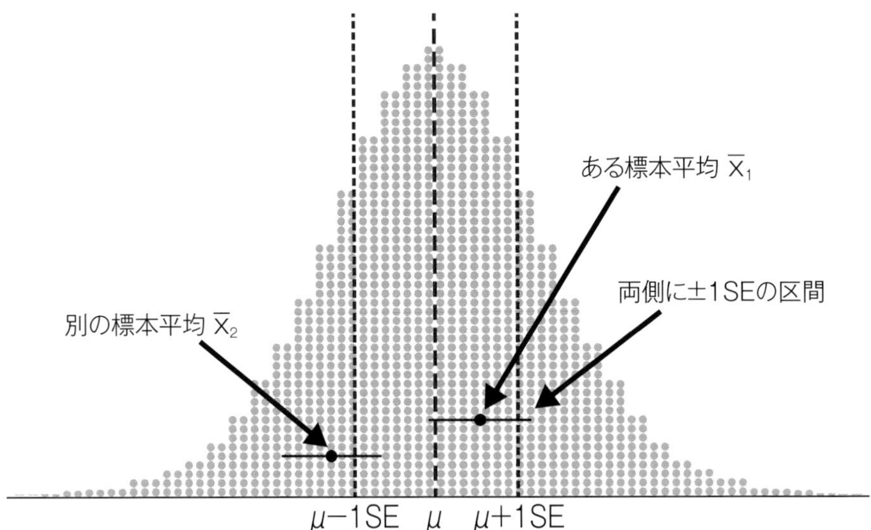

図2　1SEの区間をつけた標本平均の母平均推定

きていることを表しています。この1SEの長さの区間で母平均を推定できる標本平均は母平均から最大で1SEしか離れることができません。

たとえば、「別の標本平均$\bar{X}_2$」のように、母平均μから1SE以上離れていると、標本平均$\bar{x}_2$の両側1SEの長さの区間は、母平均に届きません。つまり、母平均±1SEの範囲に存在する標本平均しか、1SEの長さの区間で母平均を推定することができません。もちろん、より長い区間、たとえば、2SEの幅を付けた場合は母平均±2SEの範囲に存在する標本平均が母平均を推定できることになります。

さて、通常、調査は１回実施され、標本は１つ、標本平均は１つしかありません。ある１回の調査で得た唯一の標本平均は母平均からどのくらい離れた標本平均でしょうか。その標本平均が、標本平均の分布のどのあたりの標本平均であるのかを知ることが、手がかりとなります。

標本平均の分布は、正規分布に従います（p.69参照）。ここで正規分布の性質を思い出してください。正規分布では、「ある標準偏差からある標準偏差の区間の面積（確率）は一定」でした（p.49参照）。ここでは、付表「標準正規分布表」の標準偏差を標準誤差に置きかえて利用します。

標準正規分布では、$\mu \pm \sigma$（Z＝1.0）の確率は約68.3%であり、$\mu \pm 1.96\sigma$（Z＝1.96）の確率は約95%です。したがって、下記のことがわかります。

母平均±１SEの確率	約68.3%
母平均±1.96SEの確率	約95%

したがって、今もっている１つの標本平均は、「68.3%の確率で－１SE～１SEの区間内に母平均を推定している」、または、「95%の確率で－1.96SE～1.96SEの区間内に母平均を推定している」ということができます。

逆にいえば、「68.3%の確率で母平均を推定するために±１SEの区間をつける」、または、「95%の確率で母平均を推定したいので±1.96SEの区間をつける」ことになります。このように設定される区間を**信頼区間**といいます。

最も多く使われる信頼区間は、信頼係数0.95の95%信頼区間です。「母集団から抽出した標本の標本平均から95%信頼区間を求めることを100回行った時に、95回はその区間の中に母平均が含まれる」ことを意味します。

3 母分散が既知の場合の区間推定

推定を行う際には、母集団についての情報（母平均や母分散など）がわかっている場合も、わかっていない場合もあります。まず、母平均はわからないが母分散はわかっている場合の母平均の区間推定を行ってみましょう。

いま、正規分布する「20歳の日本女性全員の身長（母集団)」の平均は不明ですが、分散は25cmであるとわかっていたとします。そして、「無作為抽出した100人の20歳の日本女性の身長（標本）を調べたら、平均値は160cmだった」とします。20歳の日本女性の平均身長を95%信頼区間で推定します。情報を整理します。

母平均 μ ：不明
母分散 σ^2 ：25cm
標本平均 $\bar{x}$ ：160cm
標本サイズ n ：100

「95%信頼区間を求めるには、標本平均±1.96SEの区間をつける」ので、SEを求めます。SEは $\frac{\sigma^2}{n}$ の平方根で求めることができます。

$$SE = \sqrt{\frac{25}{100}} = 0.5$$

したがって、95%信頼区間は160±1.96×0.5cm、すなわち、160±0.98cmとなります。20歳の日本女性全員の平均身長は95%の確率で159.02cmから160.98cmの間にあると考えられます。SE= $\frac{\sigma}{\sqrt{n}}$ であるので、標本の大きさnが大きければSEは小さくなり、同じ信頼係数であっても信頼区間は狭くなります。

推定

④ 母比率の推定

要点をおさえよう

- 母集団における割合（母比率）も標本の標本比率から推定できます。
- たとえば、内閣支持率や番組視聴率を推定する際には、「支持する・支持しない」や「視聴の有無」をベルヌーイ試行と捉えます。
- 標本サイズがn、標本比率がpである時、

母比率πの95%信頼区間$= \mathrm{p} \pm 1.96\sqrt{\dfrac{p(1-p)}{n}}$

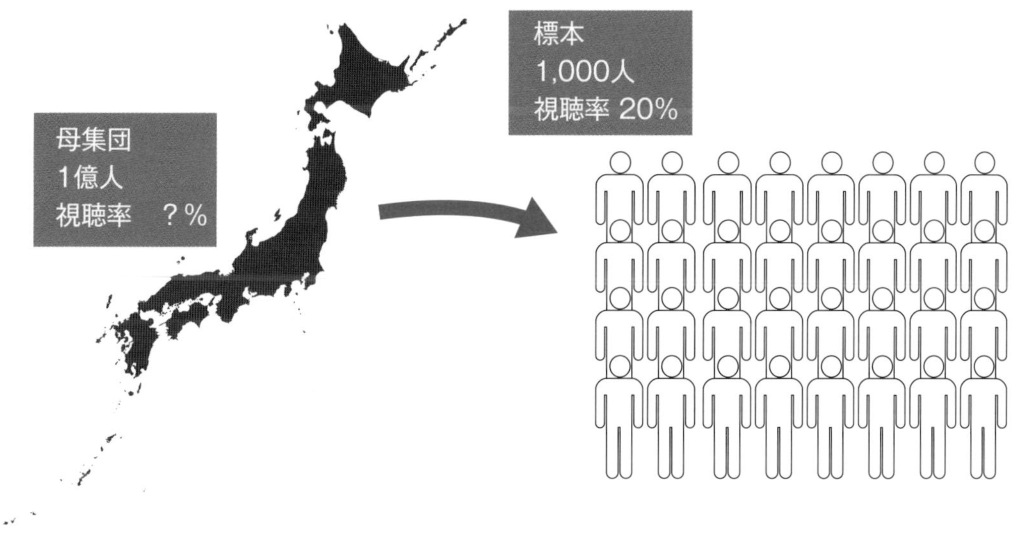

1.96は95%信頼区間のZ値（p.53参照）

まずは基本から

1 標本比率

標本比率は、母集団から抽出した標本における着目事象数の割合です。標本サイズnの標本において着目事象数がXであるとき、標本比率

は$\frac{X}{n}$です。この標本比率は抽出される標本によって変動します。

あるテレビ番組の視聴率調査を考えてみましょう。全国の視聴者のうち、ある番組を視聴した人の割合（母比率π）を知りたいとします。実際に全国の視聴者全員を調査することは不可能であるため、1,000人を無作為抽出して調査を行いました。1,000人中200人が視聴していました（標本比率p）。日本全国での視聴者の割合を95%信頼区間で推定してみます。この調査の情報を整理します。

母比率（母集団における割合）π：　不明
標本比率（標本における割合）p：　0.2（200人/1,000人）

このπ（パイ）は
円周率ではなく、単
なる記号だよ

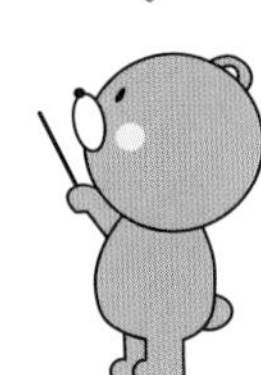

2 母比率の区間推定

標本となった各個人については「番組を視聴した」か「番組を視聴しなかった」のどちらかの事象しかありません。これは、「1回の試行で、2種類のどちらかの事象しか起こらない試行」であるベルヌーイ試行（p.38参照）と捉えることができます。

また、n人の標本調査において1人を1回の試行とみなし、試行をn回（人）行い、そのうちX回（人）だけ番組視聴した（着目）事象が起こる確率は二項分布（p.41参照）と考えることができます。

母比率をπとすると、視聴者数Xは二項分布B（n, π）に従っています。そして、標本が十分に大きいので、正規分布N（nπ, nπ（1－π））に近似できます（p.45参照）。したがって、視聴者数Xの95%信頼区間は、

$$n\pi-1.96\sqrt{n\pi(1-\pi)} \leqq X \leqq n\pi+1.96\sqrt{n\pi(1-\pi)}$$

となります。すべてを標本の大きさnで割ります。

$$\pi-1.96\sqrt{\frac{\pi(1-\pi)}{\mathrm{n}}} \leqq \frac{X}{\mathrm{n}} \leqq \pi+1.96\sqrt{\frac{\pi(1-\pi)}{n}}$$

$$\frac{X}{n}-1.96\sqrt{\frac{\pi(1-\pi)}{n}} \leqq \pi \leqq \frac{X}{n}+1.96\sqrt{\frac{\pi(1-\pi)}{n}}$$

ここで、

$$\frac{X}{n}=p$$

ｐは標本比率です。また、ｎが十分に大きいとき、ｐはπにほぼ一致すると考えられることから、

$\sqrt{\frac{\pi(1-\pi)}{n}}$ を $\sqrt{\frac{p(1-p)}{n}}$

とすることができます。

視聴率 π の 95% 信頼区間 $= p \pm 1.96\sqrt{\frac{p(1-p)}{n}}$

これが、母比率πの95%信頼区間です。標本サイズを1,000とし、視聴率調査の例で得られた視聴率20%（ｐ=0.2）を入れてみます。母比率は95%信頼区間で、0.2±0.025、すなわち、17.5%から22.5%と推定されます。

仮説検定

① 帰無仮説と対立仮説

要点をおさえよう

- 統計学的仮説検定は、標本のデータを基に、母集団に関する2つの仮説のうちの1つを選択する方法です。
- 主張したい仮説 H_1 を対立仮説、その逆で「差がない」といった内容で、できれば否定したい仮説 H_0 を帰無仮説といいます。
- 仮説検定では、まず、「帰無仮説が正しい」と仮定し、そこで矛盾が生じることによって帰無仮説を否定し、「対立仮説が正しい」と判断します。

まずは基本から

1 仮説検定(hypothesis testing)

たとえば、ある硬貨を100回コイントスします。[表]が60回、裏が40回出たとします。歪みのない硬貨の場合、[表]は100回の半分の50回程度出るはずです。60回は多いので、「[表]が出やすい歪んだ硬貨なのではないか」と疑ってしまいそうです。もちろん、歪みのない硬貨だったけれど、たまたま偶然そうなったのかもしれません。このような疑問を解消する方法として、仮説検定があります。

2 帰無仮説と対立仮説

いま、「歪みのない硬貨で100回コイントスをした場合、[表]は50回程度出るはずなのに、60回も出たということは偶然とは思えない」ということを主張したいとします。これを仮説にしてみます。

仮説H_1：この硬貨の［表］が出る確率は、$\frac{1}{2}$より大きい

これを証明するには1,000回、100,000回コイントスを行う方法と、逆に、裏返した次の仮説を否定する方法があります。

仮説H_0：この硬貨の［表］が出る確率は$\frac{1}{2}$である

この仮説が「100回コイントスをして［表］が60回出る」という事象と矛盾することを証明できれば、仮説H_0とは逆の仮説H_1を支持することができます。主張したい仮説H_1を**対立仮説**（alternative hypothesis）、その逆で「差がない」といった内容で、できれば否定したい仮説H_0を**帰無仮説**（null hypothesis）といいます。

3 帰無仮説の検証

歪みのない硬貨（［表］の出る確率が$\frac{1}{2}$）をコイントスした時に［表］の出る回数をXとします。これは二項分布B（100, 0.5）に従います。二項分布B(n, p)はnが十分に大きい場合、正規分布N(np, np(1−p))に近似します。

平均　$\mu = np = 100 \cdot 0.5 = 50$

分散　$\sigma^2 = np(1-p) = 100 \cdot 0.5 \cdot (1-0.5) = 25$

したがって、コイントスで［表］の出る回数Xは正規分布N（50, 5^2）に従います（**図1**）。

いま、［表］が60回出ましたが、60回以上［表］が出る確率は60より右側の部分の面積で示されます（**図2**）。これがいくらであるかは、標準化によって求めることができます（p.53参照）。

正規分布N(50, 5^2）に従う確率変数Xは次の式で標準化できます。

$$Z = \frac{X-50}{5}$$

X=60を代入すると、Z=2.0と求まります。60より右側の部分の面積は、標準正規分布でZ=2.0よりも右側の面積（確率）P（Z≧2.0）ということになります。すなわち、0.5−0.4772=0.0228であり、約2.3%ということがわかります。これが意味するところは、「この硬貨が歪みのな

いものであったとすると、せいぜい2.3%でしか起こらないほどまれな事象が発生している」ということです。

この原因として考えられることは、

「滅多に起こらないことが奇跡的に起きた」

または、

「この硬貨に歪みがないという前提が間違っている」

のいずれかです。科学的に考えるならば、後者を支持します。「この硬貨に歪みがないという前提」を、「この硬貨の［表］が出る確率は、$\frac{1}{2}$である」という帰無仮説H_0が必然的に導き出します。後者を支持するということは、「帰無仮説H_0が間違っているので、棄てる」ことになります。これを**帰無仮説H_0の棄却**といいます。**図3**に仮説検定の論理をまとめました。

なお、仮説検定には重要なルールがあります。「帰無仮説H_0が正しい」として検定を行い、帰無仮説H_0が棄却されたら、対立仮説H_1を採択する。帰無仮説H_0が棄却されなかったら帰無仮説H_0を受理する」というものです。

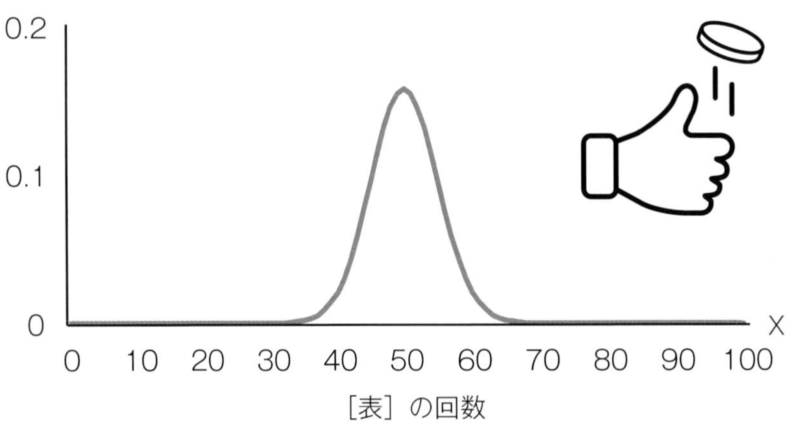

図1　歪みのない硬貨を100回コイントスして［表］が出る回数の分布

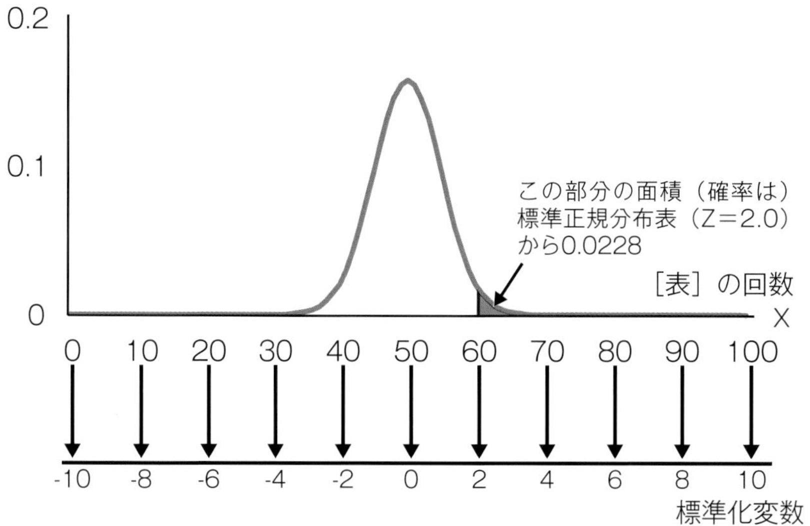

図2　［表］が出る回数と対応する標準化変数

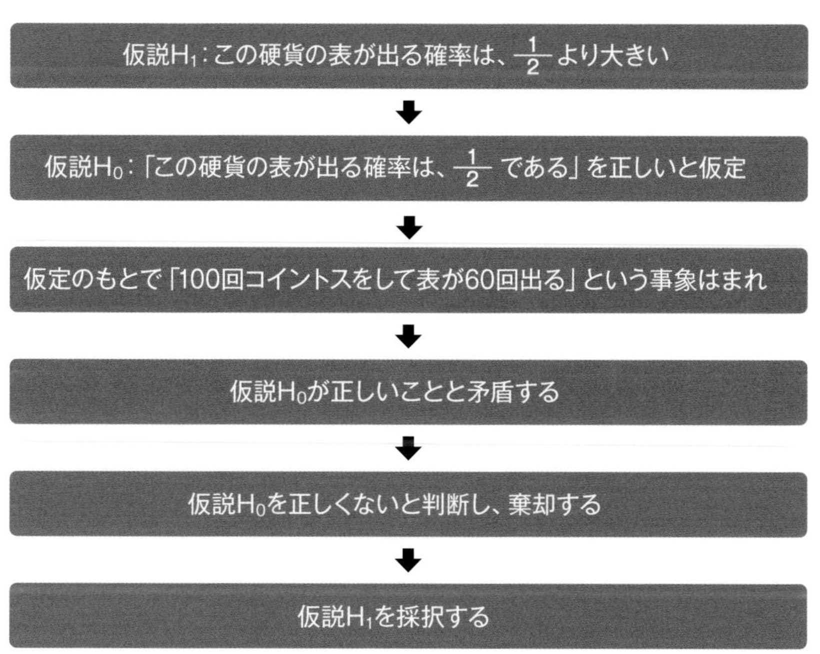

図3　仮説検定の論理

仮説検定

❷検定統計量・有意確率

要点をおさえよう

- 統計学的仮説検定に用いる統計量を検定統計量といいます。
- 検定統計量は検定の判断基準となる値です。
- データから算出された検定統計量より極端な値をとる確率を有意確率といい、「p値」と表します。

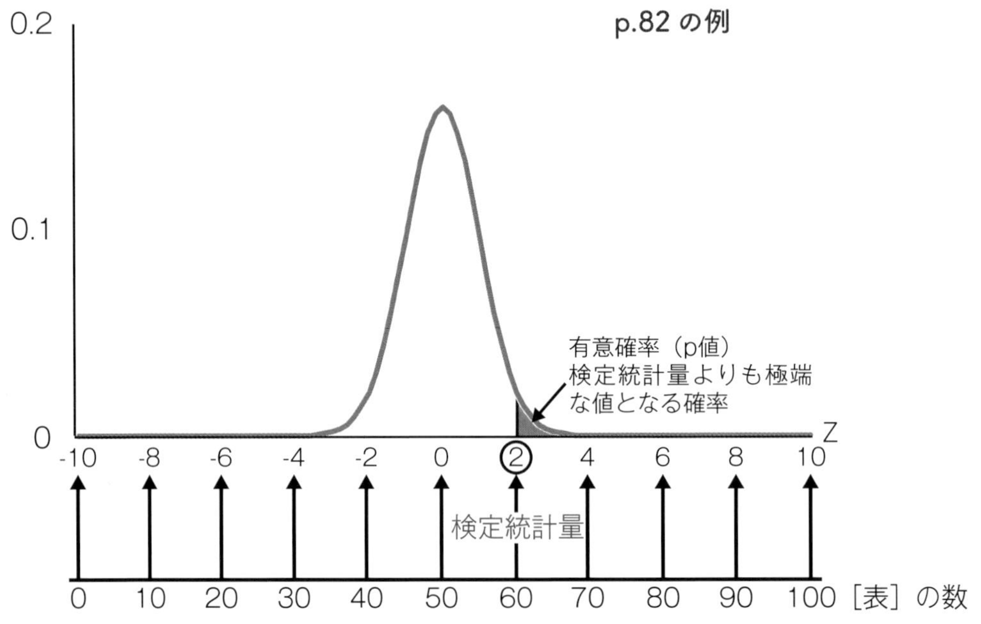

図1　検定統計量と有意確率(p 値)

まずは基本から

1 検定統計量(test statistic)

統計学的仮説検定に用いる統計量を検定統計量といいますが、単に統計量とされることもあります。データからこの検定統計量を計算し、検定の基準として用います。

前節のコイントスの例で説明します。

100回のコイントスで、[表] が60回出たというデータがあります。このデータから検定統計量を計算します。先ほど、このコイントスにおいて、[表] が出る回数Xは二項分布に従い、さらに、100回は十分に大きいnと考えられるため正規分布に従うとしました。帰無仮説が正しく、硬貨の [表] が出る確率が、$\frac{1}{2}$ であれば、[表] の出る回数Xの分布はは正規分布N（50, 5^2）となるはずということです。

そして、その正規分布N(50, 5^2) において60回が「どの程度のものなのか」を知るために標準化を行い、Z=2.0を得ました。この値が**検定統計量**です。

検定統計量は、そのデータが従っていると想定される確率分布における、実際に得られたデータ（事実）の位置（出現の程度）を示します。

2 有意確率（p値）（p value）

有意確率は、帰無仮説が正しい場合に実際に得られたデータよりも極端な値が出現する確率で、「p値」と表されることが多いです。

コイントスの例では、[表] が60回を超えた回数出現する確率であり、すなわち、検定統計量Z=2.0よりも大きい確率です。

図1では、Z=2.0と正規曲線とZ軸で囲まれた塗りつぶした部分の面積です。前節で見たように、この面積（確率）は0.0228であり、これが意味するところは、「帰無仮説が正しく、この硬貨が歪みのないものであったとすると、せいぜい2.3%でしか起こらないほどまれな事象が発生している」ということです。

仮説検定

③棄却域と有意水準

要点をおさえよう

- 検定統計量が棄却域に入った場合、帰無仮説を棄却します。
- 棄却域の大きさを有意水準といいます。
- 有意水準は5%と設定されることが多く、これは、「20回に1回は間違って帰無仮説を棄却してしまう可能性」を許容することを意味します。
- 有意確率p(p値)が有意水準αよりも小さい時に「統計学的に有意差がみられた」とし、帰無仮説H_0を棄却します。

まずは基本から

1 棄却域(critical region)

前節、コイントスの例では「せいぜい2.3%でしか起こらない事象」をまれな事象としました。一般的に、「せいぜい5%」や「せいぜい1%」をまれと考えます。

データが従っていると想定される分布が正規分布だったとします。その場合、行う検定は「Z検定」です。**図1**は、正規分布の右端から5%の面積(確率)の部分を塗りつぶしています。この部分が棄却域になります。棄却域は、帰無仮説で前提とする分布の端に設定します。

帰無仮説が正しい場合、検定統計量(p.84参照)は、0から離れるほど出現確率が低下します。検定統計量が棄却域に入るほど大きく(または、小さく)まれなものである場合、前提としている帰無仮説H_0を棄却します(p.80参照)。

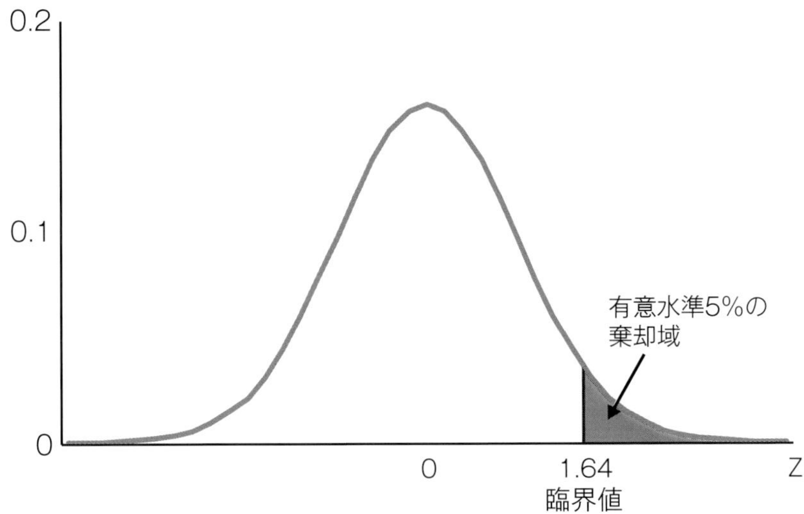

図1　片側有意水準 5% の棄却域と臨界値（Z 検定の場合）

2 有意水準（significance level）

そして、この棄却域の大きさを有意水準α（アルファ）といいます。先ほどの「せいぜい５％」や「せいぜい１％」のことです。通常、有意水準αは５％または１％とされることが多いです。また、この確率を与える検定統計量を臨界値（または限界値）といいます。**図1**では、片側Z検定の有意水準５％の臨界値$Z_{0.05}$の1.64が示されています。

3 危険率

仮説検定では「帰無仮説H_0が正しい」という仮定のもとで、検定統計量が棄却域に入るか否かを確認します。そして、棄却域に入れば「帰無仮説H_0が間違っていた」と判断し、帰無仮説H_0を棄却します。しかし、もしかしたら、帰無仮説H_0は間違っておらず、確率学的にはまれな事象が偶然起きて、臨界値を越える大きな（小さな）値が出現したのかもしれません。

有意水準５％と定めた棄却域に入る検定統計量が得られたとき、真実としては帰無仮説が正しいにもかかわらず、棄却してしまう危険が５％存在します。有意水準は、このような危険を犯してしまう可能性でもあり、５％は20回に１回、１％は100回に１回危険を犯す可能性が

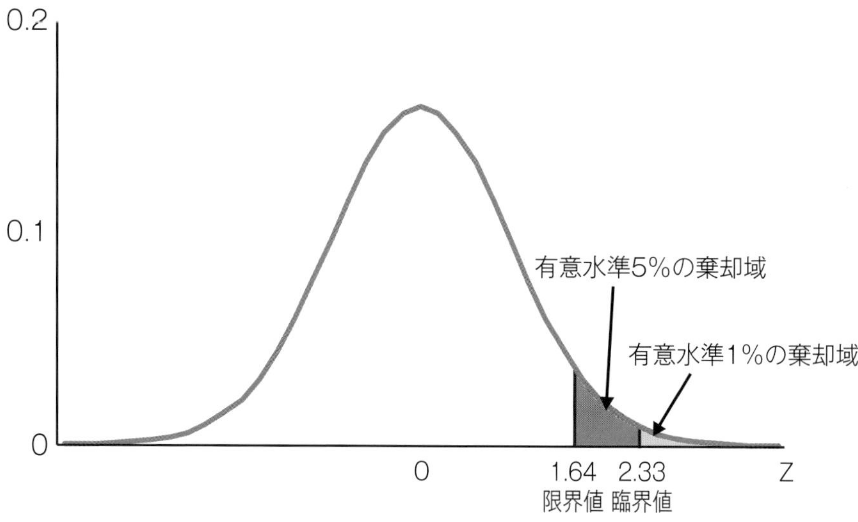

図2　片側有意水準 5% と 1% の棄却域と臨界値 (Z 検定の場合)

あります。これを危険率といいます。

言うまでもなく、有意水準は1%よりも5%のほうが帰無仮説H_0を棄却して、対立仮説H_1を採択できる可能性が高まります。有意水準αは間違いを犯す危険性とのバランスを考慮したうえで設定することになります。**図2**は正規分布を利用する片側Z検定の場合の有意水準5%と1%の棄却域と臨界値$Z_{0.05}$と$Z_{0.01}$を示しています。

4　有意水準と有意確率の関係

これまで「検定統計量が棄却域に入る」と表現してきたことは、「有意確率p（p値）が有意水準αよりも小さい」ことと同値です。面積（確率）が有意水準αより小さいため、検定統計量は必ず棄却域内にあります。逆に、有意確率p（p値）が有意水準αよりも大きい場合は棄却域外にあります。

有意水準を5%と設定した論文には「$p<0.05$」という記述が出てきます。このpは有意確率pであり、これは検定統計量が棄却域内にあることを示しています（**図3**）。有意確率pが有意水準αよりも小さいとき、検定統計量Z_0は棄却域に入っているので、帰無仮説H_0を棄却します。これを「統計学的に有意差がみられた」と表現します。逆に、入らなかった場合は「みられなかった」と表現します。

より詳しく！

ほとんどの論文や研究では、仮説検定において有意水準αと有意確率（p値）の比較を行い、臨界値を用いることはありません。しかし、有意水準αの確率を与える臨界値と検定統計量を比較することは同じことを意味しています。

図3は、片側有意水準5％のZ検定を表しています。例では検定統計量Z_0と有意確率（p値）が示されています。「p値が有意水準5％より小さい」ことと、「検定統計量Z_0が臨界値1.64より大きい」ことは、同じことを意味していることがわかります。

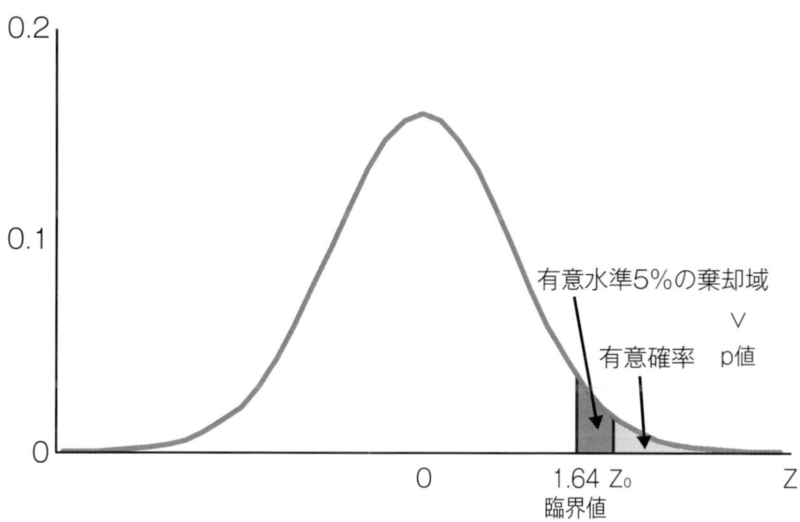

図3　片側有意水準 5% と有意確率（p値）の関係

仮説検定

④両側検定と片側検定

要点をおさえよう

- 仮説検定には両側検定と片側検定の２種類があります。
- 両側検定では棄却域を両側に、片側検定では棄却域を片側にのみ設定します。
- 有意水準や両側検定または片側検定のどちらを用いるのかは検定実施前に決めます。

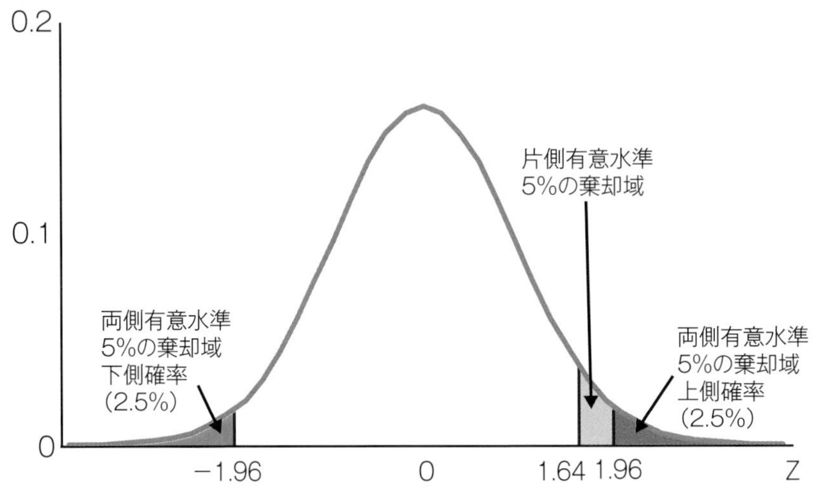

図1　両側有意水準 5% と片側有意水準 5% の棄却域（Z 検定の場合）

まずは基本から

1 検定の方向

仮説検定には両側検定と片側検定との２種類があります。棄却域を両側に設定するのか、片側のみに設定するのかによる違いです。どのように使い分けるのかを考えてみます。

仮説検定で支持したい対立仮説H_1は、比較するどちらか一方が大きい（小さい）というように、「比較する両者に差がある」と主張します。そして、帰無仮説H_0は「両者には差がない」と主張します。「差がない」ということは、どちらが大きい（小さい）という方向がないことを意味します。したがって、どちらの方向であっても判断を行えるように、分布の両側に棄却域を設定するのが一般的です。

分布の両側に棄却域を設定するので**両側検定**といいます。ただし、片方の方向にしか関心がない場合には、片側だけに棄却域を設定する片側検定を行うこともあります。両側で有意水準５％と設定した場合、棄却域は**図1**のように両側（上側と下側）に2.5%ずつとなります。片側で有意水準５％とした場合は、**図1**のように片側で５％の棄却域となります。なお、**図1**は両側と片側の有意水準５％Z検定の棄却域を示しています。

2 検定前の準備

有意水準αや両側検定または片側検定のどちらを用いるのかは検定実施前に決めます。**図1**からわかるように、両側検定よりも片側検定のほうが、そして有意水準αは大きいほうが、帰無仮説H_0を棄却しやすくなります。

最初に有意水準を１％と設定し仮説検定を実施したところ、得られた検定統計量が棄却域に入らなかったので棄却域に入るよう５％に設定してやり直すということを行ってはいけません。それは、後出しじゃんけんのようなものです。

3 検定結果の解釈

仮説検定において最終的に検定統計量が棄却域に入った場合は、「統計学的に有意な差（有意差）がみられた」として帰無仮説H_0を棄却し対立仮説H_1を採択します。逆に、入らなかった場合は「見られなかった」として帰無仮説H_0を受理します。

ただし、帰無仮説H_0を棄却できず受理するということは積極的に「両者が等しい」という主張ではなく、「両者に差があるとはいえない」という程度の主張であることに注意しましょう。

仮説検定

⑤仮説検定の過誤

要点をおさえよう

- 仮説検定では 2 種類の過誤が発生する可能性があります。
- 帰無仮説 H_0 が正しいにもかかわらず棄却する過誤（第一種の過誤）と帰無仮説 H_0 が誤りであるにもかかわらず棄却しない過誤（第二種の過誤）です。

まずは基本から

1 仮説検定の過誤

有意水準は、帰無仮説H_0が正しい場合に、正しいにもかかわらず棄却してしまう危険率でもあると説明しました。また、帰無仮説H_0が誤りである場合に、誤りであるにもかかわらず棄却しないという間違いもあります。整理すると**表 1** のようになります。それぞれ、第一種の過誤、第二種の過誤といいます。

表1　真実と判断のパターン

判　断	真　実	
	帰無仮説 H_0 が正しい	帰無仮説 H_0 が誤り
帰無仮説 H_0 を受理	正しい判断	誤った判断 第二種の過誤
帰無仮説 H_0 を棄却	誤った判断 第一種の過誤	正しい判断

❶ 第一種の過誤（type Ⅰ error）

帰無仮説H_0が正しい場合に、正しいにもかかわらず棄却してしまう、つまり、「真実として、差がないにもかかわらず、差があると結論する」

誤りです。この誤りを犯す確率は有意水準αで示されるため、「αエラー」とも呼ばれます。

❷ 第二種の過誤（type II error）

帰無仮説H_0が誤りである場合に、誤りであるにもかかわらず棄却せずに受理する、つまり、「真実として、差があるにもかかわらず、差がないと結論する」誤りです。「βエラー」とも呼ばれます。

ここで、**図1**の「1－β」を考えてみましょう。「1－β」は、帰無仮説H_0が誤りである場合に棄却する確率です。**表1**の右下の正しい判断をする確率で、**検出力**といいます。第一種の過誤も第二種の過誤もなるべく小さくしたいものですが、同時に小さくすることはできません。慣例的に1－βは0.8以上に設定されることが多いです。

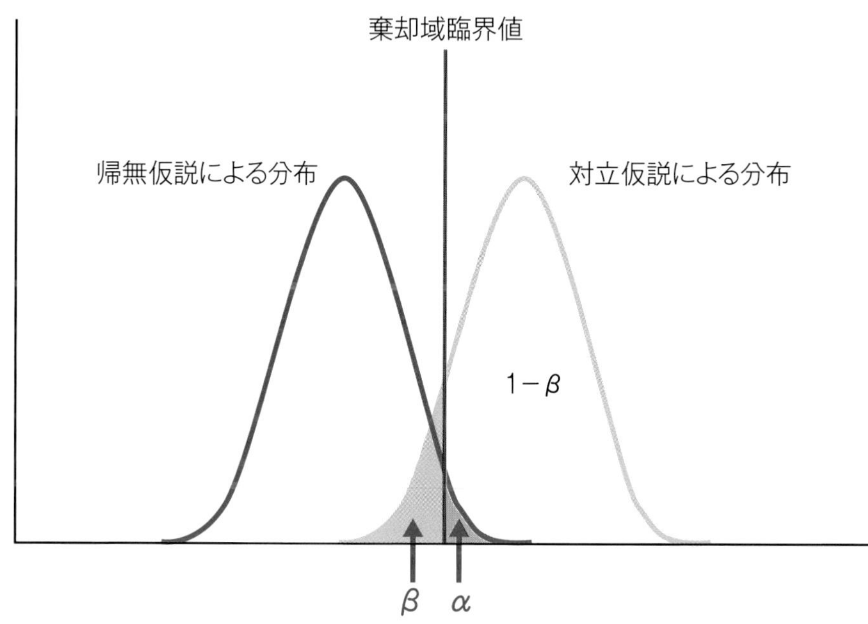

図1　有意水準αと検出力 1- βの関係

さまざまな検定方法

①検定方法の選択

要点をおさえよう

- データには大きく４つの種類があり、種類によって利用できる統計処理が異なります。
- 仮説検定を行う際には、①目的、②データの種類、③比較する群や回の数、④母集団分布、⑤母分散の既知／未知、⑥等分散性を考慮し、適切な検定方法を選びます。

まずは基本から

1 データの種類

データは4種類の尺度に分類できます（**表1**）。尺度とはものさし(scale）のことで、各尺度で測り取った情報（データ）の性質で分類されます。データを区別するだけの名義尺度、データの値の大小による順番(順位）に着目する順序尺度、データ間の距離が等間隔の数量だが原点が不定である間隔尺度、データ間の距離が等間隔の数量で、原点0（ゼロ）がある比（例）尺度です。一般的に名義尺度、順序尺度は性質を表す「カテゴリーデータ」、間隔尺度、比（例）尺度は量を表す「量的データ」とされます。カテゴリーデータで利用可能な統計処理方法には限りがあります。

表1　データの種類と特徴

	尺度	特徴	主な統計処理	例
量的	比（例）尺度	倍数関係がある、原点（0）あり	平均、標準偏差 相関係数 t 検定 分散分析	身長、体重、年齢
	間隔尺度	間隔の大小関係がある、原点不定		温度、西暦 知能指数
カテゴリー	順序尺度	比較のための順位	中央値、四分位偏差 順位相関係数、χ^2 検定	Stage（I, II, III, IV） 成績評価
	名義尺度	比較のための区別	最頻値、χ^2 検定	性別、診断名、 都道府県名

2 検定方法の選択

統計学的仮説検定は、標本のデータをもとに、母集団分布に関する仮説を吟味します。42ページで見たコイントスの例では、コイントスは**ベルヌーイ試行**であり、**二項分布**に従います。さらに、**中心極限定理**により二項分布はnが十分に大きい場合、正規分布に近似するため、これを母集団分布としました（p.56参照）。また、コイントスの例では、母平均と母分散も既知であり、**Z検定**を用いました（p.81参照）。

検定方法にはさまざまなものがあり、適切な方法を選ぶ必要があります（**表2**）。一般的に、①目的、②比較する群の数、③データの種類、④母集団分布、⑤母平均や母分散の既知／未知、⑥等分散性によって決まります。

表2　主な検定目的と検定方法

目的	パラメトリック	ノンパラメトリック
連続量と連続量の関連があるかを知りたい（例：身長と体重）	ピアソンの積率相関係数	スピアマンの相関係数
カテゴリーとカテゴリーの関連があるかを知りたい（例：性別と喫煙の有無）	ー	χ^2 検定
対応のない２群間の連続量に差があるかを知りたい(例：性別と血圧)	Z 検定　（母分散が既知） t 検定　（等分散性あり） ウェルチの t 検定　（等分散性なし）	マン・ホイットニーの U 検定
対応のある２回の測定連続量に差があるかを知りたい（例：介入前後の血圧）	対応のある t 検定	ウィルコクソンの 符号付順位検定
対応のない３群以上の間の連続量に差があるかを知りたい（例:居住地区と血圧）	一元配置分散分析 （等分散性有り）	クラスカル・ウォリス 検定
対応のある３回以上の測定連続量に差があるかを知りたい（例：介入前後と１か月後の血圧）	反復測定分散分析	フリードマン検定

❶ 目的

検定を行う目的で最もよく目にするのは、「関連があるのか知りたい」「群間に差があるのか知りたい」というものです。

❷ データの種類

データの種類によって利用可能な統計処理方法が異なります。量的データは、ほとんどの統計処理を行うことができますが、カテゴリーデータは、非常に限られた処理しか行うことができません。

❸ 比較する群の数

比較は2群間だけでなく3群以上の間でも行うことができます。また、1個体について複数のデータがある場合は「対応のある検定」を行います。

❹ 母集団の分布

母集団が既知の確率分布に従うと仮定できるのか、また、従うと仮定できる場合にどのような分布であるかについても、検定方法を選択するときに重要な決め手となります。仮定できる場合はパラメトリック検定、仮定できない場合はノンパラメトリック検定を使うことになります。**表2**にパラメトリックとしてあげられている方法はすべて正規分布を母集団分布と仮定できるものですが、必ずしも、仮定する確率分布が正規分布である必要はありません。

❺ 母平均や母分散

通常、調査を行う際に母集団の母平均や母分散がわかっていることはまれです。多くの場合、それらを推測するために調査を行います。

❻ 等分散性

比較を行う各群の母分散が同じ程度である場合（等分散性あり）にしか使えない検定方法があります。

より詳しく！

たとえば、「対応のない2群間で平均値を比較する」研究は、最も多く行われています。このような研究における検定方法の選択には、**図1**のようなフローが考えられます。

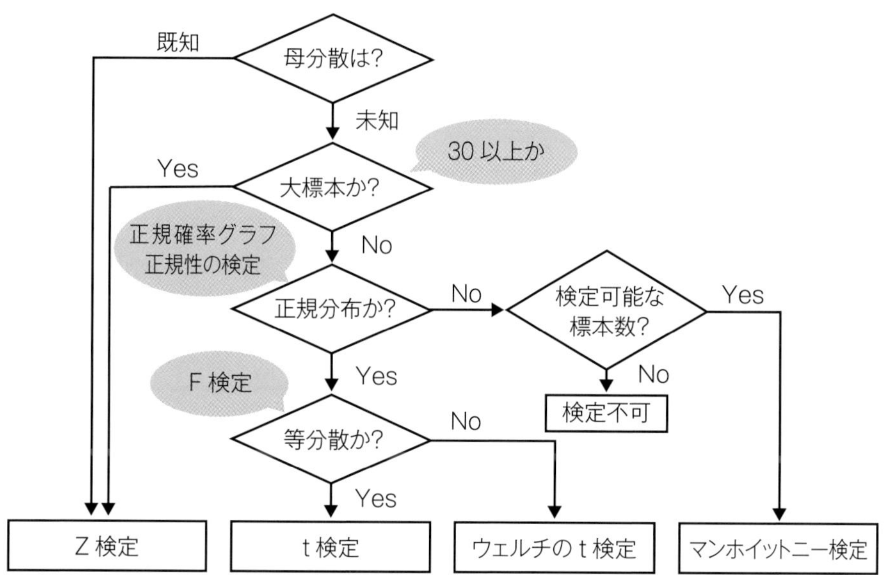

図1　平均値の差の検定・選択フローチャート
（車谷典男他編：疫学・保健統計；看護師・保健師・管理栄養士を目指す. p.167、建帛社、2019. を参考に作成）

さまざまな検定方法

② t検定(平均値の差の検定)

要点をおさえよう

- t検定は「平均値を比較する」ためにもっともよく使われる検定方法です。
- 母集団が正規分布し、かつ、等分散性があれば使うことができます。
- 2群の標本のサイズを n_A、n_B 標本平均を $\bar{X}_A$、$\bar{X}_B$ としたとき、自由度(n_A+n_B-2)のt分布を利用し、検定統計量Tで判断します。
- 検定統計量 $T=\dfrac{\bar{X}_A-\bar{X}_B}{V_T\sqrt{\dfrac{1}{n_A}+\dfrac{1}{n_B}}}$　V_T^2　:プールした分散
- 母集団が正規分布するが、等分散性がない場合には、ウェルチのt検定を使います。

まずは基本から

1 t検定(t-test)

論文などでもっともよく目にする検定方法はt検定です。「対応のない2群間の連続量に差があるかを知りたい」「2群の平均値を比較したい」といった場合に使われます。p.97の**図1**にあるように、母分散がわからなくても、標本サイズが大きくなくても、母集団が正規分布し、かつ、等分散性があれば使うことができます。

t分布の節(p.64参照)でみたように、正規分布N(μ, σ^2)から無作為抽出された標本サイズnの標本X_1、X_2,…X_nから求められる統計量tは自由度n-1のt分布に従います。不偏分散V^2とすると統計量tは次の式のように表せます。

$$t=\frac{\bar{X}-\mu}{\sqrt{\dfrac{V^2}{n}}}$$

t検定では、このt分布を利用します。検定の考え方はZ検定と同じであり、「検定量が臨界値を越えて棄却域に入っているか」の確認を行います。検定統計量をZ検定の場合は標準正規分布から求めますが、t検定ではt分布から求めます。この平均値の比較では、「標本平均の差の分布」がt分布に従うことを利用します。

2 標本平均の差の分布

同一母集団から標本A（標本サイズn_A）と標本B（標本サイズn_B）を抽出し、それぞれの平均を $\overline{X_A}$ と $\overline{X_B}$、不偏分散を V_A^2 と V_B^2 とします。そして、この2標本の標本平均の差 $\overline{X_A}-\overline{X_B}$ を求めます（**図1**）。2つ標本を抽出し、平均の差を求めるというこの操作を無限回繰り返して得られる標本平均の差 $\overline{X_A}-\overline{X_B}$ の分布は、中心が0であるt分布になります。

つまり、標本Aの母集団分布と標本Bの母集団分布が同じ（同一母集団）であれば、標本平均の差の分布はt分布に従うということです（**図2**）。また、同一母集団であれば、母平均、母分散が等しいと仮定できます。標本Aの母平均μ_Aと標本Bの母平均μ_Bは等しく、$\mu_A-\mu_B=0$です。プールした分散 V_T^2 は次の式で推定することができます。プールした分散は、「併合分散」とも呼ばれます。「標本Aと標本Bの分散をまとめた分散」という感じです。

$$V_T^2=\frac{(n_A-1)V_A^2+(n_B-1)V_B^2}{(n_A-1)+(n_B-1)}$$

そして、検定統計量Tは次の式で求めることができます。

$$T=\frac{(\bar{X}_A-\bar{X}_B)-(\mu_A-\mu_B)}{V_T\sqrt{\frac{1}{n_A}+\frac{1}{n_B}}}=\frac{\bar{X}_A-\bar{X}_B}{V_T\sqrt{\frac{1}{n_A}+\frac{1}{n_B}}}$$

このとき従うt分布の自由度は（n_A+n_B-2）です。

同一母集団
n_A 人抽出の平均身長の
平均 $\overline{X}_A$（標本 A）
n_B 人抽出の平均身長の
平均 $\overline{X}_B$（標本 B）
標本平均の差＝$\overline{X_A}-\overline{X_B}$

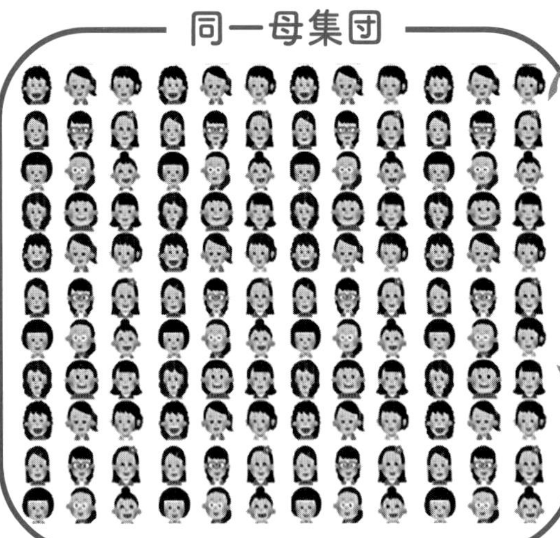

図1　同一母集団の標本平均の差

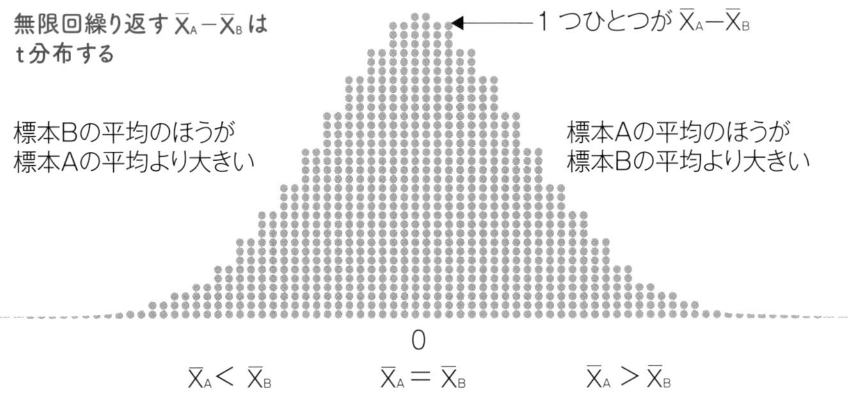

図2　同一母集団からの一対の標本平均の差の大きさ

3　t検定の利用例

たとえば、「イタリアの20歳女性は日本の20歳女性よりも身長が高いのだろうか」という疑問の答えを得るために、9人ずつの無作為標本を抽出して調査を行いました。得られた結果は下記のようだったとします。

イタリア人女性：平均165cm 標準偏差2.0cm
日本人女性：　平均160cm 標準偏差2.0cm
等分散性あり

これについて有意水準5％の両側検定（p.90参照）を行います。まず、帰無仮説H_0と対立仮説H_1を考えます。

帰無仮説H_0：イタリアの20歳女性と日本の20歳女性の身長に差はない（同一母集団であり、母平均が等しい$\mu_A = \mu_B$）

対立仮説H_1：イタリアの20歳女性と日本の20歳女性の身長に差がある（異なる母集団であり、母平均が等しいとはいえない $\mu_A \neq \mu_B$）

この帰無仮説H_0が正しいという仮定のもとで、5cmの差が出現する確率（有意確率）を求めます。そのために検定統計量tを計算します。使用するt分布の自由度は、9＋9－2＝16です。自由度16のt分布において片側2.5％の確率を与える臨海値$t_{0.025}$（16）は2.120です。

$$不偏分散\ V_A^2 = 2.0^2 \times \frac{9}{8} = 4.5$$

$$不偏分散\ V_B^2 = 2.0^2 \times \frac{9}{8} = 4.5$$

$$V_1^2 = \frac{(9-1)4.5 + (9-1)4.5}{(9-1)+(9-1)} = 4.5$$

$$T = \frac{165-160}{\sqrt{4.5}\sqrt{\frac{1}{9}+\frac{1}{9}}} = 5.0$$

$t = 5.0 > 2.120 = t_{0.025}(16)$ であり、臨界値$t_{0.025}(16)$ を越えて棄却域に入っているので、帰無仮説H_0は棄却されます。有意確率も$p = 0.00007 < 0.025$となっていて、臨界値の比較を行った場合と同様に帰無仮説H_0を棄却する判断になります（**図3**）。したがって、「イタリアの20歳女性と日本の20歳女性の身長に差がある（同一母集団とは考えられない）」、「イタリアの20歳女性と日本の20歳女性の身長の母平均は異なる」と結論します。

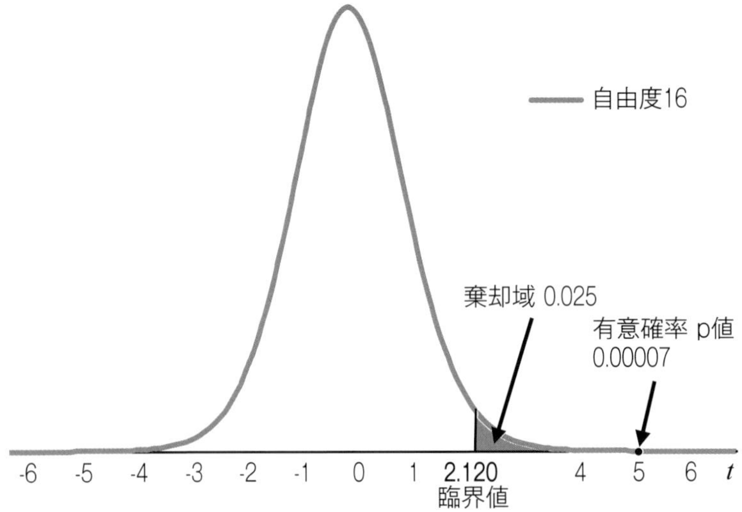

図3　自由度 16 の t 分布を利用した t 検定

4 ウェルチの t 検定（welch's t-test）

t 検定と同じように、「対応のない 2 群間の連続量に差があるかを知りたい」「2 群間の平均値を比較したい」といった場合で、母集団は正規分布するが、等分散性があるといえない場合に、ウェルチの t 検定を行います。

いま、標本A（標本サイズn_A）と標本B（標本サイズn_B）の不偏分散を V_A^2、V_B^2 とすると、

$$T=\frac{\bar{x}_A-\bar{x}_B}{\sqrt{\frac{V_A^2}{n_A}+\frac{V_B^2}{n_B}}}$$

は、次の式で与えられる自由度fの t 分布となります。

$$f=\frac{\left(\frac{V_A^2}{n_A}+\frac{V_B^2}{n_B}\right)^2}{\frac{1}{(n_A-1)}\left(\frac{V_A^2}{n_A}\right)^2+\frac{1}{(n_B-1)}\left(\frac{V_B^2}{n_B}\right)^2}$$

検定の考え方や手順は t 検定と同じです。

より詳しく！

2つの標本について検定を行うということは、標本の背後にある母集団について言及することです。平均値の差の検定では、2つの標本を比べることによって、それぞれの標本が代表している母集団同士の大小を判断します。「まずは基本から」にあるように、2つの標本が1つの母集団（同一母集団）から得られているものであれば、標本平均の分布はt分布（母集団が正規分布している場合）となります。帰無仮説では、「差はない」すなわち同一母集団であることを仮定しています。同一母集団であるため、母平均も同一です。

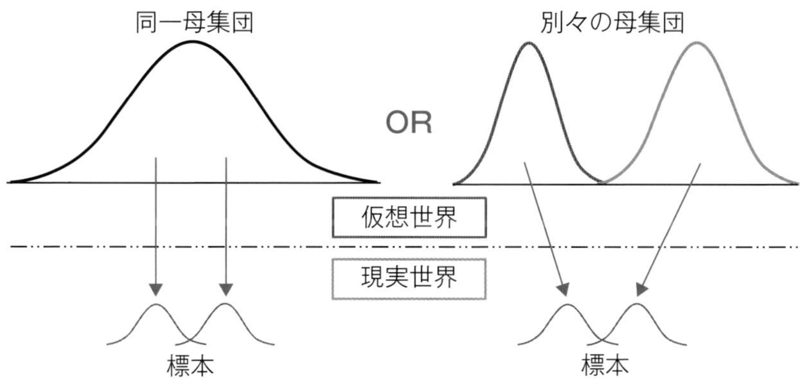

図4　検定のイメージ

さまざまな検定方法

③ F検定

要点をおさえよう

- 等分散性の有無はF検定を用います。
- 不偏分散をV_A^2、V_B^2としたとき、自由度(n_A-1, n_B-1)のF分布を利用し、検定統計量Fで判断します。
- 検定統計量 $F=\frac{V_A^2}{V_B^2}$

まずは基本から

1 F検定(F-test)

平均値の差の検定を行う際には、等分散性(母分散が等しいこと)の有無によって、t検定またはウェルチのt検定のどちらかを行うかが決まります。この等分散性の有無はF検定によって判断します。F検定はF分布を利用します(p.67参照)。

自由度f_1のx^2分布に従うχ_1^2と自由度f_2のx^2分布に従うχ^2が互いに独立した確率変数であるとき、

$$F=\frac{\frac{X_1^2}{f_1}}{\frac{X_2^2}{f_2}}$$

は、自由度(f_1, f_2)のF分布に従います。また、母分散がそれぞれσ_1^2、σ_2^2であり、χ_1^2の不偏分散をV_1^2、χ_2^2の不偏分散をV_2^2とすると、

$$F=\frac{\frac{V_1^2}{\sigma_1^2}}{\frac{V_2^2}{\sigma_2^2}}$$

は、自由度(f_1-1, f_2-1)のF分布に従います。

いま、2つの独立した母集団からそれぞれ標本A（標本サイズn_A）と標本B（標本サイズn_B）を抽出し、その母分散$\sigma_A{}^2$と$\sigma_B{}^2$が等しいかを調べるため、等分散性を検定します。検定を行うので帰無仮説H_0と対立仮説H_1を考えます。

帰無仮説H_0：2群間の分散に差はない（$\sigma_A{}^2=\sigma_B{}^2$）
対立仮説H_1：2群間の分散に差がある（$\sigma_A{}^2\neq\sigma_B{}^2$）

この帰無仮説H_0が正しいという仮定のもとで、検定統計量Fを計算します。それぞれの不偏分散を$V_A{}^2$、$V_B{}^2$とすると、$\sigma_A{}^2=\sigma_B{}^2$と仮定しているので、

$$F=\frac{V_A^2}{V_B^2}$$

自由度（n_A-1, n_B- 1）となります。検定は、この検定統計量Fが棄却域に入るかどうかで判断します。

2 F検定の利用例

前節の「イタリアの20歳女性は日本の20歳女性よりも身長が高いのだろうか」の調査例では9人ずつの無作為標本を抽出し、標準偏差は等しく2.0cmでした。これについて有意水準5％の両側F検定を行います。

まず、帰無仮説H_0と対立仮説H_1を考えます。

帰無仮説H_0：2群間の分散に差はない（$\sigma_I{}^2=\sigma_J{}^2$）
対立仮説H_1：2群間の分散に差がある（$\sigma_I{}^2\neq\sigma_J{}^2$）

この帰無仮説H_0が正しいという仮定の下で、検定統計量Fを求めます。

不偏分散 $V_A^2=2.0^2\times\frac{9}{8}=4.5$

不偏分散 $V_B^2=2.0^2\times\frac{9}{8}=4.5$

$$F=\frac{V_A^2}{V_B^2}=1.0$$

自由度（8, 8）のF分布では臨界値$F_{0.025上}(8, 8)=4.43$、臨界値$F_{0.025下}(8, 8)=0.23$です。したがって、F=1.0は下側の臨界値と上側の臨界値の間にあり、どちらの棄却域にも入っていないことがわかります（**図1**）。

また、F=1.0の有意確率pは、上側と下側で等しく0.5です。つまり、$p_{上}=0.5>0.025$、そして、$p_{下}=0.5>0.025$であり、有意確率pからも帰無仮説H_0を棄却せず受理する判断が導き出されます。「2群間の分散に差はない（差があるとはいえない）」と結論します。

もちろん、ほかのデータで帰無仮説H_0を棄却し、対立仮説H_1を採択した場合は、「2群間の分散に差がある」という結論になります。

F検定をこのように利用して等分散性を確認することができます。

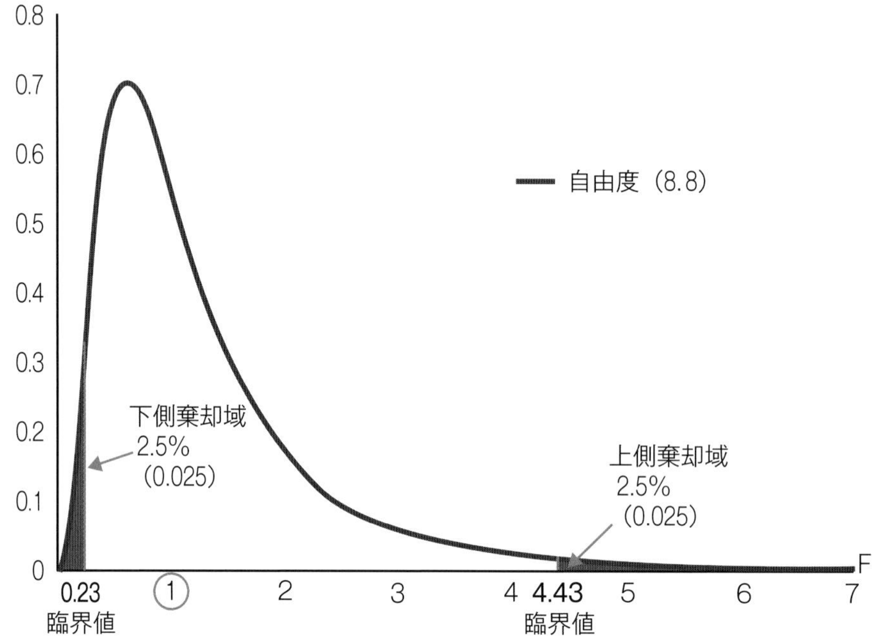

図1　自由度（8, 8）のF分布を利用したF検定

さまざまな検定方法

④分割表の検定

要点をおさえよう

- 「カテゴリー変量とカテゴリー変量の関連の有無を知る」ために最もよく使われる検定方法はχ^2検定です。
- 両方の変量が2水準である表は、2×2クロス集計表、または、四分表と呼ばれています。
- 自由度（表列数 -1）×（表行数 -1）のχ^2分布を利用します。
- 検定統計量$\chi^2 = \frac{(観測値-理論値)^2}{理論値}$の総和

まずは基本から

1 χ^2検定（Chi-square test）

2つのカテゴリー変量の関係を2次元の表にまとめたものをクロス集計表（分割表）といいます。そのなかでも、両方のカテゴリーが2水準である表は、2×2クロス表、または、四分表と呼ばれています。水準とは、カテゴリーの区分をさしています。クロス表は2×3や

表1　男女別喫煙習慣の有無（仮想データ）

喫煙習慣の変量　2水準あり/なし

男女の変量 2水準

	喫煙習慣あり	喫煙習慣なし	計
男性	20	80	100
女性	10	90	100
計	30	170	200

3×3など、水準数が3以上のものもありますが、ここでは基本となる2×2を扱います。

表1のように、「男女別と喫煙習慣に関連があるのか」ということを統計学的に検定することを独立性の検定といいます。x^2検定を行います。

x^2検定は、

$$検定統計量\ X^2 = \frac{(観測値-理論値)^2}{理論値}\ の総和$$

が自由度（表列数-1）×（表行数-1）のx^2分布に従うことを利用します。

検定統計量χ^2を求めるために、観測値と理論値を求めます。男女別と喫煙習慣の調査データとして**表1**が得られたとします。これが観測値です。

理論値は、期待値や期待度数ともいわれます。理論的に期待される度数です。仮説検定を行う際は帰無仮説H_0（2変量に関連はない）が正しい場合の期待度数です。

表1の例の場合、**表2**のような理論値になります。

表2　男女別喫煙習慣の有無の期待度数（仮想データ）

	喫煙習慣あり	喫煙習慣なし	計
男性	15	85	100
女性	15	85	100
計	30	170	200

合計200人中、喫煙習慣ありの者は30人で15%、喫煙習慣なしの者は170人で85%です。これが期待される喫煙習慣の有無の割合です。男性は合計で100人です。したがって、男性で喫煙習慣ありの者の期待度数は100×0.15=15人、男性で喫煙習慣なしの者の期待度数は100×0.85=85人となります。女性も同様です。

次に、各セルについて現実と理想のギャップ（乖離（かいり））の程度、$\frac{(観測値-理論値)^2}{理論値}$を求めて総和を算出します。これが、**表1**の現実と**表2**の理想とのギャップの合計、すなわち、検定統計量χ^2です。これは値が大きいほどギャップが大きいことを示します。そして、自由度（表列数-1）×（表行数-1）のx^2分布における検定統計量χ^2の有意確率p（p値）を求め、有意水準αとの比較、または、臨界値との比較を行い、棄却域に入るか否かを確認します。

2 χ^2検定の利用例

表1から、男女別と喫煙習慣の関連性について有意水準5％で検定してみましょう。

まず、帰無仮説H_0と対立仮説H_1を考えます。

帰無仮説H_0：男女別と喫煙習慣は独立した事象である（関連がない）
対立仮説H_1：男女別と喫煙習慣は独立した事象でない（関連がある）

となります。

そして、有意水準α＝5％=0.05です。この帰無仮説H_0が正しいという仮定のもとで、検定統計量χ^2を求めます。

$$\text{検定統計量}\ X^2=\frac{(20-15)^2}{15}+\frac{(80-85)^2}{85}+\frac{(10-15)^2}{15}+\frac{(90-85)^2}{85}=3.92$$

自由度（2－1）×（2－1）＝1のχ^2分布において有意確率p（p値）は0.048であり、有意水準の0.05よりも小さく、棄却域に入ります。なお、自由度1のχ^2分布における臨界値$\chi^2_{0.05}=3.84<3.92$であり、棄却域に入っていることが確認できます。したがって、帰無仮説H_0を棄却し、対立仮説H_1を採択します。「男女別と喫煙習慣は独立した事象でない（関連がある）」という結論になります。

このようにχ^2検定を利用して独立性を確認することができます（**図1**）。

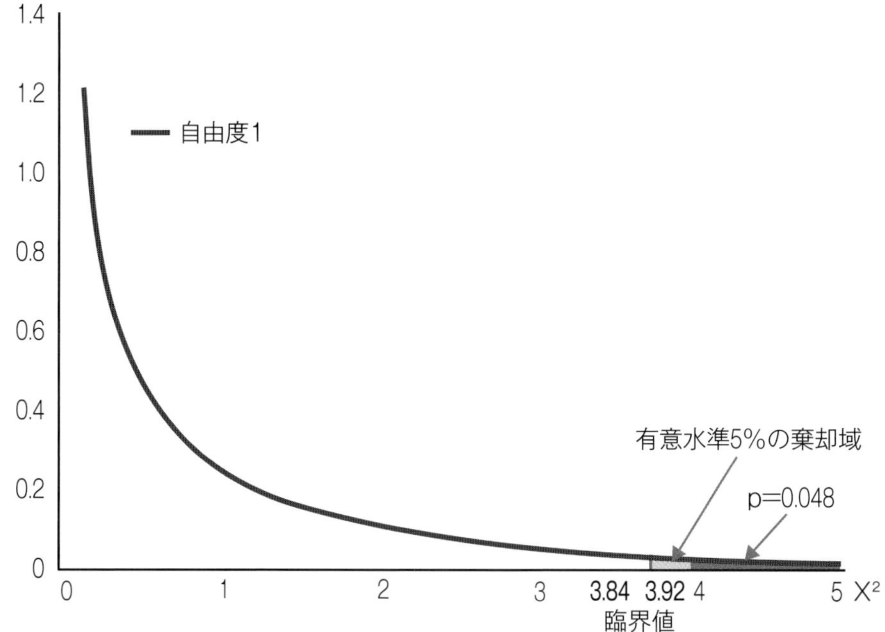

図1　自由度１のχ²分布を利用したχ²検定

3 検定統計量X²の計算式

2×2クロス集計表の検定統計量X²は、次の表のような場合、下の式で求められます。

	Y1	Y2	計
X1	a	c	a+c
X2	b	d	b+d
計	a+b	c+d	N

$$X^2 = \frac{N(ad-bc)^2}{(a+b)(c+d)(a+c)(b+d)}$$

表1の値を入れてみると

$$X^2 = \frac{200(20\cdot 90-10\cdot 80)^2}{30\cdot 170\cdot 100\cdot 100} = 3.92$$

となり、先ほど観測値と理論値を用いて求めたX²値と同じ値になります。

4 イェーツの補正(Yates' correction)

さて、2×2クロス集計表の独立性をx^2検定によって確かめる際にはイェーツの補正が行われます。下の計算式の赤字です。x^2検定では、カテゴリー変量の離散型確率変数を連続型確率分布であるx^2分布に当てはめてズレが生じているために、本来よりも有意差が出やすくなっています。これは、第一種の過誤(p.92参照)を犯す可能性が高くなっていることを意味します。その対策として、このイェーツの補正を行うと、有意確率pは少し大きくなり、帰無仮説H_0は棄却されにくくなります。

$$X^2 = \frac{N\left(|ad-bc|-\frac{N}{2}\right)^2}{(a+b)(c+d)(a+c)(b+d)}$$

1 クロス集計表の自由度

利用するχ^2分布の自由度が(表列数-1)×(表行数-1)となる理由を考えてみます。自由度とは「自由に決めることができる値の数」でした(p.66参照)。表であっても同じです。**表1**の例で周辺度数(行や列ごとの度数の合計値)が決まっているとき、各セルの値を**表3**のようにa, b, c, dとします。

表3 周辺度数が決まっている男女別喫煙習慣の有無(仮想データ)

	喫煙習慣あり	喫煙習慣なし	計
男性	a	b	100
女性	c	d	100
計	30	170	200

ここで、a=10だったとします。すると、必然的にb=20、c=90、d=80となります。次に、c=80だけがわかったとします。a=20、b=10、d=90と決まります。これは、bだけ、dだけが判明しているとしても同様です。

クロス集計表の自由度は、周辺度数が決まっているときに、自由に埋められるセル数と考えられます。列も行も合計が決まっているので、1行、あるいは1列減らした数が自由に決められるセルの行数、列数になります。したがって、自由に埋められるセル数はその積で表され、（表列数-1）×（表行数-1）となります。

2 フィッシャーの直接確率法（Fisher's exact test）

2×2クロス集計表の独立性を検定する際に、いずれかのセルの期待度数が5未満の場合には**フィッシャーの直接確率法**を用います。F分布（p.67参照）のフィッシャーです。周辺度数が決まっているとき、実際に集計して得た分割表より偏った度数の組合せすべてについて起こり得る条件確率を計算し、有意確率p（p値）を算出します。この値と有意水準から、帰無仮説H_0を棄却するか否かを判断します。

たとえば、

帰無仮説H_0：男女別と喫煙習慣は独立である（関連がない）
対立仮説H_1：男女別と喫煙習慣は独立でない（関連がある）

という仮説を検証する研究の結果として**表4**を得たとします。

表4　周辺度数が決まっている男女別喫煙習慣の有無（仮想データ）

	喫煙習慣あり	喫煙習慣なし	計
男性	1	19	20
女性	5	15	20
計	6	34	40

各セルの期待度数は**表5**のようになり、5未満のセルがあるためフィッシャーの直接確率法を使って有意水準5％で両側検定を行います。

表5　周辺度数が決まっている男女別喫煙習慣の有無の期待度数（仮想データ）

	喫煙習慣あり	喫煙習慣なし	計
男性	3	17	20
女性	3	17	20
計	6	34	40

χ^2検定のようにχ^2分布を利用して近似的な有意確率（p値）を求めるのではなく、起こり得るすべての組合せのなかで観測されたパターン以上に出現しにくい極端なパターンの出現確率の合計を有意確率（p値）として検定を行います。起こり得る組合せは**表6**のように7通りです。**表4**に示された観測値のパターンは2番目の組合せになります。

表6　起こり得るすべての組合せ

組合せ	男性		女性		出現確率
	喫煙習慣あり	喫煙習慣なし	喫煙習慣あり	喫煙習慣なし	
1	0	20	6	14	0.01
2	1	19	5	15	0.08
3	2	18	4	16	0.24
4	3	17	3	17	0.34
5	4	16	2	18	0.24
6	5	15	1	19	0.08
7	6	14	0	20	0.01

各組合せの出現確率を求めます。

まず、1番目の組合せ「全40人のうち喫煙習慣ありが6人となる場合のなかで、20人の男性のうち喫煙習慣ありが0人かつ20人の女性のうち喫煙習慣ありが6人」となる確率を求めます。

$$出現確率\ P_1 = \frac{{}_{20}C_0 \times {}_{20}C_6}{{}_{40}C_6} \fallingdotseq 0.01$$

次に、2番目の組合せ「全40人のうち喫煙習慣ありが6人となる場合のなかで、20人の男性のうち喫煙習慣ありが1人かつ20人の女性のうち喫煙習慣ありが5人」となる確率を求めます。

$$出現確率\ P_2 = \frac{{}_{20}C_1 \times {}_{20}C_5}{{}_{40}C_6} \fallingdotseq 0.08$$

以下、同様に7番目まで計算すると**表6**の出現確率（右列）のように計算できます。

この7つの組合せのうち、観測された2番目の組合せよりも出現確率が小さいもの（極端な組合せパターン）、1番目、2番目、6番目、7番目の出現確率を合計します。

$$P_1 + P_2 + P_6 + P_7 = 0.18$$

ここでは両側検定してるけど片側検定のこともあるよ

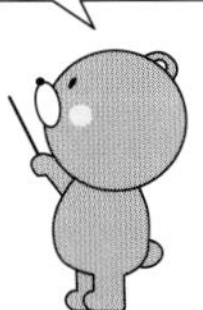

有意確率p=0.18>0.05（有意水準５％）であるため、帰無仮説H_0は棄却されません。つまり、「男女別と喫煙習慣には関連があるとはいえない」という結論になります。

なお、あるパターンの出現確率は超幾何分布（hypergeometric distribution）から、次の式で求めることができます（a, b, c, d, Nは**表７**に対応）。

$$P = \frac{(a+b)!(c+d)!(a+c)!(b+d)!}{N!a!b!c!d!}$$

表７　２×２クロス集計表

	Y1	Y2	計
X1	a	b	a+b
X2	c	d	c+d
計	a+c	b+d	N

さまざまな検定方法

⑤対応のある2群の平均値の検定

要点をおさえよう

- 「前後を比較する」ために最もよく使われる検定方法です。
- 自由度 n-1の t 分布を利用します。
- 標本サイズ n の対応があるデータに対して、差の標本平均を $\bar{x}$、差の不偏分散を V^2 とした時に、検定統計量 T で判断します。
- 検定統計量 $T=\dfrac{\overline{X}}{\sqrt{\dfrac{V^2}{n}}}$

まずは基本から

1 対応のあるt検定(paired t-test)

2群のデータの間に1対1の対応がある場合に利用します。たとえば、血圧の薬の効果を調べるために、同じ被験者に対して薬を投与する前後で血圧値の比較を行うといった場合などです。対応のある(2標本) t 検定は、同じ人や物を対象として、2回の測定値の平均に差があるかどうかを調べるために使われます。

t 分布の節でみたように、正規分布N(μ, σ^2)から無作為抽出された標本サイズnの標本$x_1, x_2, \cdots, x_n$ から求められる t は自由度n-1の t 分布に従います。不偏分散V^2とすると統計量 t は次の式のように表せます。

$$t=\frac{\overline{X}-\mu}{\sqrt{\dfrac{V^2}{n}}}$$

n組、それぞれの前後の値の差$X_{差}$($X_{前}$-$X_{後}$)の平均を$\bar{x}_{差}$、$X_{差}$の不偏分散を$V_{差}^2$とし、$X_{差}$の母平均(=期待値)を$\mu_{差}$とすると

$$T_{差}=\frac{\overline{X}_{差}-\mu_{差}}{\sqrt{\frac{V_{差}^2}{n}}}$$

の$T_{差}$は自由度n−1のt分布に従います。

検定を行うために帰無仮説H_0と対立仮説H_1を考えます。

帰無仮説H_0：前後に差はない（$\mu_{差}=0$）

対立仮説H_1：前後に差がある（$\mu_{差}\neq 0$）←両側検定

または、前より後が大きい（$\mu_{差}<0$）←片側検定

後より前が大きい（$\mu_{差}>0$）←片側検定

この帰無仮説H_0が正しいという仮定のもとで、検定統計量$T_{差}$を計算し、有意確率p（p値）または臨界値から帰無仮説を棄却するか否かを判断します。

2 対応のあるt検定の利用例

たとえば、血圧を下げる薬の試験を行ったとします。５人の被験者に対して薬の投与前と投与後の血圧を測定し、得られた結果が**表１**です。この結果から、薬に血圧を下げる効果があるといえるか、有意水準５％の片側検定を行います。

表1　５人の被験者の血圧測定　**【単位：mmHg】**

被検者 No.	投与前の血圧	投与後の血圧	差（投与前ー投与後）
1	170	150	20
2	130	135	-5
3	145	125	20
4	200	150	50
5	160	140	20
平均	161	140	21

帰無仮説H_0：効果はない（$\mu_{差}=0$）

対立仮説H_1：効果があって、血圧は下がった（$\mu_{差}>0$）

この帰無仮説H_0が正しいという仮定のもとで、21mmHgの差の平均が出現する確率（有意確率）を求めます。そのために検定統計量$t_{差}$を計算します。使用するt分布の自由度はn−1なので、5−1＝4です。なお、片側5％の臨界値$t_{0.05}(4)$は2.132です（**図1**）。

不偏分散 $V_{差}^2 = \frac{(20-21)^2+(-5-21)^2+(20-21)^2+(50-21)^2+(20-21)^2}{5-1} = 380$

$$T_{差} = \frac{21-0}{\sqrt{\frac{380}{5}}} \fallingdotseq 2.41$$

$t_{差} \fallingdotseq 2.41 > 2.132 = t_{0.05}(4)$であり、臨界値$t_{0.05}(4)$を越えて棄却域に入っているので、帰無仮説$H_0$は棄却されます。有意確率も$p=0.037<0.05$となっていて、臨界値の比較と同様に帰無仮説$H_0$を棄却する判断になります。したがって、「投薬に効果があった」「血圧は下がった」と結論します。

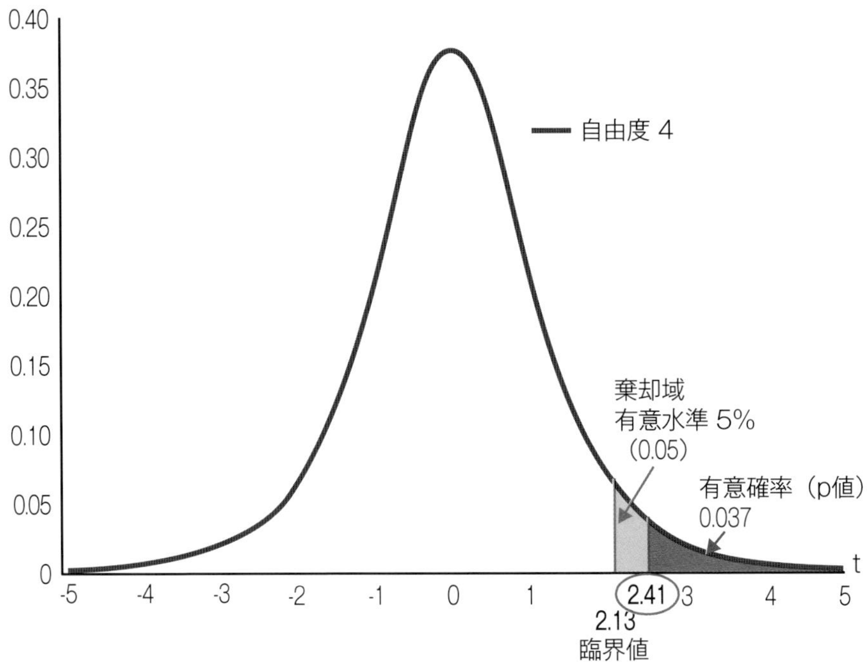

図1　自由度4のt分布を利用した片側t検定

さまざまな検定方法

⑥一元配置分散分析

要点をおさえよう

- 3群以上の「平均値を比較する」ために最もよく使われる検定方法です。
- 母集団が正規分布し、かつ、等分散性があれば使うことができます。
- 自由度（群の数 -1, 全データ数 - 群の数）のF分布を利用し、検定統計量Fで判断します。
- 検定統計量Fを求めるには、分散分析表を用います。

まずは基本から

1 一元配置分散分析（One-way ANOVA：One-way Analysis Of Variance）

一元配置分散分析は、「2群の母平均の差のt検定」を「3群以上の母平均の差の検定」に一般化したものです。**図1**のように群間のズレ（変動）と群内のズレ（変動）を比較します。

群間のズレとは、群と群の間の変動であり、全体平均$\overline{X}$と各群の平均値 $\overline{X}_A,\overline{X}_B,\overline{X}_C$ とのズレの総和、群内のズレとは、1つの群の内部の変動であり、各群の平均値 $\overline{X}_A,\overline{X}_B,\overline{X}_C$ と各データとのズレの総和です。

まず、各データについて、「全体平均からのズレ＝群間のズレ＋群内のズレ」が成り立つことを確認してみます。

図2において「A群に属するあるデータの全体平均$\overline{X}$からのズレ」は「全体平均$\overline{X}$からのA群平均 $\overline{X}_A$ のズレ（群間のズレ）」と「そのデータのA群平均 $\overline{X}_A$ からのズレ（群内のズレ）」に分解できます。これは、B群、C群に属するデータでも成立します。

群間のズレは、群ごとの違いを示しており、ズレが大きいということは、各群の平均値が大きく異なることを意味します。一方、群内の

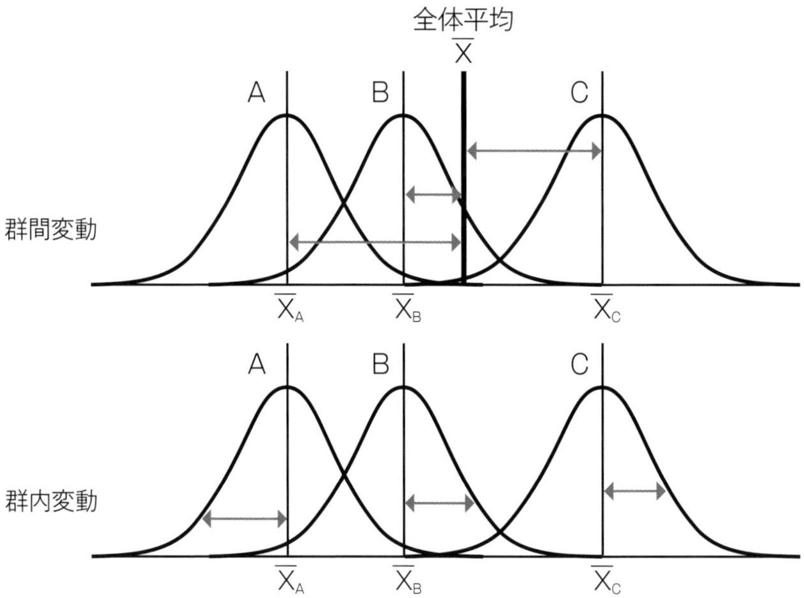

図1　群間変動と群内変動

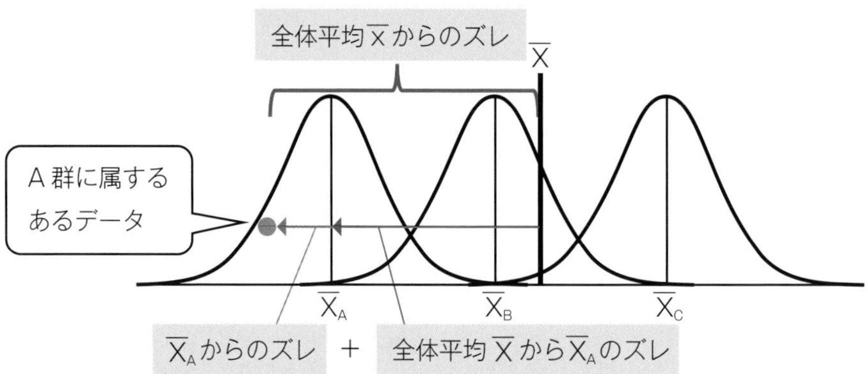

図2　あるデータの全体平均 $\bar{X}$ からのズレ

ズレは、同じ群の中でのばらつきを示しており、「誤差」や「個人差」と考えられます。

もし、群内のズレ（誤差や個人差）に比べて、群間のズレが大きければ、「各群の平均値に差はない」という帰無仮説を棄却します。逆に

表1　分散分析表

要因	平方和	自由度	平均平方	F 値
群間	S_A	$a\text{-}1$	V_A	$F=\frac{V_A}{V_E}$
群内	S_E	$N\text{-}a$	V_E	
全体	S_T	$N\text{-}1$		

a は群の数、N は全データ数

小さければ帰無仮説を採択し、「各群の平均値に差はない」と結論します。この仮説検定にF検定を利用します。検定統計量Fを求めるには、**分散分析表**を用います（**表1**）。

先ほどの表中の**平方和**とは**変動**と同じ意味で、偏差を2乗して足し合わせたものであり、**偏差平方和**または単に**平方和**といいます。**一元配置分散分析**を行うには、まず、この分散分析表を作成して検定統計量Fを求めます。

2 一元配置分散分析の例

表2は、3群A、B、Cに分かれた20歳女性の群別の身長です。全体（9人全員）の平均身長は160cmです。この3群の平均身長に差があるのかを有意水準5％で検定します。検定仮説を考えます。

帰無仮説H_0：3群の平均身長は等しい
対立仮説H_1：3群の平均身長は等しいわけではない（少なくとも1つの平均に差がある）

表2　9人の20歳女性の身長（cm）

ID＼群	A	B	C
1	140	165	170
2	150	160	165
3	160	155	175
群の平均	150	160	170

A群の1番（140cm）について、ズレを確認してみます。

140−160＝(150−160)＋(140−150)

全体平均からのズレ＝群間のズレ＋群内のズレ

この女性の「全体平均からのズレである」−20cmは、「A群に属している」効果による−10cmと「個人差による」−10cmに分解することができます。

では、分散分析表を埋めていきます。全体の平方和S_Tを求めます。各データの全体平均からの偏差の二乗和です。この例では、各女性について**表3**のように全体平均と各女性の身長の差が計算され、この二乗

表3　全体平均と各女性の身長差 (cm)

ID＼群	A	B	C
1	140−160=−20	165−160=5	170−160=10
2	150−160=−10	160−160=0	165−160=5
3	160−160=0	155−160=−5	175−160=15

和を求めると900になります。

$$S_T = \underbrace{(-20)^2+(-10)^2+0^2}_{A}+\underbrace{5^2+0^2+(-5)^2}_{B}+\underbrace{10^2+5^2+15^2}_{C} = 900$$

次に、群間の平方和S_Aを求めます。群間の偏差が**表4**のように求まるので、これの二乗和です。各群とも女性は3人ですから、平均身長差の2乗を3倍し、3群分を合計すると600になります。

$$S_A = \underbrace{(-10)^2\times 3}_{A}+\underbrace{0^2\times 3}_{B}+\underbrace{10^2\times 3}_{C} = 600$$

表4　全体平均と各群平均の差(群間の偏差) (cm)

群	A	B	C
平均身長差	150−160=−10	160−160=0	170−160=10

そして、群内の平方和S_Eを求めます。群内の偏差(**表5**)の二乗和であり、300になります。

$$S_E = \underbrace{(-10)^2+0^2+10^2}_{A}+\underbrace{5^2+0^2+(-5)^2}_{B}+\underbrace{0^2+(-5)^2+5^2}_{C} = 300$$

表5　各群平均と各女性の身長差 (cm)

ID＼群	A	B	C
1	140−150=−10	165−160=5	170−170=0
2	150−150=0	160−160=0	165−170=−5
3	160−150=10	155−160=−5	175−170=5

900=600+300であり、全体の平方和＝群間の平方和＋群内の平方和となっていることがわかります。

自由度は以下のように決まります。

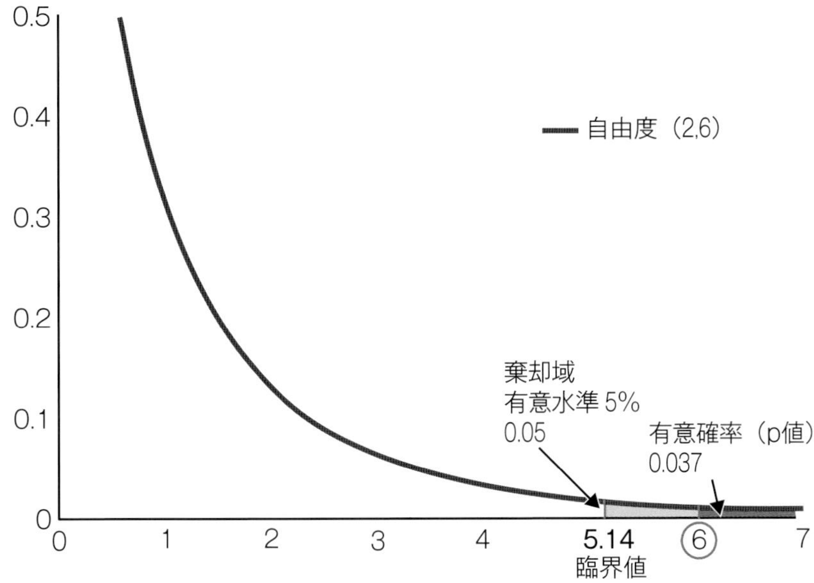

図3　自由度（2, 6）のF分布を利用したF検定

群間の自由度=群の数－1
群内の自由度=全体の自由度－群間の自由度=全データ数－群の数
全体の自由度=全データ数－1

平均平方は、平方和をそれぞれの自由度で割ったものです。

群間平均平方 $V_A = \frac{S_A}{a-1}$　群内平均平方 $V_E = \frac{S_E}{N-a}$

この例の場合、S_A=600、a=3、S_E=300、N=9であるので、V_A=300、V_E=50となります。最後に、F検定で用いる分散比Fは、$\frac{V_A}{V_E}$=6.0と求まります。

自由度（2, 6）のF分布における臨界値$F_{0.05}$（2, 6）=5.14です。したがって、F=6.0は棄却域に入っています。また、F=6.0の有意確率p（p値）は0.037<0.05であり、有意確率pからも帰無仮説H_0を棄却する判断になります（**図3**）。対立仮説H_1を採択し、「3群の平均身長は等しいわけではない」という結論になります。

より詳しく！

1 2群間の検定の繰り返し

一元配置分散分析によって「3群の平均身長は等しいわけではない」ということがわかりますが、大小の順番がわかりません。「どの群間に差があるのか」を明らかにするには、2群間の比較を繰り返し行えばよさそうに思えますが、それを行ってはいけません。

前述の例のように、A、B、Cの3群を比較することを考えてみます。仮に、AとB、AとC、BとCの比較を行うためにt検定を3回行ったとします。有意水準5％とした場合、「1回の検定で、有意差が出ない確率は（1－0.05）」です。3回検定した場合に、3回のうちのどれかの検定において有意差が出る確率は$1-(1-0.05)^3=0.143$（14.3％）となります。つまり、当初は統計的結論が間違っている確率（危険率）を5％まで許容することとしていたのに、3回繰り返すことにより、意図せずに許容範囲を14.3％まで広げてしまったことになるからです。

2 多重比較（multiple comparison）

このような間違いを防ぎ、最終的な結論の有意水準を5％以下に抑えるために用いられるのが**多重比較**です。多重比較には多くの種類があり、それぞれに特徴があるため、目的に適しているかどうか見定めたうえで用いる必要があります。基本的な方法として、次の3つがあります[1)]。詳しくは専門書を参照してください。

ポイント

・テューキーの方法
正規分布と等分散性を前提として、母平均についてすべての群の2群間比較を行う。
・ダネットの方法
正規分布と等分散性を前提として、母平均について、特定の対照群と他のすべての群との比較を行う。
・ボンフェローニの方法
正規分布や等分散性を前提とせず、母平均についてすべての群の2群間比較を行う。有意水準を検定の回数で割って、各検定での有意水準を小さく設定する方法。

参考文献

1）永田靖他：統計的多重比較法の基礎．p.33～87．サイエンティスト社、1997.

さまざまな検定方法

⑦相関係数と無相関検定

要点をおさえよう

- 相関係数は量的な２変量の相関関係の程度を表します。
- 相関係数 r は -1 ～ 1 の値を取り、絶対値が大きいほど２変量の相関が強いことを示します。

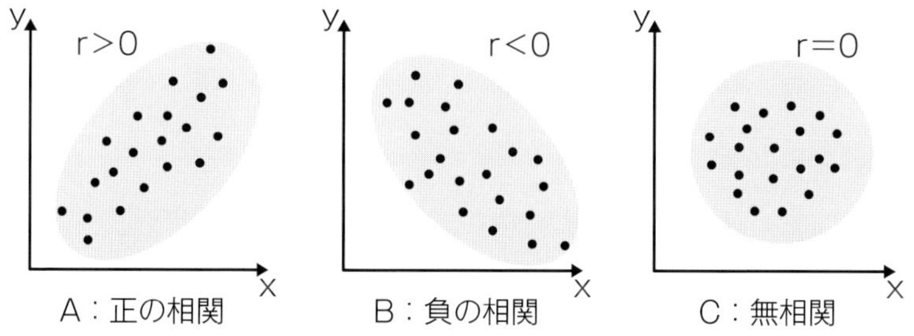

図1　相関係数と相関関係

- ２変量の間に直線的な関係が認められる場合には、ピアソンの積率相関係数 r（相関係数 r）を用います。

$$相関係数\ r = \frac{共分散（偏差積の平均）}{x\ 標準偏差 \times y\ 標準偏差}$$

- ２変量の直線的な関係を y=a+bx と表したものを回帰直線といいます（a：定数　b：回帰係数）。
- ２変量の相関関係の検定には無相関検定を用います。
- 標本サイズ n、相関係数 r のとき、無相関検定は自由度 n-2 の t 分布を利用し、検定統計量 t で判断します。

$$検定統計量\ t = \sqrt{n-2}\,\frac{|r|}{\sqrt{1-r^2}}$$

まずは基本から

1 相関係数(correlation coefficient)

同じ正の相関が見られる散布図であっても相関が強い場合は、図2のAグループのようにデータが直線上に集まっています。逆に弱い場合はBグループのように散らばっています。

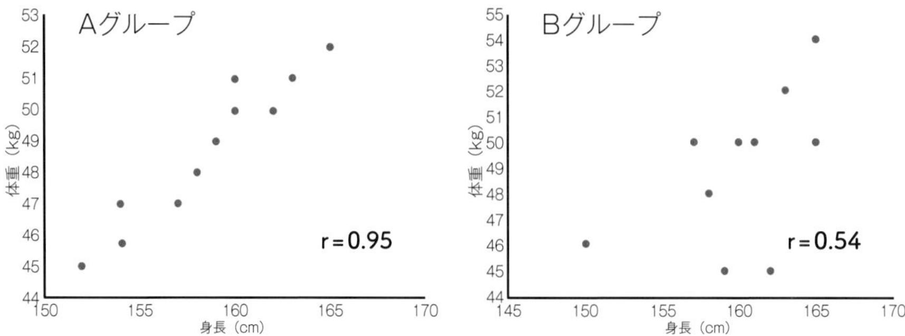

図2　2グループの身長と体重データの散布図と相関係数

Aグループ10人の身長と体重データから相関係数を求めてみましょう。まず、各個体について身長と体重、それぞれの偏差を計算します。

表1　Aグループの身長と体重データおよび共分散の算出

データ　身長−平均身長　体重−平均体重　身長偏差×体重偏差　偏差積の平均=共分散

No.	身長(cm)	体重(kg)	身長偏差(cm)	体重偏差(kg)	偏差積
1	152	45	-7	-4	28
2	165	52	6	3	18
3	154	47	-5	-2	10
4	158	48	-1	-1	1
5	160	50	1	1	1
6	162	50	3	1	3
7	163	51	4	2	8
8	157	47	-2	-2	4
9	160	51	1	2	2
10	159	49	0	0	0
平均	159	49			7.5
標準偏差	3.77	2.10			

次に、各個体について偏差積（身長偏差と体重偏差の積）を計算し、その平均を求めます。この平均偏差積を共分散（covariance）といいます。そして、共分散を身長の標準偏差と体重の標準偏差で除します。

$$相関係数\ r = \frac{共分散}{\mathrm{x}\ 標準偏差 \times \mathrm{y}\ 標準偏差} = \frac{7.5}{3.77 \times 2.10} \fallingdotseq 0.95$$

相関係数は、一般的に**表2**のように解釈します。

表2　相関係数とその解釈

r	意味	表現方法
0	相関なし	まったく相関関係はみられなかった
0 <｜r｜≦ 0.2	ほとんど相関なし	ほとんど相関関係がみられなかった
0.2 <｜r｜≦ 0.4	弱い相関あり	低い正（負）の相関関係が認められた
0.4 <｜r｜≦ 0.7	相関あり	正（負）の相関関係が認められた
0.7 <｜r｜< 1.0	強い相関あり	高い正（負）の相関関係が認められた
1.0 または -1.0	完全な相関	完全な正（負）の相関関係が認められた

2 回帰直線（regression line）

2変量の直線的な関係をy=a+bxと表したものを回帰直線といいます（**図3**）。この直線は「できるだけ、回帰直線と元データのズレ（残差）が小さくなるように引く」ことが重要です。

仮にy=a+bxという直線を引きます。「あるx_iに対して、直線上に$\hat{y}_i$（ワイアイハット）という予測値を求めることができ、この予測値$\hat{y}_i$と観測値y_iとの差」を残差といいます。この残差の二乗和が最小になるように回帰直線の切片aと傾きbを決める方法を最小二乗法といいます。

予測値とは、ある値をモデルにあてはめたときに予測される値です。予測値を表す際に「^（ハット）」をつけます。予測値以外に推定値にもつけます。母平均の推定値ならば、$\hat{\mu}$と表します。

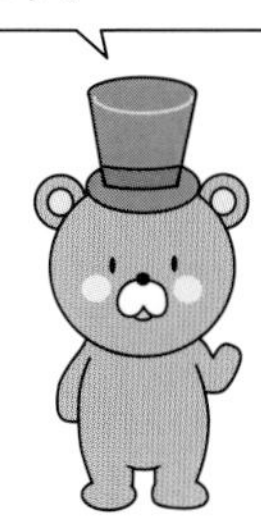

3 回帰係数（regression coefficient）

y=a+bxで傾きを示す回帰係数bは、次の式で求めることができます。

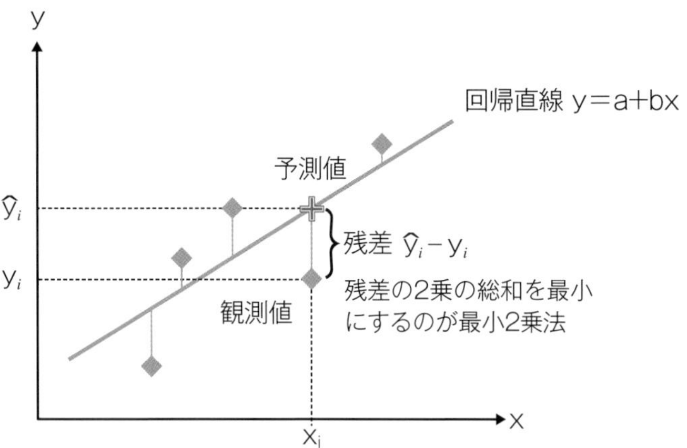

図3　回帰直線と最小二乗法の原理

$$回帰係数\,b=\frac{共分散}{x\,分散}=相関係数\,r\cdot\frac{y\,標準偏差}{x\,標準偏差}$$

図4のように、切片を示す定数aは、回帰直線のy切片です。xが平均$\bar{x}$であるとき、yは平均$\bar{y}$であることから、定数a=$\bar{y}-b\bar{x}$となります。

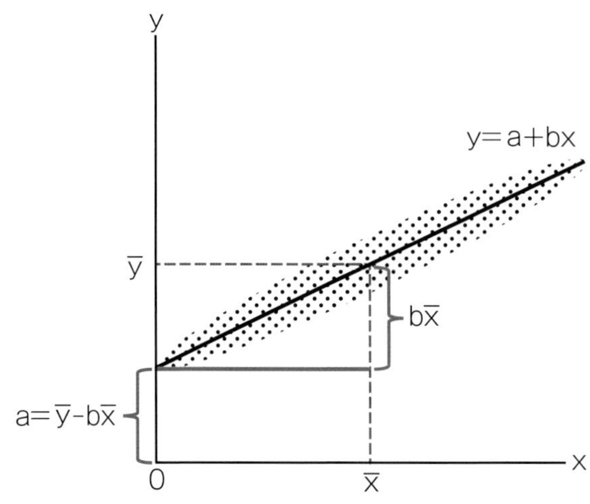

図4　回帰直線と定数

表1の例で、回帰直線を求めるとy=−35.27+0.53 xとなります。

$$回帰係数\,b=\frac{共分散}{x\,分散}=\frac{7.5}{14.2}\fallingdotseq 0.53$$

$$定数\,a=49-0.53\times159=-35.27$$

4 無相関検定

相関係数にも検定があり、２変量の相関関係が統計学的に「有意なものであるか」を判断できます。これは、標本の相関係数から母集団における相関係数ρ（ロー）が０であるか否かについて検定を行うことを意味します。**母相関係数**をρとした両側検定の場合、検定仮説は次のようになります。

帰無仮説 $H_0 : \rho = 0$

対立仮説 $H_1 : \rho \neq 0$

標本サイズn、相関係数ｒのとき、

$$検定統計量\ t = \sqrt{n-2}\frac{|r|}{\sqrt{1-r^2}}$$

検定統計量ｔが、自由度n−２のｔ分布に従うことを利用します。

再び、**表１**の例で確認します。先ほど、相関係数ｒ＝0.95が得られました。この結果から、身長と体重との間に相関関係があるといえるかを両側有意水準５％で検定します。

帰無仮説 $H_0 : \rho = 0$
（母相関係数は０で、身長と体重の間に相関関係はない）

対立仮説 $H_1 : \rho \neq 0$
（母相関係数は０ではなく、身長と体重の間に相関関係がある）

$$検定統計量\ t = \sqrt{10-2}\frac{|0.95|}{\sqrt{1-0.95^2}} \fallingdotseq 8.6$$

自由度８のｔ分布において有意確率ｐ（p値）＝0.000013であり、上側の有意水準2.5％よりも小さく、棄却域に入っています。また、臨界値$t_{0.025}$（８）＝2.31であり、検定統計量ｔ＝8.6は臨界値を越えて棄却域に入っていることがわかります。したがって、帰無仮説H_0を棄却し、「身長と体重の間に相関関係がある」と結論します。

ちなみに、**図２**のBグループの例は、標本サイズｎ＝10、相関係数ｒ＝0.54です。Aグループと同様の両側有意水準５％で検定してみます。

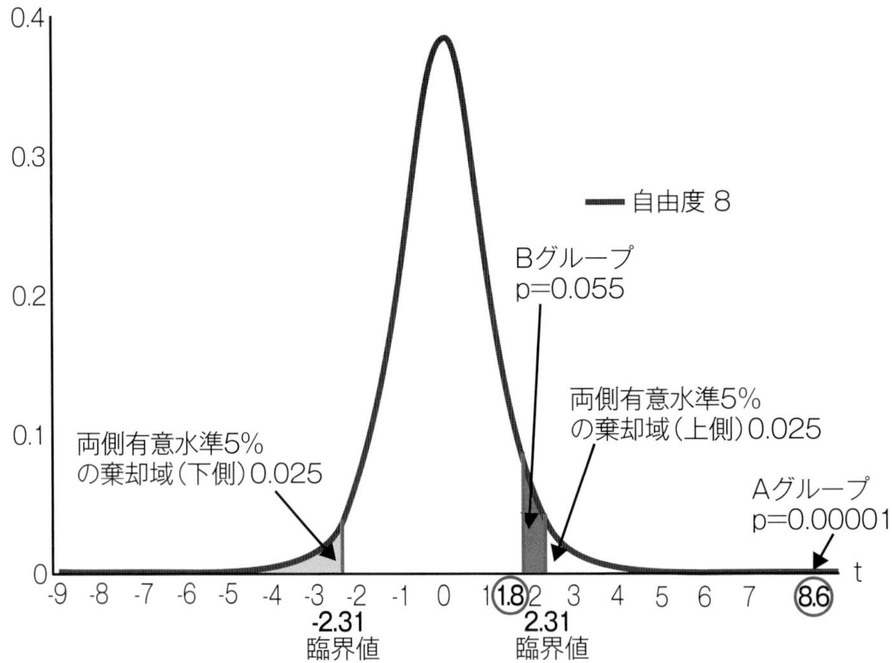

図5　自由度 8 の t 分布を利用した t 検定

検定仮説は同じです。

$$検定統計量\ t = \sqrt{10-2}\,\frac{|0.54|}{\sqrt{1-0.54^2}} \fallingdotseq 1.8$$

自由度 8 のt分布において有意確率 p (p値)=0.055であり、上側の有意水準2.5%よりも大きく、棄却域に入っていません。また、臨界値$t_{0.025}$(8)=2.31であり、検定統計量 t =1.8 は臨界値を越えて棄却域に入ってはいないことがわかります（**図 5**）。したがって、帰無仮説H_0を受理し、「身長と体重の間に相関関係があるとはいえない」と結論します。

より詳しく！

無相関検定では、同じ相関係数 r であっても標本サイズ n が大きければ検定統計量 t も大きくなり、帰無仮説H_0を棄却する可能性が高まります。すなわち、統計学的に「有意」と判断されやすくなります。統計学的に有意な相関関係であっても、相関が強いとは限らないことに注意しましょう。

Chapter 2

保健統計学を理解するための疫学の基礎知識を学ぼう

Part 1　疾病頻度の指標

Part 2　曝露効果の指標

Part 3　疫学研究法

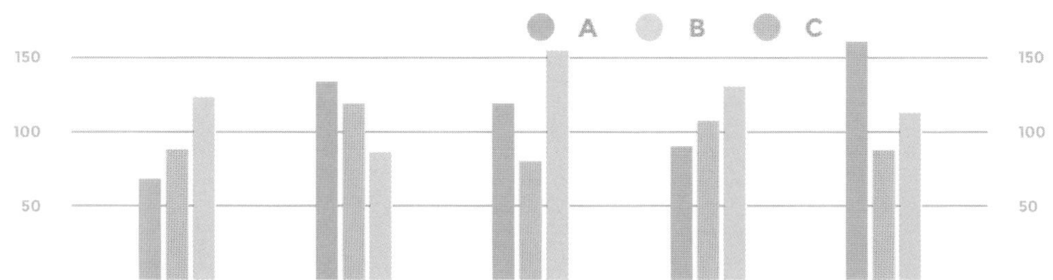

①有病率

要点をおさえよう

● 有病率は、正確にいえば有病割合であり、「ある一時点において、ある集団内で着目している疾病を有している人の割合」を示しています。

$$有病率 = \frac{ある一時点において集団内で疾病を有する者の数}{集団内の調査対象者の数}$$

まずは基本から

1 有病率（prevalence）

疾病頻度を記述する代表的な疫学指標に、有病率、罹患率、累積罹患率があります。死亡も疾病と同様に健康状態の一側面であり、死亡頻度も重要な疫学指標です。これらは、保健統計や疫学研究の基礎となるものです。指標はそれぞれ表す概念が異なります。各指標の示す内容は計算式に端的に表現されています。式を確認しながら概念を理

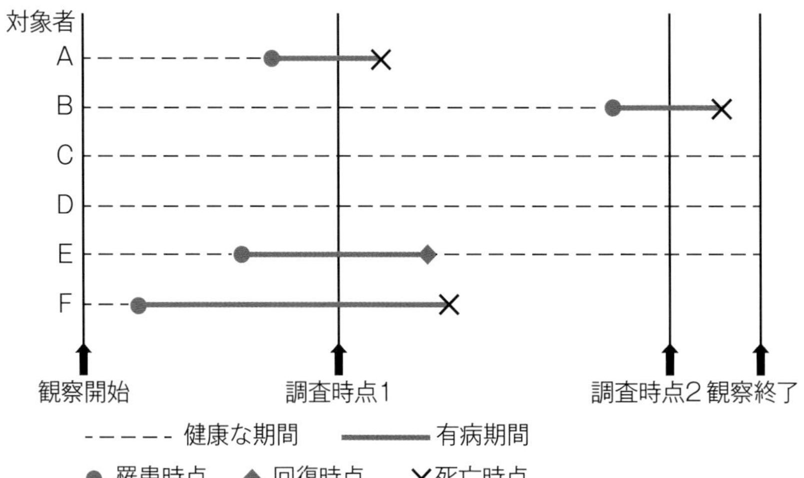

図1　有病率の測定

解しましょう。有病率は「ある一時点において、ある集団内で着目している疾病を有している人の割合」を示し、ある時点での蔓延状況を表します。分子の「疾病を有する者」は分母の「調査対象者」のうちの何人かであり、必ず分母と同じ集団に属しています。また、「一時点における」評価であるところが、罹患率や累積罹患率と異なる点です。

図1のように、AからFの6人の集団があったとします。調査時点1では、対象者A、E、Fの3人が着目している疾病に罹患して有病の状態でした。したがって、有病率は$\frac{3}{6}$(50%) です。

$$\text{調査時点 1 での有病率} = \frac{\text{ある一時点において集団内で疾病を有する者の数} = 3\text{人}}{\text{集団内の調査対象者の数} = 6\text{人}} = \frac{1}{2}$$

また、調査時点2では、分母となる調査対象者の数は4人、分子となる有病者数は1人であるため、有病率は$\frac{1}{4}$(25%) です。調査時点によって有病率は変動することに注意しましょう。

より詳しく!

1 有病率の有用性

有病率は、罹患率 (p.135参照) が高いほど、高くなります。また、同じ罹患率であっても、有病期間が長いほど有病率は高くなります。逆に、有病期間が短く、罹患すると短期間に回復または死亡する疾病の場合、有病率は高くなりません。**図2**では、調査時点での有病者が0人であるため、有病率は0となります。観察期間中、**図1**と同じ人数、同じ時点で罹患しているにもかかわらず、有病期間が短いために、調査時点での有病者はいませんでした。

ポイント

●割合・率・比
この3つを区別しましょう。
①割合(proportion):特定の部分が全体に占める大きさを表す。
②率 (rate):割合とほぼ同じ意味であるが、単位時間当たりの変化を表すことが多い。
③比 (ratio):別々の2つの量の対比を表す。

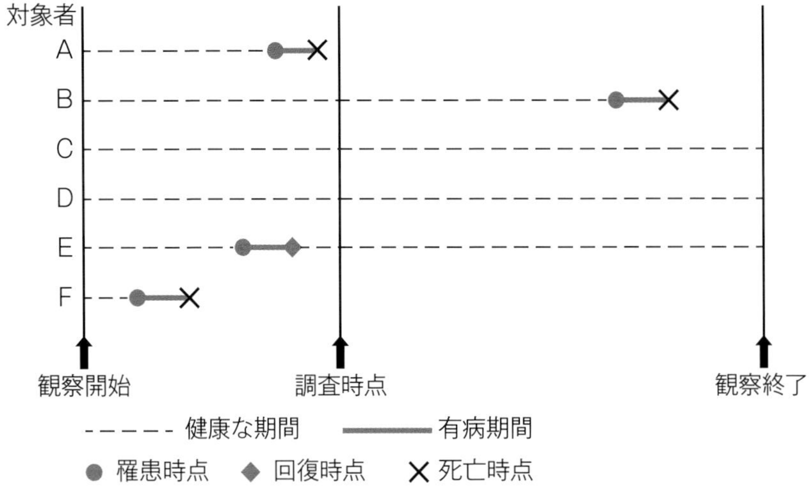

図2　有病期間が短い疾病の有病率の測定

2 期間有病率（period prevalence）

有病率は基本的に「一時点において疾病を有する人数」から求めますが、「一定期間に疾病を有していた全人数」から求める期間有病率が使われることもあります。**図1**、**図2** の例では、

$$\text{期間有病率} = \frac{\text{ある期間において集団内で疾病を有した者の数} = 4\text{人}}{\text{集団内の調査対象者の数} = 6\text{人}} = \frac{2}{3}$$

となります。したがって、期間有病率は $\frac{2}{3}$（約 66%）です。

②罹患率

要点をおさえよう

- 罹患率は、「一定期間にどれだけ新規患者が発生したのか」を表す指標です。
- 分母は「のべ観察期間」であり、多くの場合、人年法で計算します。

$$罹患率=\frac{観察期間内の新規患者数}{危険曝露集団の観察期間の総和}$$

- 行政統計の罹患率は、人年法を用いず、次の式で計算します。

$$罹患率（年間）=\frac{1年間の届出患者数}{10月1日現在人口}$$

まずは基本から

1 罹患率（incidence rate）

罹患率は「ある期間、ある集団において新規に発生した疾病の頻度」を示しています。分子の「新規患者」は分母の「危険曝露集団」のなかから、観察期間内に新規に疾病罹患した患者です。

分母の「危険曝露集団」とは「その疾病に罹患する可能性（危険性/リスク）のある人々」を意味します。「これから罹患する可能性のある人」であるため、観察開始時点で「既に罹患している人」は含むことができません。

罹患率の特徴は分母の「観察期間の総和」です。危険曝露集団内の一人ひとりについて、観察開始時点から罹患した時点、または観察終了した時点までの観察時間を測定し、その総和を求めます。この算出に使用される人年（じんねん）法は、次のような考え方です。

1人年＝1人の対象者を1年間観察した場合の観察期間
　これを1単位として表す

図1では全調査期間を5年間としています。A～Fの6人それぞれの観察期間を求めます（**図1**右側の観察人年）。対象者DとEは1年の途中

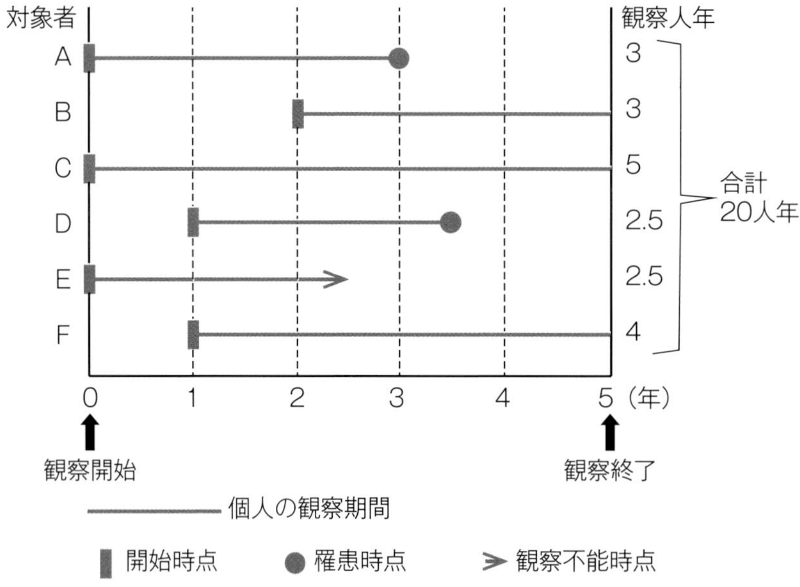

図 1　観察期間の測定

での観察終了を0.5人年としています。そして、合計すると20人年となります。これが観察期間の総和です。観察期間中に新規に罹患したのはAとDの２人でした。これらの情報から罹患率は$\frac{2\text{人}}{20\text{人年}}$となります。「人」という単位は分母分子に共通するので約分されて、分母の「年」だけが残ります。

$$\text{罹患率} = \frac{\text{観察期間内の新規患者数} = 2\text{ 人}}{\text{危険曝露集団の観察期間の総和} = 20\text{ 人年}} = \frac{1}{10\text{ 年}} = 0.1/\text{年}$$

これは、「年あたり0.1」、「10人を１年間観察すると１人の新規患者が発生する頻度」ということです。

2 行政統計の罹患率

国全体などの大規模な集団を対象集団とする場合、一人ひとりについて情報（たとえば、「すでに罹患しているか」）を収集し検討することは困難です。そのような場合には、人年法を用いずに分母をその年の平均的な人口、「日本では10月１日現在の人口」として、１年間あたりの罹患率を推定します。人口10万人に対する比率の場合、次の式で求めます。

$$\text{罹患率（年間）} = \frac{\text{1年間の届出患者数}}{\text{10月1日現在人口}} \times 100{,}000$$

より詳しく！

1 罹患率の時間単位

罹患率の時間単位は「年」とは限りません。「月」や「週」という単位も使われます。

先ほどの**図1**に示した「0.1/年」の疾病が、1000人の集団に流行したとします。その場合、1年間で100人の罹患者が発生します。この罹患率が「0.1/月」であった場合、1か月間で100人の罹患者が発生することになります。罹患率では時間の単位が重要です。なお、罹患率「1/秒」は「60/分」、「3600/時間」、「86400/日」と同じです。

2 罹患率と有病率の関係

平均有病期間にほとんど変化がなく、有病率が小さい（およそ0.1以下）ときに、罹患率と有病率の間には以下の関係が成り立ちます。

有病率＝罹患率×平均有病期間

したがって、有病率と平均有病期間がわかれば、罹患率を推定することができます。

③死亡率

要点をおさえよう

- 死亡率は、「一定期間にどれだけ死亡者が発生したのか」を表す指標です。
- 分母は「のべ観察期間」で、多くの場合、人年法で計算します。

$$死亡率=\frac{観察期間内の死亡者数}{対象集団の観察期間の総和}$$

- 行政統計の死亡率は、人年法を用いず、次の式で計算します。

$$（粗）死亡率=\frac{1年間の死亡者数}{10月1日現在人口}$$

まずは基本から

1 死亡率（mortality rate）

死亡率は、罹患率の計算式の分子を「死亡者数」、分母を「対象集団の観察期間の総和」として算出します。分子の死亡者には、着目している疾病（要因）による死亡だけが含まれます。

また、分母の「観察期間の総和」には対象集団内の一人ひとりについて、観察開始時点から死亡、または、観察終了時点までの観察時間を測定し、その総和を求めます。死亡率の場合、罹患後の有病期間も観察時間に含まれます。

図1では全調査期間を5年間としています。6人それぞれの観察期間を求めます（図1右側の観察人年）。対象者DとEは1年の途中での観察終了を0.5人年としています。また、AとDは罹患後の有病期間も観察期間に含まれています。合計した22人年が観察期間の総和です。AとDの2人が死亡したため死亡率は$\frac{2人}{22人年}$となります。「人」という単位は分母分子に共通するので約分されて、分母の「年」だけが残ります。

$$\text{死亡率} = \frac{\text{観察期間内の死亡者数} = 2\text{ 人}}{\text{対象集団の観察期間の総和} = 22\text{ 人年}} = \frac{1}{11\text{ 年}} \fallingdotseq 0.09/\text{年}$$

これは、「年あたり0.09」、「100人を1年間観察すると9人の死亡者が発生する頻度」ということです。

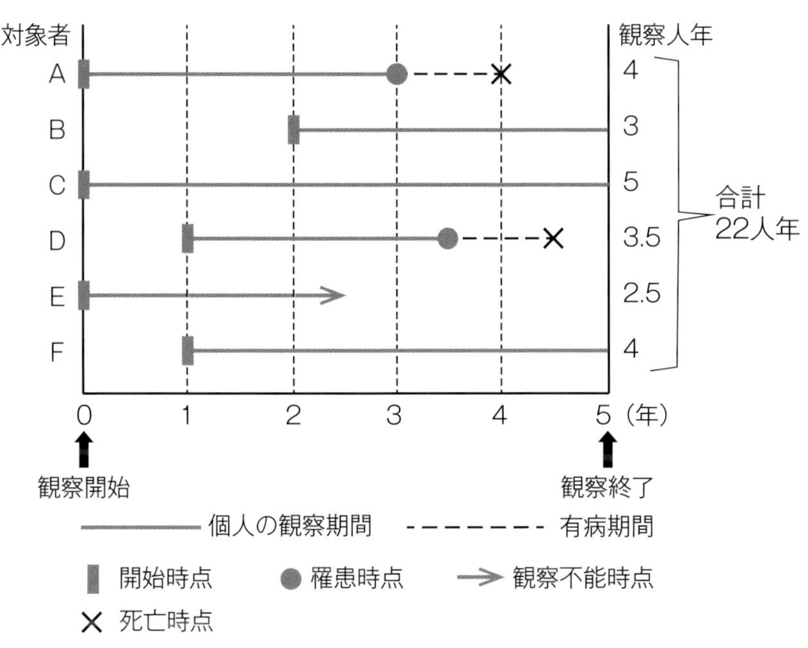

図1　観察期間の測定

2 行政統計の死亡率

日本全体などの大規模な集団を対象集団とする場合には、人年法を用いず分母をその年の平均的な人口「日本では10月1日現在の人口」、分子をその1年間の死亡者数として1年間あたりの死亡率を推定します。この死亡率を「粗(そ)死亡率」ということもあります。

死亡率は対象となる集団の年齢構成の影響を大きく受ける指標であるため、その影響を取り除いた年齢調整死亡率が示されることが多くあります。

より詳しく！

行政統計の死亡率は通常1000倍、または、10万倍した数値で示され、「人口千対」や「人口十万対」という単位が付いています。図１の例の死亡率「0.09/年」は、「人口１人あたりの死亡率」です。行政統計の死亡率は小数点以下の位が多く、扱いにくいものがあるため、適宜単位を変えます。

④累積罹患率

要点をおさえよう

- 累積罹患率は、「一定期間に発生した新規患者の割合」を表す指標です。
- 分母は「観察開始時点での観察対象者の人数」です。

$$累積罹患率 = \frac{観察期間内の新規患者数}{危険曝露集団の観察開始時点での人数}$$

まずは基本から

1 累積罹患率(cumulative incidence rate)

累積罹患率は「ある期間、ある集団において発生した新規患者の割合」を示しています。分子の「新規患者」は分母の「危険曝露集団」のなかから、観察期間内に新規に疾病罹患した患者です。分母の「危険曝露集団」とは「その疾病に罹患する可能性(リスク)のある人々」を意味します。この集団を一定期間追跡することによって累積罹患率は求められます。なお、途中で他の疾病や事故による死亡などによって観察不能となった対象者は脱落例とみなし、解析には含みません。

図1は危険曝露集団6人の5年間の観察を示しています。この5年間で対象者A、D、Fの3人が罹患しています。したがって、5年間の累積罹患率は0.5です。

$$5年間の累積罹患率 = \frac{観察期間内の新規患者数 = 3人}{危険曝露集団の観察開始時点での人数 = 6人} = \frac{1}{2} = 0.5$$

累積罹患率には単位がないことに注意してください。パーセントで表示する場合、上記の例では50%となります。

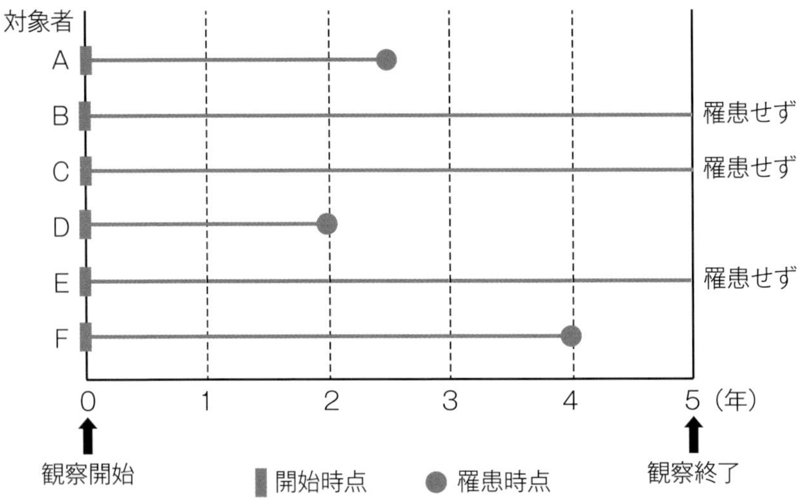

図1　累積罹患率の測定

また、累積罹患率を求める際には「期間を限定する」ことに留意してください。**図1**の例でも、5年間の累積罹患率と3年間の累積罹患率は異なります。

$$3\text{年間の累積罹患率} = \frac{\text{観察期間内の新規患者数} = 2\text{人}}{\text{危険曝露集団の観察開始時点での人数} = 6\text{人}} = \frac{1}{3} \fallingdotseq 0.3$$

より詳しく！

1 罹患リスク

罹患リスクとは「一定期間における罹患確率」を指します。つまり、累積罹患率と同じ意味です。

2 罹患率と累積罹患率の違い

罹患率と累積罹患率の違いを整理しておきましょう。

	罹患率	累積罹患率
観察対象	観察開始前に疾病に罹患している者は分母および分子から除外	観察開始前に疾病に罹患している者は分母および分子から除外
脱落者の扱い	解析に含む	解析に含まない
分子	観察期間に新規に罹患した患者数	観察期間に新規に罹患した患者数
分母	観察対象者一人ひとりの観察期間の総和	観察開始時点での対象者数
単位	/ 年	なし（観察期間を明記）
特徴	脱落者が多い集団でも計算可能	脱落者が多い場合は誤差が大きい

3 罹患率と累積罹患率の関係

累積罹患率が小さく（およそ0.1以下）、罹患率が観察期間を通じてほぼ一定であるときに、罹患率と累積罹患率の間には以下の関係が成り立ちます。

累積罹患率＝罹患率×観察期間

⑤致命率

要点をおさえよう

- 致命率は、「ある疾病に罹患した人がその疾病で一定期間中に死亡する割合」を表す指標です。
- 致死率ともいいます。
- 分母が「ある疾病の罹患者数」であることに注意しましょう。

$$致命率 = \frac{ある疾病による死亡者数}{ある疾病の罹患者数}$$

まずは基本から

1 致命率 (case-fatality rate)

致命率は、「ある疾病に罹患した人のうち、その疾病で一定期間中に死亡した人割合」を示しています。分子の死亡者は分母の罹患者のなかから発生しています。

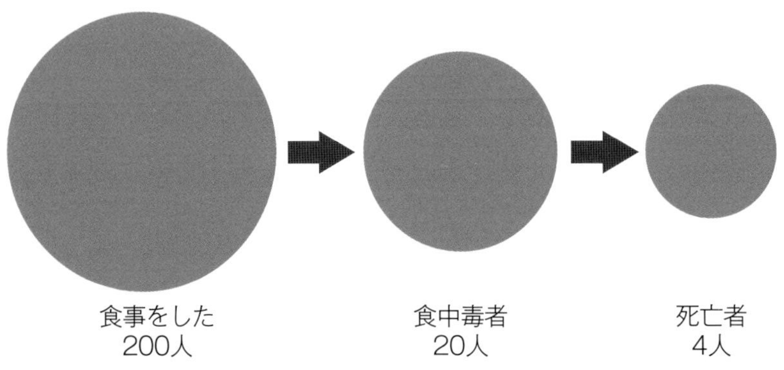

図1　致命率の測定

図1はある会食に出席した200人のうち20人が同一の食中毒を発症し、その後の1週間に4人がその食中毒で亡くなったことを表している例です。この場合、食中毒発生後1週間の致命率は0.2です。

$$1\text{週間の致命率} = \frac{\text{ある疾病による死亡者数} = 4\text{人}}{\text{ある疾病の罹患者数} = 20\text{人}} = \frac{1}{5} = 0.2$$

パーセントで表示する場合、上記の例では20%となります。

致命率は、罹患した疾病が原因で一定期間内に死亡する割合を表すことから、疾病の重篤度を表す指標といえます。

さて、食中毒発生後2週間では、さらに死亡者が1人増えて致命率は25%になっていました。致命率も累積罹患率と同様に期間によって変化する可能性があります。そのため、「期間を限定する」ことに留意しましょう。

より詳しく！

有病期間に対して十分に長い観察期間をとったときに、致命率、罹患率、死亡率の間には以下の関係が成り立ちます。

$$\text{致命率} = \frac{\text{死亡率}}{\text{罹患率}}$$

❶相対危険

要点をおさえよう

- 代表的な相対危険の指標は、累積罹患率比、罹患率比、オッズ比です。
- 疾病の罹患や進行の原因と想定される要素を「危険因子」といい、これに曝されることを「曝露（ばくろ）」といいます。
- 相対危険は、危険因子を有する人々における罹患リスクとそうでない人々における罹患リスクの比です。

$$相対危険（RR）=\frac{危険因子曝露群の罹患リスク}{危険因子非曝露群の罹患リスク}$$

- 主な相対危険に、累積罹患率比、罹患率比があります。また、オッズ比が相対危険の近似として使われます。

まずは基本から

ある要因が疾病罹患に与える影響を検討するための指標は、大きく相対危険と寄与危険に分けられます。相対危険は指標の比、寄与危険は指標の差を求めます。

1 相対危険（relative risk: RR）

相対危険は「危険因子に曝露した場合、曝露しなかった場合に比べて何倍その疾病に罹りやすくなるか（因子曝露と疾病罹患の関連の強さ）」を表します。

相対危険が１より大きい場合は、曝露群の罹患リスクが大きく、値が大きいほど、因子曝露と疾病罹患の関連が強いことを意味します。逆に、１未満の場合は、因子曝露が疾病罹患に対して「予防的な効果」を与えていると考えられます。

2 累積罹患率比（cumulative incidence ratio）

累積罹患率比は、分母を危険因子に曝露しなかった群（非曝露群）の累積罹患率、分子を曝露した群（曝露群）の累積罹患率として求められます。

$$累積罹患率比=\frac{危険因子曝露群の累積罹患率}{危険因子非曝露群の累積罹患率}$$

累積罹患率比は「危険因子に曝露した群の累積罹患率は、非曝露群の何倍か」を表しています。累積罹患率比は「リスク比」と呼ばれることもあります。

3 罹患率比（incidence rate ratio）

罹患率比は、分母を危険因子非曝露群の罹患率、分子を危険因子曝露群の罹患率として求められます。

$$罹患率比=\frac{危険因子曝露群の罹患率}{危険因子非曝露群の罹患率}$$

罹患率比は「危険因子に曝露した群の罹患率は、非曝露群の何倍であるか」を表しています。罹患率比は「レイト比」と呼ばれることもあります。

4 オッズ比（odds ratio: OR）

オッズとは「見込み」のことで、ある事象が起こる確率(p)と起こらない確率（1 -p）とを比で表したものです。

歪みのないサイコロを1回振ったときに1の目が出るオッズは、

$$1の目が出る確率(p)=\frac{1}{6}$$

$$1の目が出ない確率(1-p)=\frac{5}{6}$$

$$1の目が出るオッズ=\frac{p}{1-p}=\frac{\frac{1}{6}}{\frac{5}{6}}=\frac{1}{5}$$

表1　ある症例対照研究の結果表

	症例群	対照群
危険因子曝露あり	a	b
危険因子曝露なし	c	d
計	a+c	b+d

となります。「1が出る事象は、出ない事象に比べ、5倍起こりにくい」ことがわかります。

さて、オッズ比は2つのオッズの比です。症例対照研究（p.167参照）の場合、相対危険を計算することが難しいため、「症例群の（危険因子への曝露）オッズ」と「対照群の（危険因子への曝露）オッズ」の比を取ります。オッズ比は、罹患率が約0.03以下の場合、相対危険に近似することがわかっています。

オッズ比の計算式の分子がa×d、分母がb×cなので、表1ではたすき掛けのように斜めに交差した積になってるよ

a	b
c	d

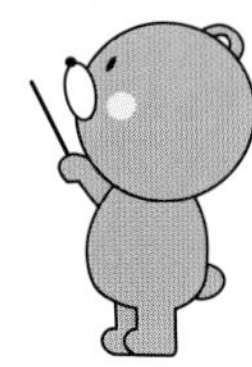

たとえば、ある症例対照研究から**表1**の結果を得たとします（a, b, c, dは人数）。

症例対照研究のオッズ比（OR）は次の式で求めます。

$$\frac{\text{症例群のオッズ}}{\text{対照群のオッズ}}=\frac{\dfrac{\text{症例群の曝露者割合}}{\text{症例群の非曝露者割合}}}{\dfrac{\text{対照群の曝露者割合}}{\text{対照群の非曝露者割合}}}=\frac{\dfrac{\frac{a}{a+c}}{\frac{c}{a+c}}}{\dfrac{\frac{b}{b+d}}{\frac{d}{b+d}}}=\frac{\frac{a}{c}}{\frac{b}{d}}=\frac{a\times d}{b\times c}$$

このようにオッズ比は「たすき掛け」で求められます。

より詳しく！

オッズ比は症例対照研究において用いられることが多い指標ですが、コホート研究で使われることもあります。あるコホート研究**表2**の結果を得た（A, B, C, Dは人数）とします。

コホート研究の場合、罹患率や累積罹患率が算出できるため、オッ

表2　あるコホート研究の結果表

		罹患	非罹患	計
危険因子	曝露群	A	B	A+B
	非曝露群	C	D	C+D

ズ比を用いる必要性は低いです。

コホート研究のオッズ比 (OR) は次の式で求めます。

$$\frac{\text{曝露群の罹患オッズ}}{\text{非曝露群の罹患オッズ}}=\frac{\dfrac{\text{曝露群の罹患者割合}}{\text{曝露群の非罹患者割合}}}{\dfrac{\text{非曝露群の罹患者割合}}{\text{非曝露群の非罹患者割合}}}=\frac{\dfrac{\frac{A}{A+B}}{\frac{B}{A+B}}}{\dfrac{\frac{C}{C+D}}{\frac{D}{C+D}}}=\frac{\dfrac{A}{B}}{\dfrac{C}{D}}=\frac{A\times D}{B\times C}$$

②寄与危険

要点をおさえよう

- 寄与危険は、危険因子を有する人々における罹患リスクとそうでない人々における罹患リスクの差です。
- 寄与危険（AR）＝危険因子曝露群の罹患リスク－危険因子非曝露群の罹患リスク
- 集団（人口）寄与危険は「集団全体の罹患リスクと非曝露群の罹患リスクの差」を示します（図1）。

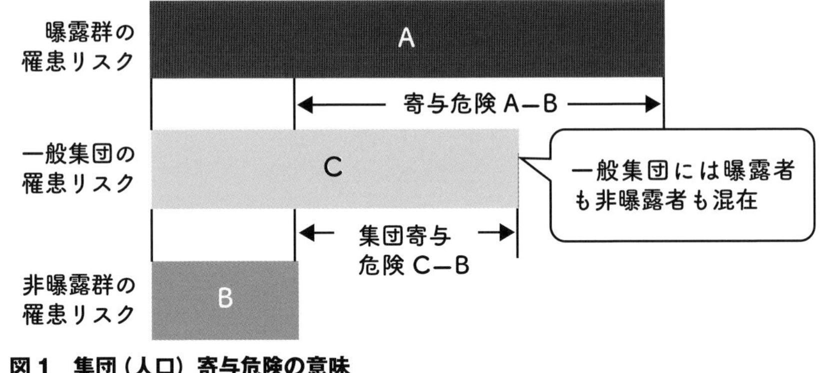

図1　集団（人口）寄与危険の意味

まずは基本から

1 寄与危険（attributable risk: AR）

寄与危険は「危険因子への曝露によって、曝露しなかった場合よりも増加した罹患リスク」を表します（**図2**）。

あるコホート研究によって**表1**のような結果が得られたとします（A, B, C, Dは人数）。

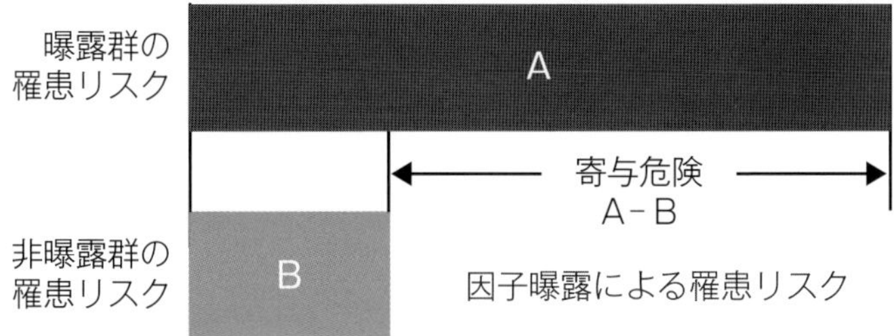

図２　寄与危険の意味

表1　あるコホート研究の結果表

		罹患	非罹患	計
危険因子	曝露群	A	B	A+B
	非曝露群	C	D	C+D

寄与危険＝危険因子曝露群の罹患リスク－危険因子非曝露群の罹患リスク

$$= \frac{A}{A+B} - \frac{C}{C+D}$$

2　寄与危険割合（attributable fraction: AF）

寄与危険割合は「寄与危険が曝露群の罹患リスクに占める割合」を示します（**図3**）。曝露群において、その因子曝露がなければ罹患リスクをどの程度の割合で減らすことができるかを示しています。また、寄与危険割合は相対危険（p.146参照）から算出することができます。

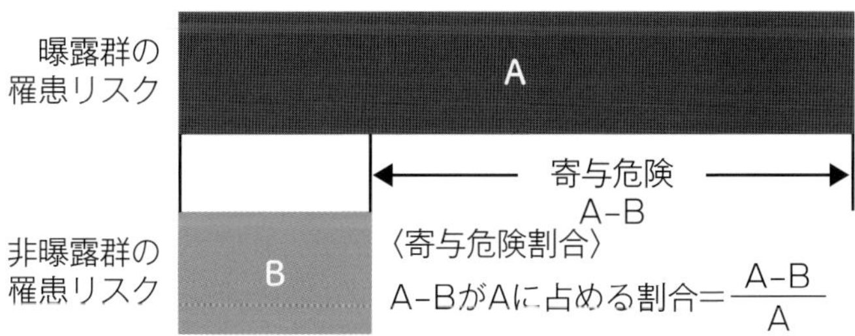

図３　寄与危険割合の意味

$$寄与危険割合 = \frac{寄与危険}{曝露群の罹患リスク}$$

$$= \frac{曝露群の罹患リスク - 非曝露群の罹患リスク}{曝露群の罹患リスク}$$

分母、分子を「非曝露群の罹患リスク」で割る

$$= \frac{\dfrac{曝露群の罹患リスク}{非曝露群の罹患リスク} - \dfrac{非曝露群の罹患リスク}{非曝露群の罹患リスク}}{\dfrac{曝露群の罹患リスク}{非曝露群の罹患リスク}}$$

← 相対危険

$$= \frac{相対危険 - 1}{相対危険} \left(= 1 - \frac{1}{相対危険} \right)$$

3 集団（人口）寄与危険（population attributable risk：PAR）

一般集団には、危険因子曝露者も非曝露者もいます。**集団寄与危険**は、「一般集団の全員が非曝露であれば、罹患リスクをどの程度まで減らすことができるか」を示しています。

いま、一般集団における危険因子曝露者の割合をp、非曝露者の割合を1－pとします。**図1**の一般集団における罹患リスクCは次のように求めることができます。

$$C = A \times p + B \times (1 - p)$$

したがって、集団寄与危険C―Bは、次のように算出、変形することができます。

$$C - B = [A \times p + B \times (1 - p)] - B$$
$$= (A - B) \times p$$
$$= 寄与危険 \times 危険因子曝露者の割合$$

この式から、集団寄与危険が寄与危険と危険因子曝露者の割合の積で決まることがわかります。寄与危険が大きくても曝露者の割合が小さければ集団への影響は大きくなりません。

4 集団（人口）寄与危険割合（population attributable fraction：PAF）

集団寄与危険割合は、「一般集団における罹患リスクのうち、集団寄与危険が占める割合」を示します（**図4**）。

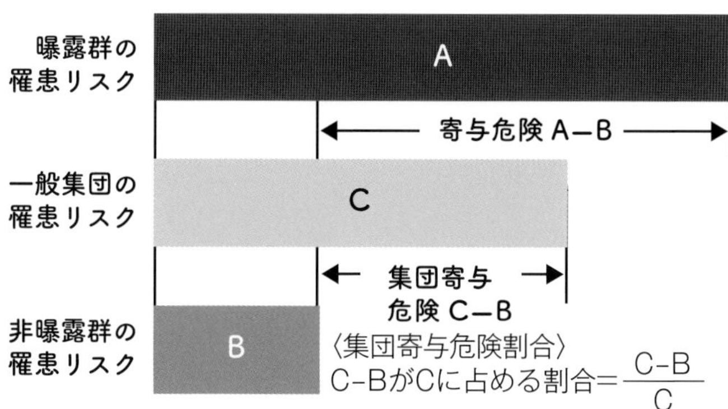

図4　集団（人口）寄与危険割合の意味

❶標本と母集団

要点をおさえよう

- 調査や解析で知りたいのは母集団の情報です。
- しかしながら、実際に入手できるデータは標本の情報です。

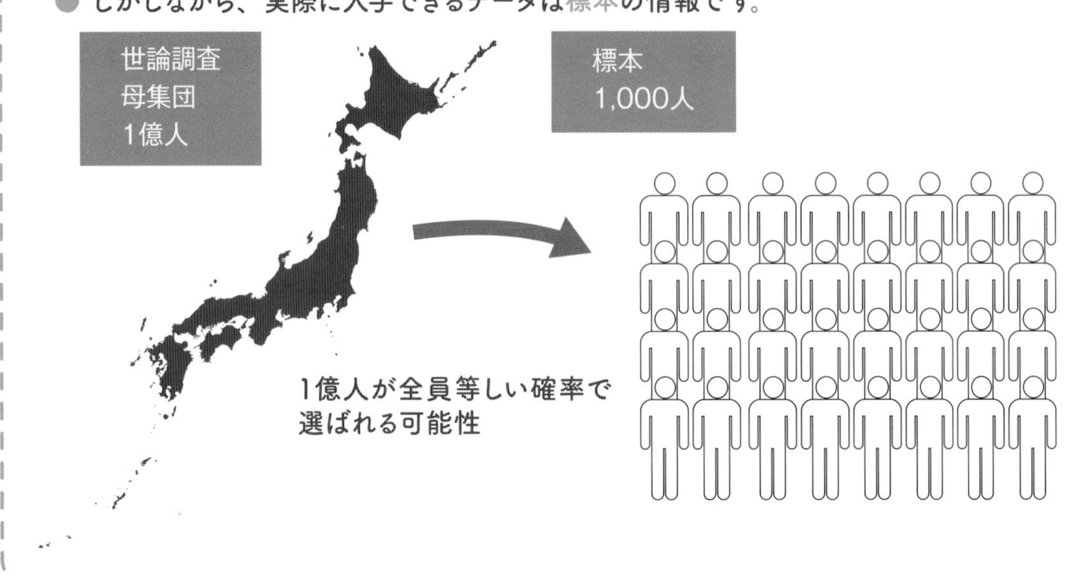

まずは基本から

1 母集団（population）

Part 1 の世論調査の例（p.9）を思い出してください。たとえば、全国に 1 億人の有権者がいて、彼らの意見を知りたいとします。この 1 億人が母集団です。しかしながら、実際に 1 億人の意見を調査することは不可能です。調査することで理解したい集団全体を母集団といいます。

2 標本（sample）

多くの場合、**標本抽出**（図の1,000人）を行い、母集団から一部を取り出して調査を実施します。この一部を**標本**といいます。図では１億人のうちの1,000人です。私たちは、この標本となった人たちを調査し、意見（データ）を収集します。

より詳しく！

1 有限母集団と無限母集団

母集団の要素が有限である母集団を有限母集団、無限であるものを無限母集団といいます。世論調査の例は全部で１億人と決まっていますから、有限母集団です。

一方、無限母集団の例としては、「缶詰工場の生産工程」をイメージしてみてください。母集団は、生産されるすべての缶詰です。しかし、次から次へと缶詰が生産されていくので、母集団の要素の数は決まりません。生産されたすべての缶詰について品質チェックを行うことは現実的ではないので、抜き取り調査が行われます。いくつかの製品が標本として抽出され、検査されます。

要素とは
母集団を構成する
個々の対象のことをいうんだよ

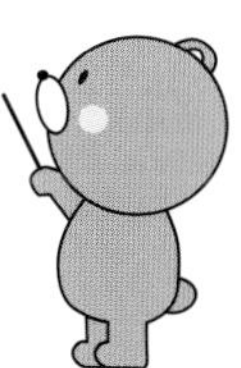

②標本抽出

要点をおさえよう

- 統計的推測を行うための標本は無作為抽出で選ばれることが重要です。
- 無作為抽出は、母集団の各要素がすべて等しい確率で標本となる可能性がある抽出法です。

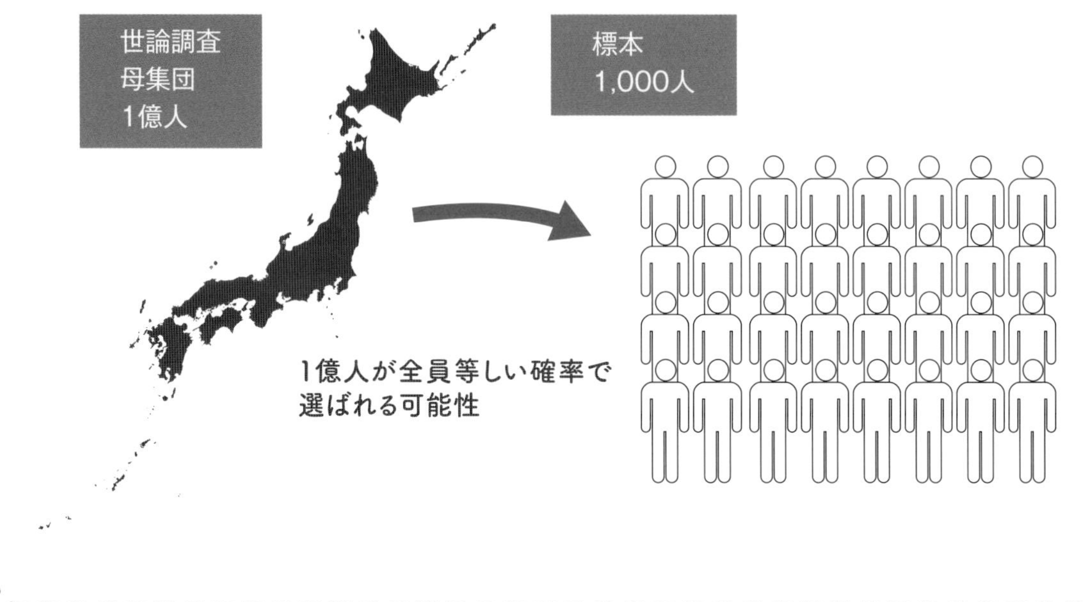

まずは基本から

1 標本抽出（sampling）

標本抽出において重要なのは、「標本が母集団を代表するように選ぶこと」です。そうでなければ、「標本から得られた情報はおおむね母集団から得る情報と同じ」と考えることができなくなるからです。

世論調査の場合、「適切な抽出方法で1,000～2,000人が選ばれている場合、そこで得られた結果は全国民の意見と大きくは異ならない」ことがわかっています。それは、標本が母集団の情報を偏りなくもっていて、いわば精巧なミニチュアだからです。精巧なミニチュアは、どの部分も等しい割合で縮小されています。

これを母集団と標本の話に当てはめると、母集団の中の個体がすべて等しい確率で標本に選ばれているということになります。

2 無作為抽出法の種類

無作為抽出法にはいくつかの種類があります。1つは、母集団全体のリストからランダム（無作為）に選び出す**単純無作為抽出法**です。また、全体のリストが入手できない場合に使う方法に**集落抽出法**があります。母集団を分割して集落（まとまり）をつくり、その集落をランダムに抽出します。抽出された集落内の要素（世帯や対象者など）をすべて標本とする方法です。

さらに、集落抽出法を進めた**二段無作為抽出法**があります。まず第一段階として集落抽出法を行います。次の段階として、集落内のリストから単純無作為抽出を行います。集落抽出を複数回行い、段階が増える場合には、「多段無作為抽出法」といいます。このほかに**層化無作為抽出法**などがあります。詳しくは、「標本抽出法」（p.160）を参照してください。

③全数調査と標本調査

要点をおさえよう

- 母集団全体について行う調査は全数調査、標本（集団）について行う調査は標本調査といいます。
- 標本から得られた結果が母集団によくあてはまるためには、標本が母集団を代表している（ミニチュアになっている）ことが重要です（図1）。

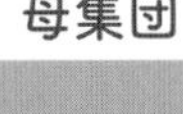

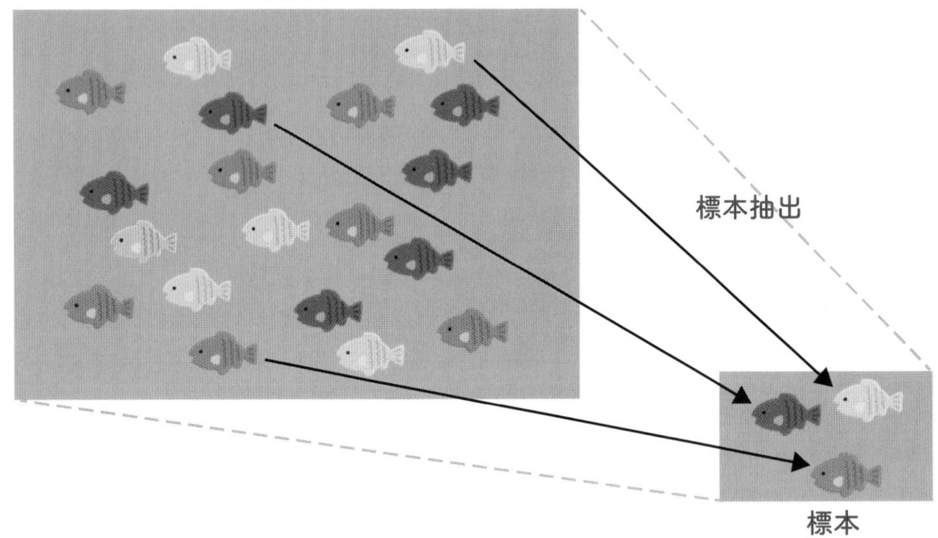

図1　母集団と標本の関係

まずは基本から

1 全数調査と標本調査

調査やデータ解析を行うとき、本当に得たい情報は「母集団」の情報（母集団特性）です（p.9参照）。世論であれば「全国の有権者」、ある番組の視聴率であれば「ある番組を視聴できる全世帯」のように、可能であれば「全体」を調査することが理想的です。

このように「全体」を調査するものを全数調査、あるいは悉皆（しっかい）調査といいます。国勢調査や人口動態統計はこれにあたります。

しかし、通常の疫学調査では、全数調査は労力やコスト等の面で現実的ではないため行われません。母集団から標本を抽出し、その標本集団について調査を行う**標本調査**が実施されます。

2 母集団と標本の関係

母集団から標本が抽出されて標本集団がつくられます。この標本集団は母集団を代表する集団であり、全員が調査に参加することを前提としています。しかし、実際に調査を行う場合には、参加に同意しない対象者や、同意したものの何らかの事情によって不参加となる対象者が出て、予定した標本集団全員から情報を得られないことがしばしば起こります。そのため、調査は参加者集団に対して行われ、参加者集団の調査結果が得られることになります（**図2**）。そうして得られた調査結果を標本特性と考えてよいかどうか、さらに、母集団特性として当てはめてよいのかどうかを検討することが重要です。

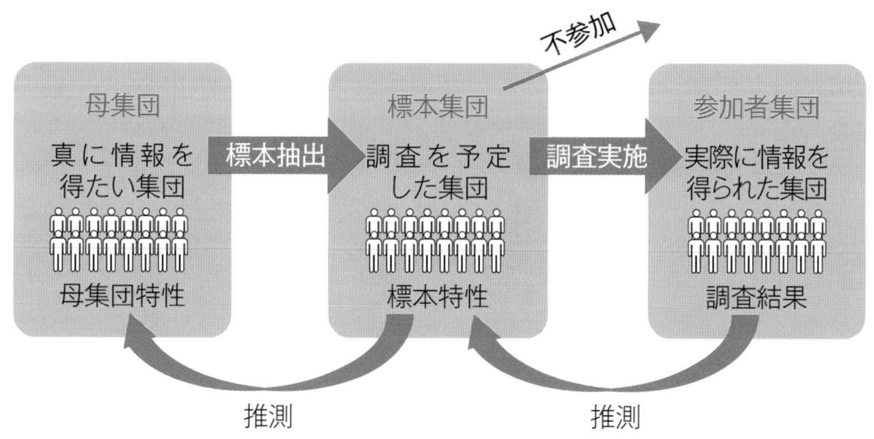

図2　母集団と標本集団と参加者集団

④標本抽出法

要点をおさえよう

- 標本抽出法は無作為抽出法と有意抽出法に大別されます（図 1）。
- 調査結果を統計的に評価するためには無作為抽出法を用いる必要があります。

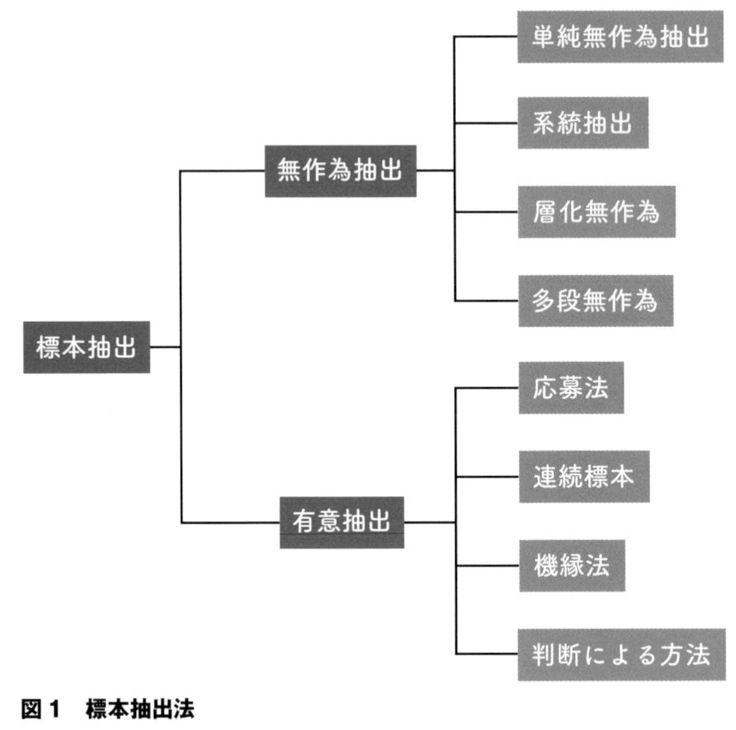

図 1　標本抽出法

まずは基本から

1 無作為抽出法 (random sampling)

無作為抽出法は、調査者の作為なく、主観を排除して、標本をくじ引きのように抽出する方法です。無作為は「ランダム」ともいわれますが、これは「いい加減」という意味とは異なります。

❶ 単純無作為抽出法（simple random sampling）

無作為抽出法の基本となる方法です。まず、母集団を構成する全員のリストを用意し、一連の通し番号を付けます。そして、乱数表や乱数を発生させるプログラムなどによって得た乱数に対応する番号の該当者を調査対象として選び出します（**図2**）。

番号	氏名
1	佐藤さくら
②	鈴木一郎
3	高橋恵
4	田中秀樹
5	伊藤幸江
6	渡辺太郎
⑦	山本玲子
8	中村隆司
9	小林瑞樹
10	加藤正
11	吉田薫
12	山田和希
13	佐々木義典
14	山口淳之介
…	…

全体から個人乱数によってリストが選ばれる

図2　単純無作為抽出法

❷ 系統抽出法（systematic sampling）

等間隔抽出法ともいいます。母集団リスト中の無作為開始点を無作為に決め、その後は等間隔に予定していた標本数に達するまで抽出する方法です（**図3**）。

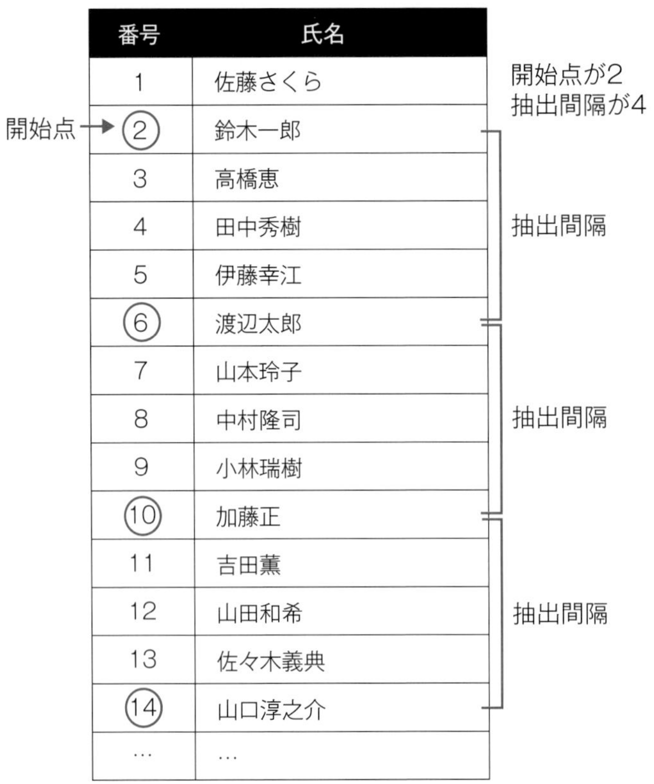

番号	氏名
1	佐藤さくら
②	鈴木一郎
3	高橋恵
4	田中秀樹
5	伊藤幸江
⑥	渡辺太郎
7	山本玲子
8	中村隆司
9	小林瑞樹
⑩	加藤正
11	吉田薫
12	山田和希
13	佐々木義典
⑭	山口淳之介
…	…

図3 系統抽出法

❸ 層化無作為抽出法（stratified sampling）

母集団の特性をできるだけ保つために、特性を考慮していくつかのグループに分割（層化）して無作為抽出する方法です（**図4**）。「より詳しく！」も参照しましょう。

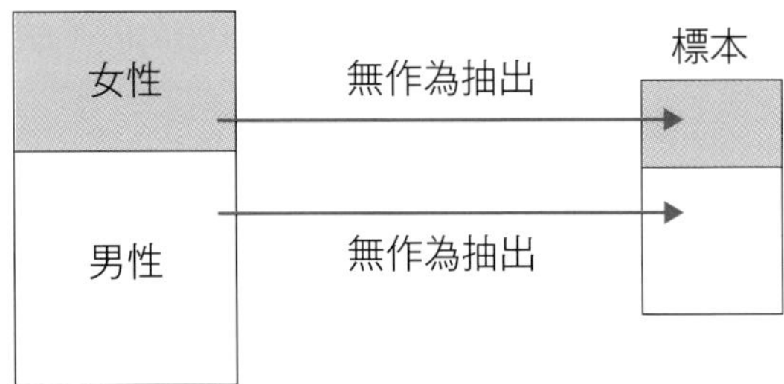

図4 層化無作為抽出法

❹ 多段抽出法（multi-stage sampling）

複数の段階に分けた抽出法です。母集団を構成する全員のリストが入手できない場合に使われます（**図5**）。たとえば、第1段階として無作為に市町村を抽出し、第2段階として各市町村から個人を無作為抽出すれば、二段抽出となります。抽出段数が多くなると標本誤差が段数分発生し加算され、推定精度が落ちるため、通常、2～3段です。

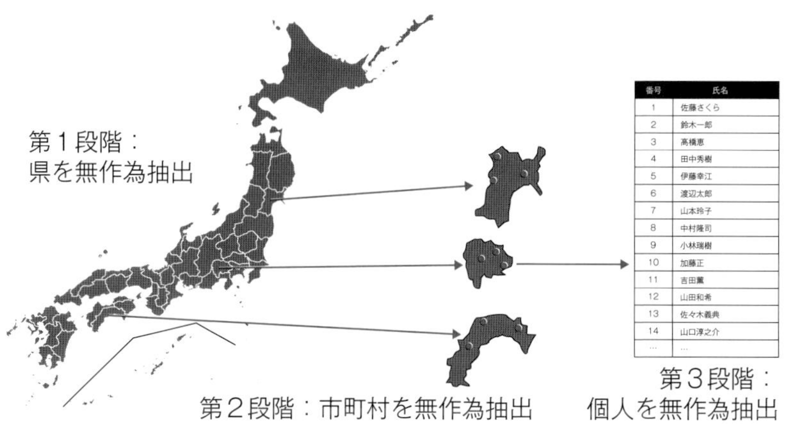

図5　多段抽出法

2　有意抽出法（purposive selection method）

調査者が、無作為ではなく意図的に標本を選ぶ方法です。主観的な判断に頼ることになるため、母集団全体を代表する標本を抽出することは困難です。統計的分析を行う標本集団にはなりませんが、比較的短時間で標本を収集することができる長所があります。

❶ 応募法（voluntary sampling）

調査の参加者を募集し、応募してきた人をそのまま標本とする方法です。

❷ 連続標本抽出法（consecutive sampling）

必要な予定数に達するまで適格基準を満たしてるすべての人を標本とする方法です。たとえば、調査期間に受診した患者のなかで適格基準を満たした全患者を標本とする医学研究もあります。

❸ 機縁法（snowball sampling）

調査者が知人の紹介でつながる人を標本としていく方法です。

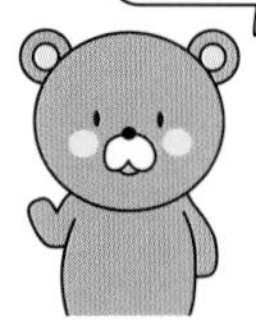

❹ 判断による方法（judgmental sampling）

調査者がその調査にふさわしいと思う人を標本とする方法です。

より詳しく！

層化無作為抽出法には抽出数の決め方の違いによっていくつかの種類があります。母集団における各層の割合と比例させて抽出数を配分する方法を**比例配分法**といいます。

たとえば、母集団における性別の割合が男性60％、女性40％であったとします。これを反映したサンプルサイズ100の標本を抽出する場合、男性60人、女性40人と配分して各層から無作為抽出を行います。

母集団における各層の割合を考慮せず、各層の抽出比率を同一にする等配分法もあります。たとえば、性別を考慮したサンプルサイズ100の標本を抽出する場合、男性50人、女性50人と配分して各層から無作為抽出を行います。

このほかに、母集団における各層の割合と比例させ、さらに、データのばらつきも考慮して、標本全体のばらつきが最小となるように配分する**最適配分法**（ネイマン配分法）があります。

⑤疫学研究デザイン

要点をおさえよう

- 研究目的に適した研究デザインを選択します。
- 疫学研究は観察研究と介入研究に大別されます（図 1）。
- 観察研究はさらに、記述疫学と分析疫学に分類されます。

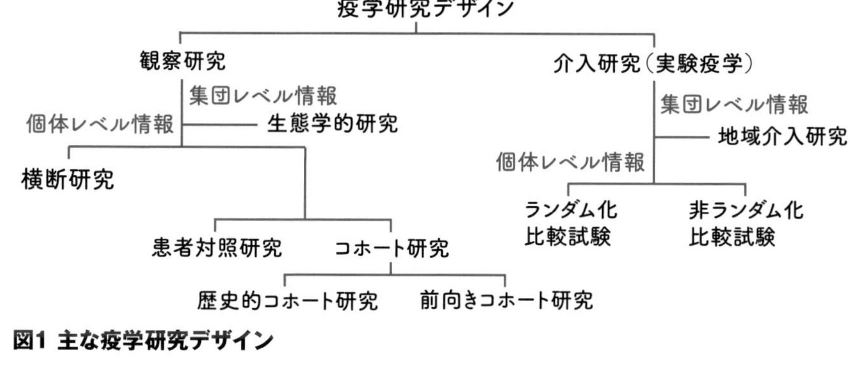

図1 主な疫学研究デザイン

まずは基本から

疫学研究には、明らかにしたい目的に応じて、最も適した研究デザイン（研究方法）を選択します。まず、観察を中心とするのか、介入も行うのかによって大別されます。観察研究は、さらに記述研究と分析研究に分類されます。

1 記述疫学（descriptive epidemiology）

人間集団における疾病の発生状況を、人・場所・時に着目して観察し、その疾病の特徴を記述して明らかにする研究です。多くの場合、疫学研究の第一ステップとなります。この記述疫学研究の結果に基づいて、疾病の原因についての仮説（危険因子候補の同定）の提示が行われます。

人（誰）： 疾病の発生頻度を性・年齢（先天的要因）、既往歴・生活習慣（後天的要因）、職業・収入・教育歴（社会

経済的要因）などのカテゴリー別に観察する。

場所（どこ）：疾病の地理的分布を国・都道府県・市区町村、都市部・農村部などの地域別に観察する。

時（いつ）：疾病の発生頻度の時間的傾向、周期的変化、年次変化、季節変動などを観察する。

2 分析疫学（analytical epidemiology）

記述疫学によって提示された危険（仮説因子曝露と疾病罹患の関連）を分析によって検証し、因果関係の推定を行います。分析疫学には、生態学的研究、横断研究、症例対照研究、コホート研究などがあります。生態学的研究と横断研究によって仮説設定されることも多くあります。

❶ 生態学的研究（ecological study）

生態学的研究では、危険因子曝露や疾病罹患の情報を、個人単位ではなく、集団単位で検討します。たとえば、国民１人当たりのタバコ消費量と肺がん標準化死亡率の関連を検討する研究では、１つのデータの単位が国となります。

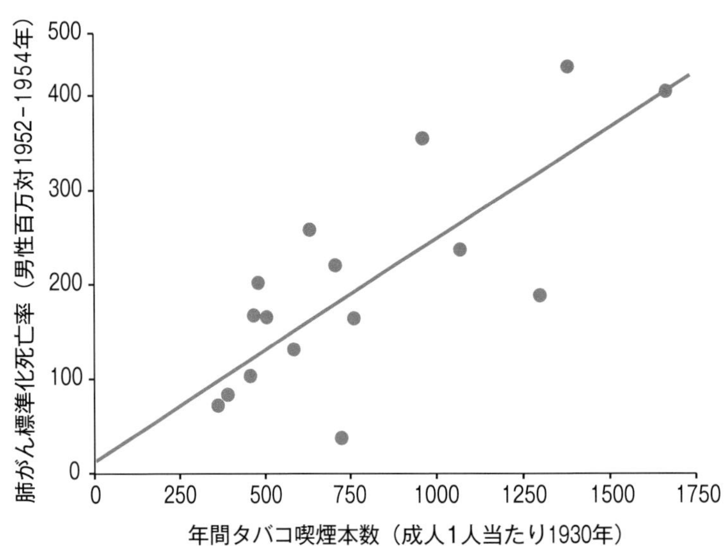

図2　16か国における肺がん死亡と過去のタバコ喫煙本数の関係
(R. Doll, A. Bradford Hill, P. G. Gray, and E. A. Parr: Lung Cancer Mortality and the Length of Cigarette Ends. Br Med J, 1(5118): 322-325, 1959. を改変)

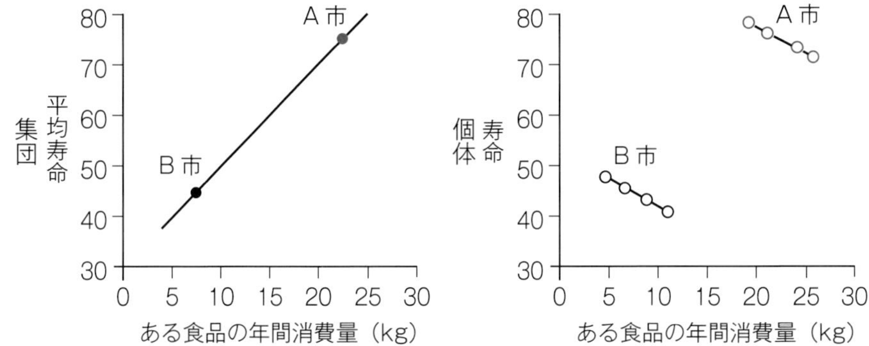

図3　生態学的錯誤のイメージ

既存の資料を利用して行われることが多く、少ないコストで短時間に実施できるという長所があります。しかし、欠点もあります。集団レベルで観察された関連が、必ずしも個人レベルにも当てはまるわけではありません。**図2**は、16か国について、1930年の成人1人あたりの年間タバコ喫煙本数と1952-4年の男性の肺がん死亡の標準化死亡率を示したものです。喫煙本数と肺がん死亡率との間に正の相関関係が見られます。

図3の左のグラフのように、市レベルの解析では、ある食品の消費量と平均寿命に正の相関が認められたとします。しかし、個体レベルでは、食品の消費量と寿命の関係は負の相関関係であり、集団レベルと個体レベルで矛盾していることもあります。このような現象を生態学的錯誤（ecological fallacy）といいます。

❷ 横断研究（cross-sectional study）

横断研究では、ある一時点における危険因子曝露や疾病罹患の情報を個体レベルで収集・分析し、関連を明らかにします。短時間で多くの対象者に実施可能という長所があります（**図4**）。

一方、因子曝露と疾病罹患の情報を同時に収集するため、時間的な前後関係を明らかにすることが難しく、因果関係を確定することはできません。

❸ 症例対照研究（case-control study）

症例対照研究では、着目する疾病の患者集団（症例群；case）とそうでない人の集団（対照群；control）の過去の危険因子曝露状況を比較することで、因子曝露と疾病罹患の関連を明らかにします（**図5**）。

疾病の原因を過去にさかのぼって探求する研究であり、複数の仮説因子について比較的短時間で研究することが可能です。症例対照研究から罹患率比やリスク比を計算することはできないため、一般的に、オッズ比（p.147参照）で結果が示されます。

図6は、現在では常識となっている肺がんと喫煙の関係について、最も初期に行われた症例対照研究の結果です。肺がん患者群には非喫煙者が少なく、ヘビースモーカーが対照群よりかなり多いことがわかりました。男性肺がん患者（症例群）649人のうち、非喫煙者はわずか2人（0.3%）であったのに対し、他の疾患患者（対照群）では649人中27人（4.2%）でした。

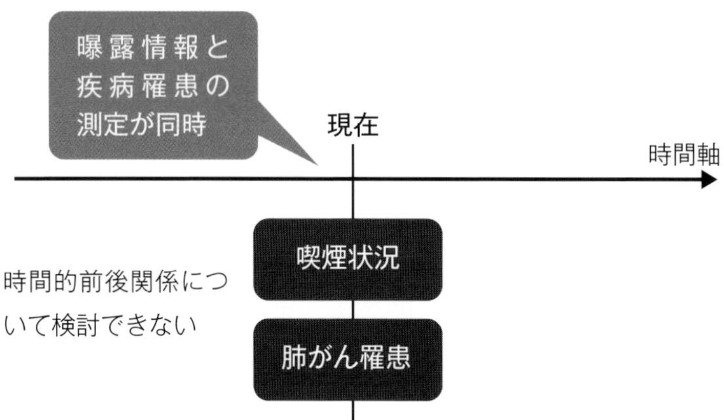

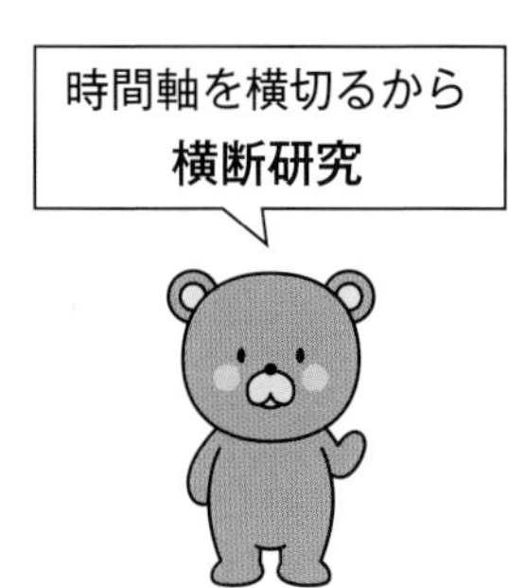

図4　喫煙状況と肺がん罹患に関する横断研究のイメージ

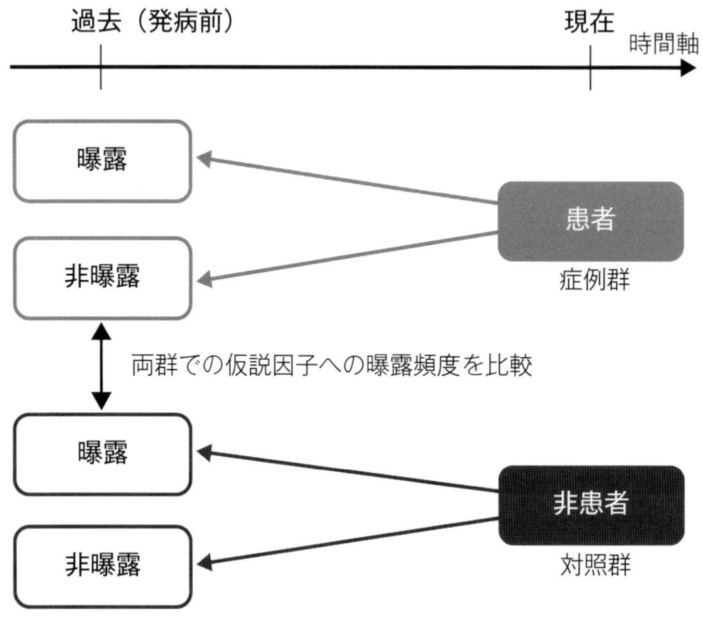

図5　症例対照研究のデザイン

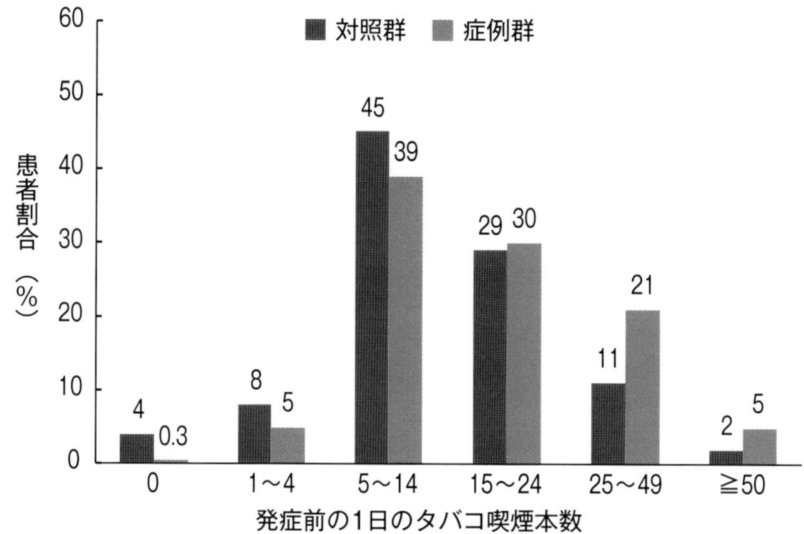

図 6　発症前の 1 日のタバコ喫煙本数別肺がん患者割合（男性）
(Doll R, Hill AB: Smoking and carcinoma of the lung; preliminary report.Br Med J, 2(4682):739-748,1950. を改変)

一方、男性肺がん患者肺がん男性の26%が 1 日に25本以上のタバコ（または同等量のパイプタバコ）を吸っていましたが、対照群ではその割合は13%に過ぎませんでした。

❹ コホート研究（cohort study）

コホート研究では、調査開始時点において仮説因子を有する集団（曝露群）と有しない集団（非曝露群）の個人を一定期間追跡し、調査終了時に両群の疾病頻度を比較します（**図 7**）。個人を継続して追跡する必要があるため、多くの労力と費用、そして、時間を必要とする短所があります。

また、発生頻度の低い（まれな）疾病の研究には向いていません。しかしながら、罹患率や死亡率を求めることができるため、相対危険や寄与危険によって直接的に危険因子のリスク評価を行えるという長所があります。

図 8 は、症例対照研究を行った研究者らが、1951年11月～1954年 3 月まで英国医師のコホート研究を行い、そのなかの35歳以上の男性24,389人について解析したものです。その結果、タバコの喫煙量が多い群ほど、肺がんによる死亡率が上昇していることが明らかになりました。その後、このコホート研究は2001年まで継続されました[1)]。

このほかに、長く継続されているコホート研究にフラミンガム心臓

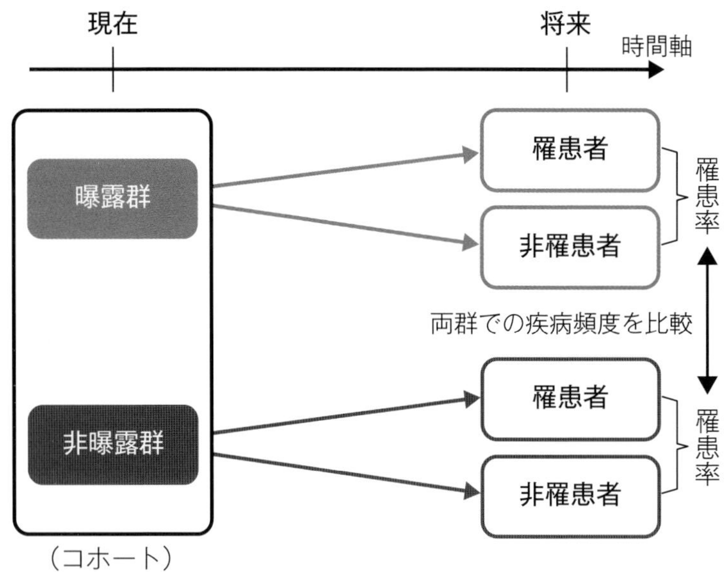

図７　コホート研究（罹患率）のデザイン

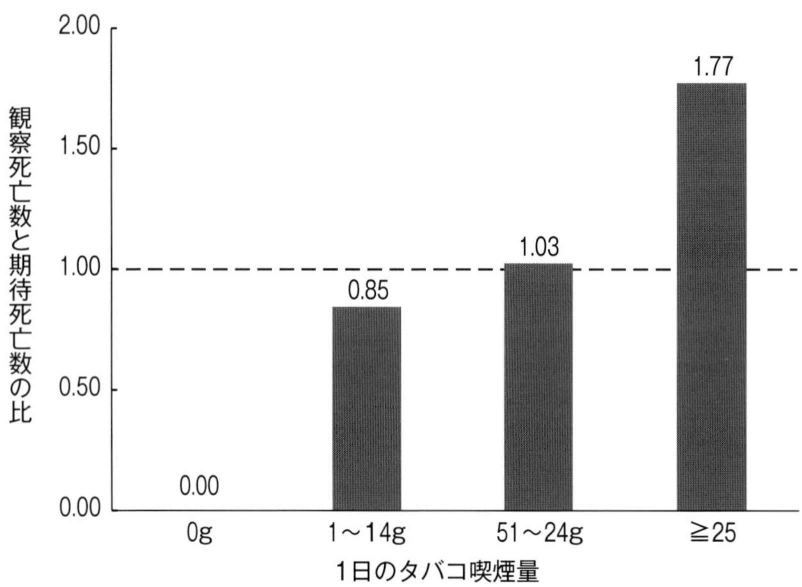

図８　タバコ喫煙量による肺がん死亡率の変化（縦軸は観察死亡数と期待死亡数との比）
(Doll R, Hill AB :The mortality of doctors in relation to their smoking habits; a preliminary report. Br Med J, 1(4877):1451-1455, 1954. を改変)

研究（Framingham Heart Study）があります。1948年に米国マサチューセッツ州フラミンガムの30～62歳までの5,209人の心血管疾患コホート研究が開始されました。その後、子の世代や孫の世代も含まれ、現在も継続されています。

コホート研究にはいくつかのバリエーションがあります。そのなかの１つが歴史的コホート研究（historical cohort study）です。後向

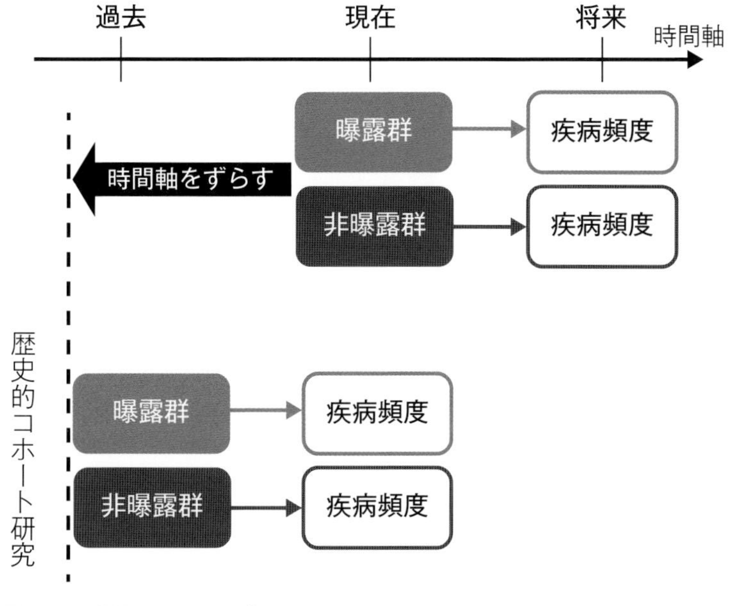

図9　歴史的コホート研究

きコホート研究と呼ばれることもあります。時間軸をずらし、過去の一時点における仮説因子への曝露状況からコホートをつくり、現在に向けて追跡を行う研究です（**図9**）。

3 介入研究（intervention study）

分析疫学によって因果関係が推定された危険因子を意図的に曝露/除去させる介入を行うことで仮説を検証します。介入研究には、個人に対して介入を行うランダム化／非ランダム化比較試験と地域集団に対して介入を行う地域介入試験があります。

❶ ランダム化比較試験（RCT: randomized controlled trial）

研究参加者を介入の伴う集団（介入群）と介入の伴わない集団（対照群）に割り付けて介入を行い、両群を比較することによって介入効果を評価します。このとき、無作為に割り付ける方法を無作為割付といい、無作為割付を行う方法をランダム化（無作為化）比較試験といいます。参加者を無作為に割り付けることにより、介入群と対照群の背景因子の偏りを抑えられるため、より正確な介入効果を評価できます。新薬開発や治療法の評価などの臨床試験（clinical trial）では、

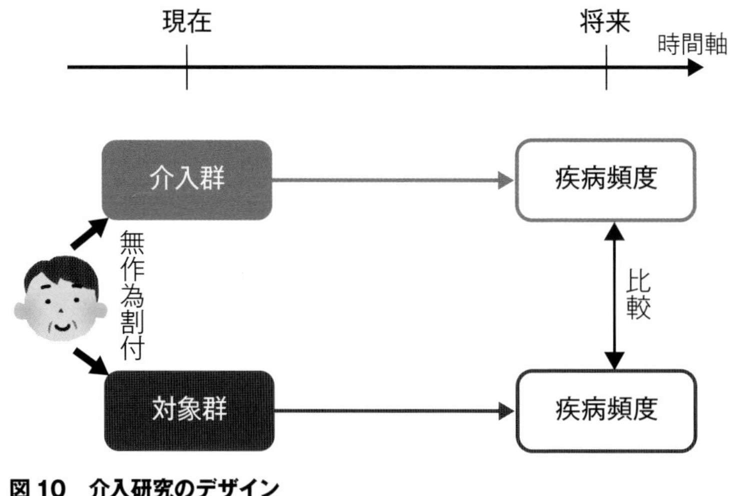

図 10 介入研究のデザイン

この方法が用いられます（**図10**）。

❷ 非ランダム化比較試験（non-randomized controlled trial）

参加者の希望や主治医の判断などで２群に割り付ける比較試験や、対照群を設けずに介入群の介入前後を比較することで介入効果を評価する方法などがあります。

❸ 地域介入試験（community intervention trial）

地域介入試験では、個人ではなく、地域を単位として介入を行います。たとえば、A市では水道水にフッ素を添加し、B市では添加せずに、小学生のう蝕（虫歯）の発生頻度を比較するというものです。

より詳しく！

1 システマティックレビュー（systematic review）

近年、システマティックレビューが増えています。ある研究疑問（リサーチクエスチョン）について、事前に決めた基準に従って、先行研究の文献を系統的かつ網羅的に検索・検討し結論を示す研究です。場合によっては、抽出した研究の結果を統合して評価を行うメタアナリシスが行われることもあります。

2 疫学研究デザインとエビデンスレベル

どの研究デザインであっても、1つの研究から1つの結論が導かれます。しかし、研究デザインによって提示されるエビデンスのレベルが異なることに注意しましょう（**表1**）。

表1　疫学研究デザインとエビデンスレベル

エビデンスレベル	研究デザイン
高	RCTのシステマティックレビュー
↕	ランダム化比較試験（RCT）
	コホート研究
	症例対照研究
低	横断研究・生態学的研究

6 偶然誤差と系統誤差

要点をおさえよう

- 真の値（真値）と実際に観測された値（観察値や測定値）には誤差（error）があります。
- 真値を得るためには、なるべく誤差を小さく抑える必要があります。
- 誤差には偶然誤差と系統誤差があります（図1）。
- 偶然誤差は、測定時に偶然によって生じると考えられる、ランダムなバラツキによる差です。
- 系統誤差は、ある原因によって測定値や仮説因子と結果の関係が一定の方向に歪められ、偏ることで生じる差です。一般的にバイアス（bias）とも呼ばれます。
- 系統誤差は、選択バイアス（selection bias）と情報バイアス（information bias）に分けることができます。
- 交絡（confounding）も要因と結果の関係を歪めます。

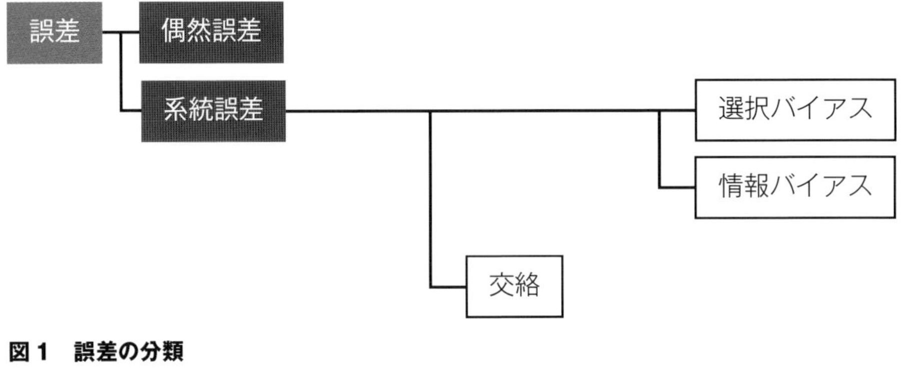

図1　誤差の分類

まずは基本から

1 偶然誤差（random error）

誤差には、偶然誤差と系統誤差があります（**図2**）。

偶然誤差は、偶然によってランダムに発生するバラツキによって生じる、真の値と測定値の差です。たとえば、体重の計測を考えてみま

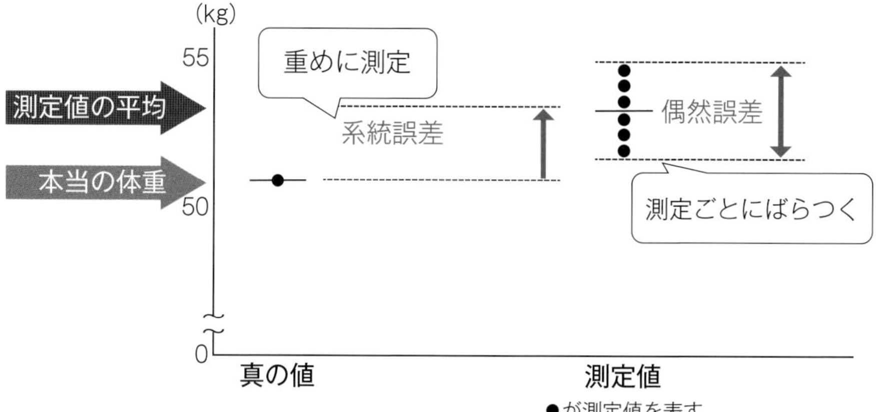

図２　体重計測における系統誤差と偶然誤差

しょう。体重計に乗るたびに微妙に値が異なることはありませんか。このバラツキである偶然誤差は小さいほど精度が高く、結果を信頼することができます。偶然誤差は、測定回数を増やす、調査の場合はサンプルサイズを大きくして平均値を算出することで小さくすることが可能です。

2　系統誤差（systematic error）

系統誤差は、バイアスともいい、ある原因によって測定値が一定の方向に偏ることで生じる差です（**図２**）。たとえば、計測前に目盛りが０kgではなく１kgにセットされた体重計で計測すると、常に＋１kgで計測される、というイメージです。これは何度計測し直しても、０kgにセットするまで解決されません。

系統誤差は、原因を解消するまで除去することができません。系統誤差は小さいほど正確度が高く、測定が妥当であると考えられます。そして、研究計画時に対策（対象者の選択、情報収集の方法など）を考えておく必要があります。

次に、代表的なバイアスをあげます（**表１**）。

❶ 選択バイアス（selection bias）

疫学研究で生じる系統誤差の１つは選択バイアスです。実際の研究参加者集団から一定の傾向をもつ人が抜けている、あるいは逆に、傾向をもつ人ばかりになっていることにより生じるバイアスです。

母集団と標本の関係を思い出しましょう（p.154参照）。選択バイアスの制御には、無作為抽出や選択基準を定義し、同一基準で対象者を選択することが有効です。

❷ 情報バイアス（information bias）

もう1つは情報バイアスです。研究において、曝露状況や罹患状況に関する情報を取得する際に生じるバイアスで、測定バイアス（measurement bias）ともいわれます。

情報バイアスの制御には、なるべく客観的な情報を収集すること、情報収集の担当者や測定器具・方法のバラツキを抑えること（同一基準で測定する）、ブラインド法（盲検法）を用いることなどが有効です。

ポイント

●ブラインド法（盲検法）
研究参加者が、自分が介入群であるのか、対照群であるのかを知ってしまうことで心理や行動に変化が生じ、研究結果に影響を与える可能性がある。そのため、参加者がどちらの群であるかわからないようにすることをブラインド法という。参加者だけでなく、判定者や研究者にもわからないようにする二重ブラインド法も使われている。

表1　代表的な選択バイアスと情報バイアスの例

選択バイアス	自己選択バイアス	健康調査の参加者を募集すると、健康に自信のある人や健康に関心の高い人が集まりやすく、一般集団とは異なるために生じる。
	健康労働者バイアス	労働者集団において有害作業の評価を行っても、もともと健康度が高い集団であるために有害事象が観察されない可能性があるため生じる。
	Berksonバイアス	症例対照研究を入院患者によって行う際に、仮説因子の曝露が対象疾患だけでなく各種の疾患に関与していると、対照群でも曝露割合が高いため、曝露効果が低く評価されて生じる。
情報バイアス	面接者バイアス	症例群と対照群で曝露状況の聞き取りの詳細さが異なったりすることにより生じる。
	判定者バイアス	罹患状況の判定者が、対象者の属性（曝露/非曝露　介入/対照）によって判定を偏らせることにより生じる。
	思い出しバイアス	症例対照研究において、対照群よりも症例群の患者やその家族は因子曝露について思い出しやすいといった、思い出しやすさの違いによって生じる。

5 信頼性と妥当性

調査や測定を行う際には、妥当性のある尺度を使って、信頼性の高い情報（データ）を取得することが必要です。たとえば、体重計測には血圧計ではなく体重計を使用します。しかも、精確に計測できる体重計が必要です。

図 3 は、信頼性と妥当性のイメージをダーツで例えてみた図です。

偶然誤差は信頼性、系統誤差は妥当性を示していると理解できます。

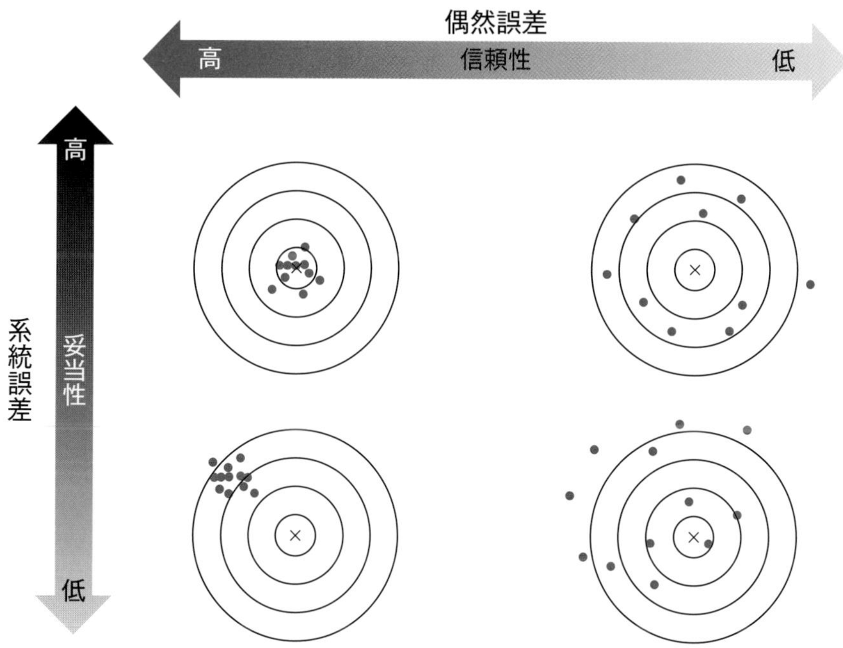

図 3　信頼性と妥当性のイメージ

⑦交絡

要点をおさえよう

- 着目している疾病罹患に仮説因子以外の原因（または関連因子）が存在し、かつ、それが仮説因子と関連している場合、交絡が生じます。
- 交絡を引き起こしている原因（関連因子）を交絡因子といいます。
- 交絡が起きていると、仮説因子と着目している疾病罹患の真の関係が歪んで観察されます。
- 交絡因子は３つの条件を満たします（図１）。
  ① 疾病罹患に影響する。
  ② 検討中の仮説因子と関連がある。
  ③ 検討中の仮説因子から疾病罹患の中間過程には存在しない。

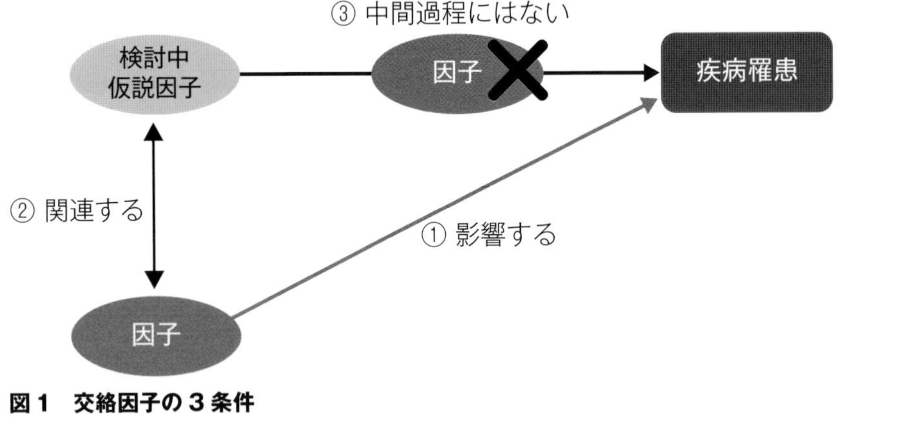

図１　交絡因子の３条件

まずは基本から

1 交絡（confounding）

交絡とは、仮説因子以外の関連因子によって、仮説因子と着目している疾病罹患（アウトカム）との関連が歪むことです。交絡が起きていると、「（真の関連ではなく）見せかけの関連」が観察されます。

ある調査を実施したところ、ライター所持者に肺がん罹患が多く発

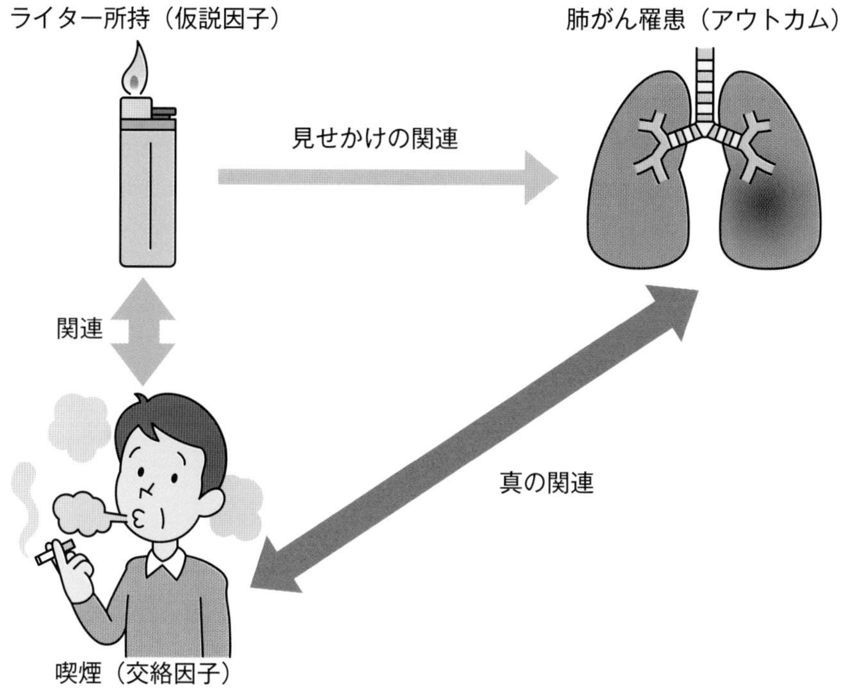

図２　交絡のイメージ

生していたとします。もちろん、ライター所持（仮説因子）は肺がん罹患（アウトカム）と関連していません。しかし、ライター所持は喫煙と強く関連しています。そして、喫煙は肺がん罹患の重要な危険因子であり、この間には真の関連があります。喫煙という交絡因子の影響で、ライター所持と肺がん罹患の間に（実際は関連がないのに）「見せかけの関連」が観察されました。なお、交絡因子によって、（実際は関連があるのに）「関連が観察されない」こともあります。交絡因子が存在すると、検討中の仮説因子と疾病罹患の真の関連を観察することができません（**図２**）。

2　交絡因子の制御

研究を実施する際には、誤差と同様に、交絡因子を制御することも必要です。交絡因子は、調査実施前の計画段階でしか調整できないものと、調査実施後の解析段階で調整できるものがあります（**表１**）。

表1　交絡因子の調整方法

	調整方法	主な手法	具体例
計画段階	限定	ある特性をもった集団のみを対象とする	対象を65歳以上の男性とする
	無作為化	無作為に分ける/割り付ける	ランダム化比較試験
	マッチング	交絡因子と考えられる因子への曝露状態が症例群と同じになるように対照群を選ぶ	症例群と対照群の平均年齢や性別の割合が等しい
解析	層別（化）解析	交絡因子と考えられる因子について層を分け、層ごとに解析を行う	65歳未満と65歳以上別、男性と女性別に解析を行う
	多変量解析	疾病罹患に影響を与えていると考えられる複数の因子を統計モデルに組み込んで解析を行う	重回帰分析、ロジスティック回帰分析等
	標準化	交絡因子と考えられる因子の分布を基準集団に揃えて（重み付けをして）比較を行う	年齢調整死亡率

より詳しく！

1 研究デザインと誤差

誤差も交絡も真の関連の観察を妨げるものなので除去できればよいのですが、完全になくすことは不可能です。研究の各段階でできるだけ小さく抑えるように対策を行います。

対象者の選択時には選択バイアス、データ収集時には情報バイアス、解析時には交絡に注意しましょう（**図3，4**）。

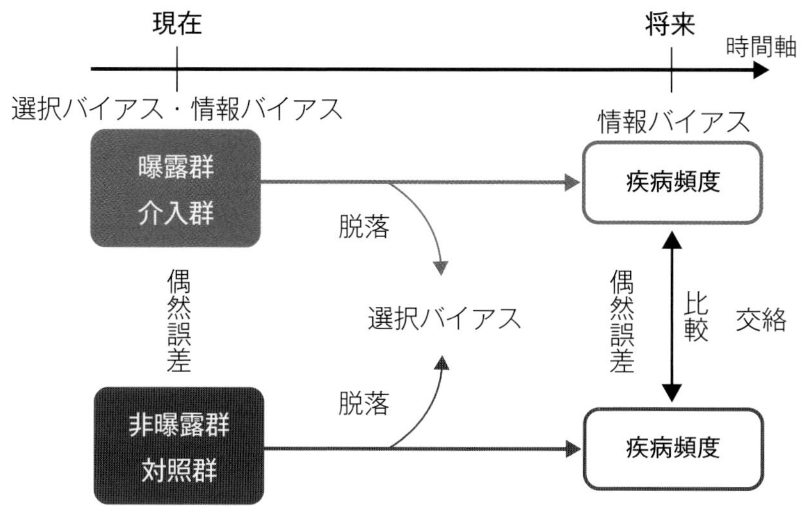

図3　コホート研究・介入研究における誤差

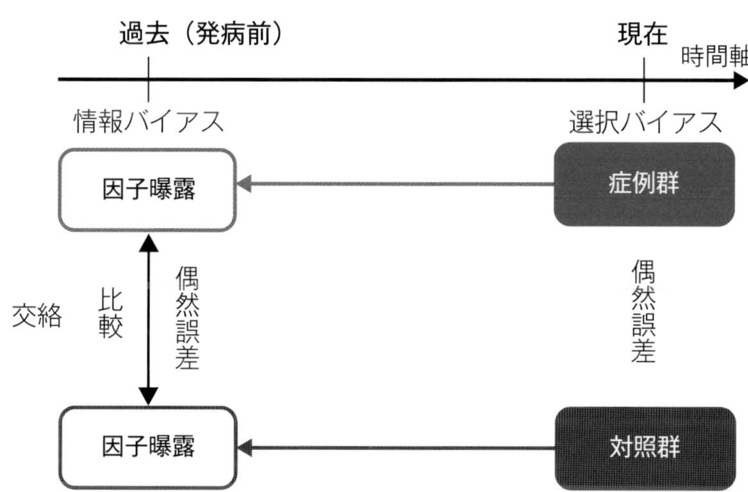

図4　症例対照研究における誤差

Chapter 3

保健統計について知ろう

Part 1 人口静態統計と国勢調査

Part 2 人口動態統計

Part 3 生命表

Part 4 基幹統計調査

Part 5 その他の統計調査

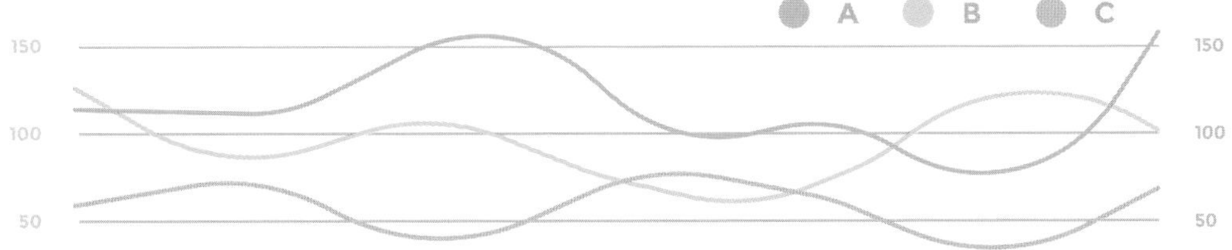

人口静態統計と国勢調査

要点をおさえよう

- 国の行政機関が作成する統計のうち、特に重要な統計を総務大臣が基幹統計に指定しています。
- 統計法（平成 19 年法律第 53 号）において、特に重要とされる基幹統計は 53 統計です（2022 年 1 月 1 日時点，表 1）。
- 人口静態統計は、5 年ごとに行われる国勢調査（Census）によって、国内の人口や世帯の実態を把握する国の最も重要な統計です。
- 直近の国勢調査（2020 年 10 月 1 日現在）の総人口（population）は1億 2,614 万 6,000 人でした。
- 人口は年齢別に、①年少人口（0 ～ 14 歳）、②生産年齢人口（15 ～ 64 歳）、③老年人口（65 歳以上）に 3 区分されます。

表1　主な基幹統計

基幹統計名称	管轄省庁	調査名	調査方法	調査頻度
国勢統計 （人口静態統計）	総務省	国勢調査	全数	5年ごと （10年ごとに大規模）
人口動態統計	厚生労働省	人口動態調査	全数	通年
国民生活基礎統計	厚生労働省	国民生活基礎調査	標本	毎年 （3年ごとに大規模）
患者統計	厚生労働省	患者調査	標本	3年ごと
医療施設統計	厚生労働省	医療施設調査 （静態調査、動態調査）	全数	静態調査は3年ごと 動態調査は毎月
学校保健統計	文部科学省	学校保健統計調査	標本	毎年
社会生活基本統計	総務省	社会生活基本調査	標本	5年ごと

まずは基本から

健康に関する主な公的統計を概観します。公的統計は国の情報基盤として位置づけられています。そのなかでも重要とされるものが人口統計です。人口統計には静態統計と動態統計があります。

人口静態統計は特定の時点において横断的に人口を把握します。この調査が国勢調査です。一方、人口動態統計は、一定期間における人口の増減に影響する事象（出生、死亡、死産、婚姻、離婚）の発生件数から人口を把握します。２つの違いを理解しましょう。

1 国勢調査の沿革

1902年（明治35年）に制定された「国勢調査ニ関スル法律」から18年後、1920年（大正９年）に第１回の国勢調査が実施されました。それ以降、10年ごとに大規模調査、その中間年には簡易調査が行われています。総務省統計局「国勢調査のあゆみ」[1]では、その興味深い歴史についてより詳しく学ぶことができます。

国勢調査から得られる統計は、それ自体が利用価値の高いものであるだけでなく、他のさまざまな統計を作成する際の情報基盤として活用されます。たとえば、全国および地域別の人口や将来人口を推計するためには、国勢調査による人口が基礎データとして用いられます。国勢調査から得られる統計は、公的統計の作成・推計の基礎データとなっています。

2 国勢調査の内容

国勢調査は、日本国内に３カ月以上居住するすべての人（外国人を含む）を対象として、調査日10月１日午前零時の状態を調査します。調査票は世帯単位で配布され、世帯員の氏名、性別、生年月、配偶者の有無、国籍、就学状態、就業状態など個人に関する質問と、住居の種類、住宅の建て方など世帯に関する質問から構成されています。

調査は、「総務省統計局 - 都道府県 - 市町村 - 国勢調査指導員 - 国勢調査員」の流れで行われます。非常勤の国家公務員に任命された国勢調査員が各世帯を訪問して調査票の配布・回収を行うほか、2015年（平成27年）からはオンライン調査も導入されました。

3 人口静態統計（census statistics）

日本の人口は、国勢調査による人口に基づいて算出しています。第1回調査時（1920年）に5,596万人だった人口は、第二次世界大戦前後を除き増加し続けていましたが、国勢調査結果として初めて2015年に減少に転じ、2020年は引き続き減少して1億2614万6千人でした（**図1**）。

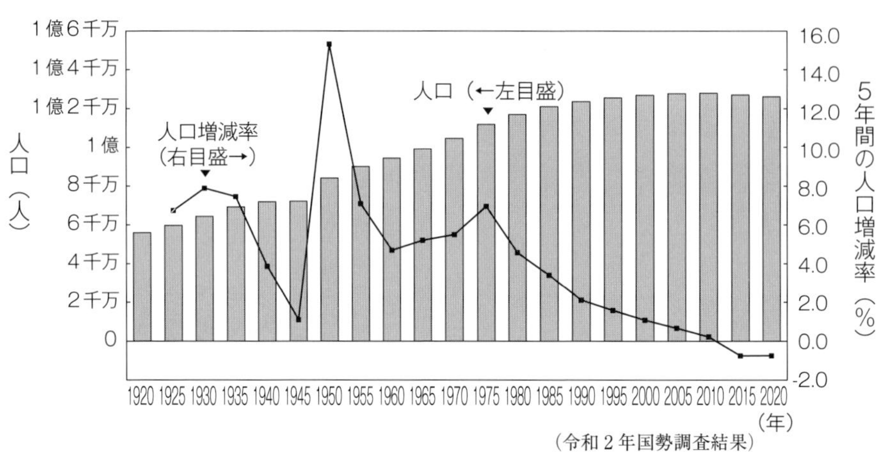

図1　人口および人口増減率の推移－全国（1920～2020年）

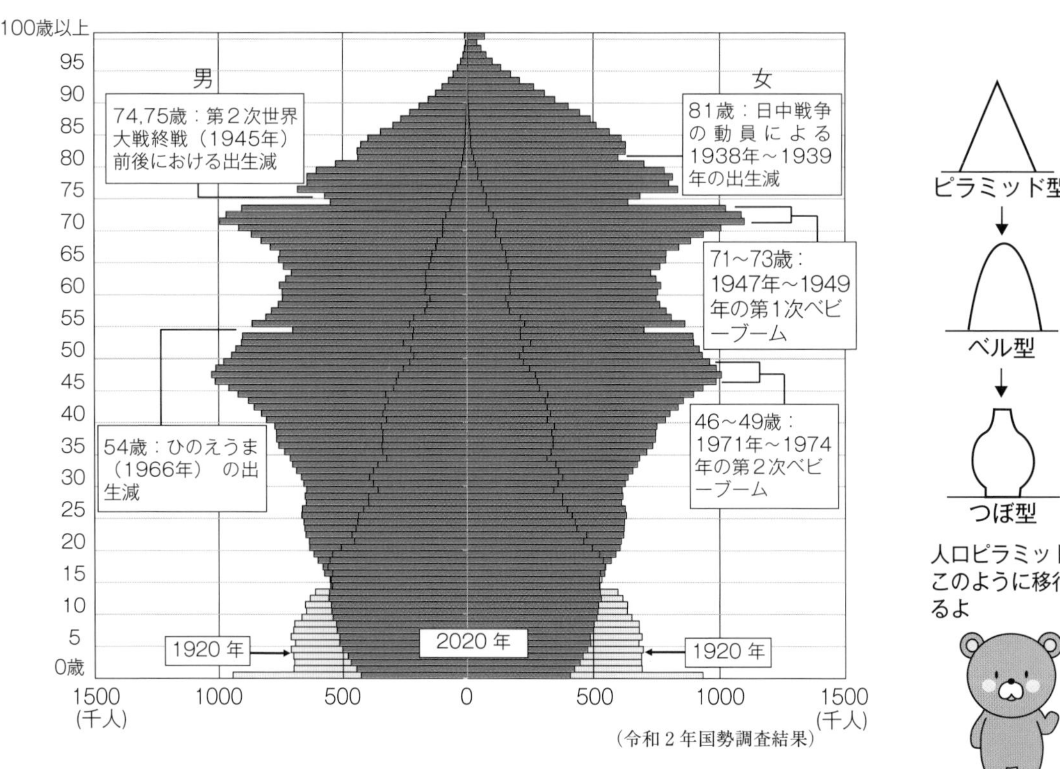

図2　日本の人口ピラミッド（2020年10月1日時点）

人口ピラミッドは、縦軸に年齢、横軸に人口数または総数に占める割合を年齢階級ごとに図示したグラフで、人口総数に対する性別・年齢別の構成を示します。**図2**に示した、1920年、2020年の2つの人口ピラミッドからは、年齢構成がまったく異なることがわかります。一般的に、多産多死の集団ではピラミッド型となり少産少死に転換するとベル型、その後出生率が減少し続けるとつぼ型へと移行します。現在の日本はつぼ型に分類されます。

4 人口指数

人口は年齢別に、①年少人口（0～14歳)、②生産年齢人口（15～64歳)、③老年人口（65歳以上）に3区分されます（**表2**)。

表2　年齢（3区分）別人口（2020年）

	総人口	年少人口	生産年齢人口	老年人口
実数（人）	1億2615万	1,503万	7,509万	3,603万
割合（%）	100.0	11.9	59.5	28.6

（令和2年国勢調査結果）

図3のように、日本の年少人口の割合は減少し続け、老年人口の割合は増加し続けています。日本の人口の年齢構成は高齢化が急激に進んでいます。

人口3区分をもとにした年齢構造の指標として**人口指数**があります。

①年少人口指数：$\frac{\text{年少人口}}{\text{生産年齢人口}}\times 100$

②老年人口指数：$\frac{\text{老年人口}}{\text{生産年齢人口}}\times 100$

③従属人口指数：$\frac{\text{年少人口}+\text{老年人口}}{\text{生産年齢人口}}\times 100$

④老年化指数：$\frac{\text{老年人口}}{\text{年少人口}}\times 100$

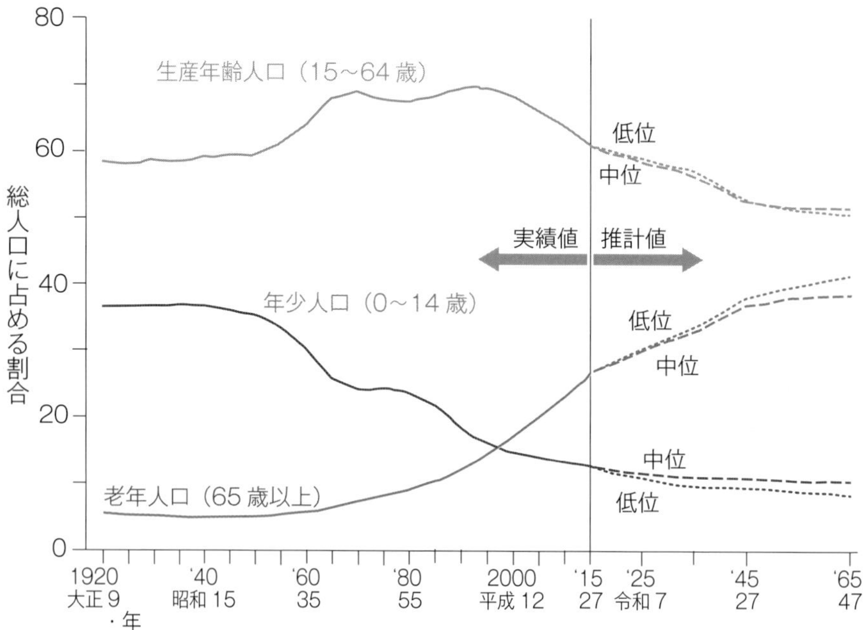

（総務省統計局「国勢調査報告」. 国立社会保証・人口問題研究所「日本の将来推計人口（平成 29 年推計）」）
注：推計値は出生中位・低位（死亡中位）の仮定による。

図 3　年齢（3 区分）別人口の割合の推移

年少人口指数、老年人口指数は、生産年齢人口に対する年少人口、老年人口それぞれの割合を表しています。従属人口指数は、生産年齢人口に対する従属人口（年少人口と老年人口）の割合を表しています。老年化指数は、人口の高齢化の程度を示しています。

より詳しく！

毎年、敬老の日に総務省が公表する「高齢化率」は老年化指数とは異なります。

高齢化率：$\dfrac{\text{老年人口}}{\text{総人口}} \times 100$

高齢化率は、65歳以上人口が総人口に占める割合であり、2021年 9 月15日現在推計で29.1%でした。欧米諸国に比べ、圧倒的に高いことがわかります（**図 4**）。

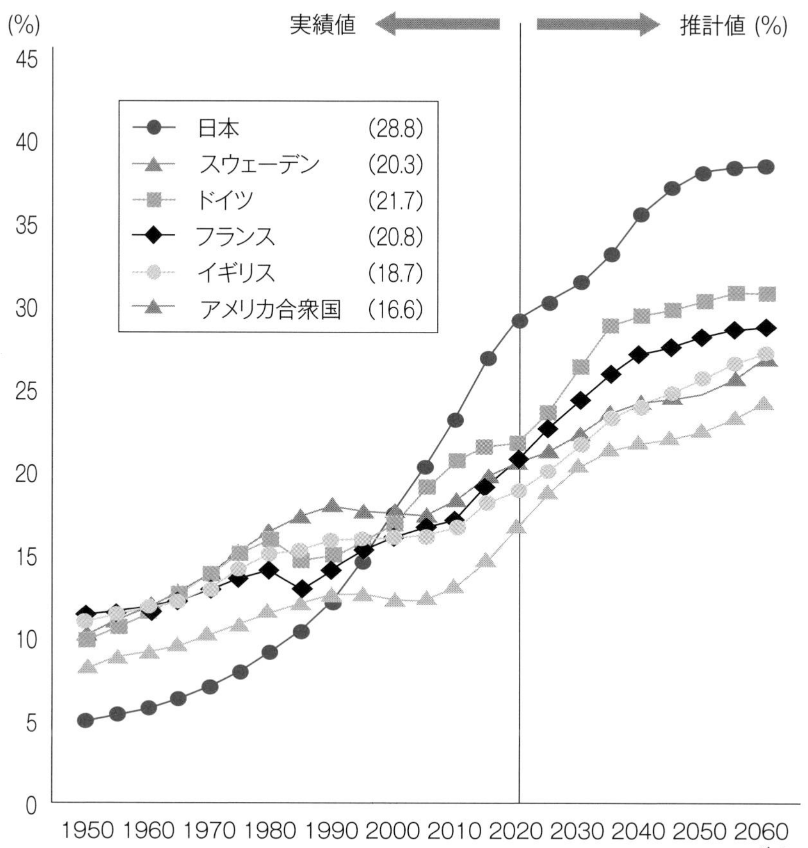

資料（UN、World Population Prospects： The 2019 Revisionより）
ただし日本は、2015 年までは総務省「国勢調査」2020年以降は国立社会保障・人口問題研究所「日本の将来推計人口（平成29 年推計）」の出生中位・死亡中位仮定による推計結果による。

図４　世界の高齢化率の推移（欧米主要国と日本）

参考文献

1）総務省統計局：「国勢調査のあゆみ」.
https://www.stat.go.jp/data/kokusei/2015/kouhou/ayumi.html　2022年11月20日）

① 出生

要点をおさえよう

- 人口動態統計は毎年1月1日から12月31日までの1年間に提出された届出の情報を集計しています。
- 対象となる届出は、出生届、死亡届、死産届、婚姻届、離婚届の5種類です。
- 出生率（Live birth rate）は次の式で求められます。

$$出生率=\frac{年間出生数}{10月1日現在日本人人口}\times 1{,}000\quad 単位:人口千対$$

- 2020年の出生数は84.1万人、出生率は6.8（人口千対）でした。
- 年間の自然増減数（=出生数 - 死亡数）を人口で除した率を自然増減率（natural change rate）といいます。

$$自然増減率=\frac{年間自然増減数(年間出生数-年間死亡数)}{10月1日現在日本人人口}\times 1{,}000\quad 単位:人口千対$$

- 2020年の自然増減率は -4.3（人口千対）でした。
- 合計特殊出生率は、「1人の女性が生涯に生む子ども数」を示し、次式で求められます。

$$合計特殊出生率=\left\{\frac{母の年齢別出生数}{母と同年齢の女子人口}\right\}の15〜49歳の合計$$

- 出生数の男女比を出生性比といい、女子100人に対する男子の割合を示します。

まずは基本から

1 人口動態統計（vital statistics）

人口動態統計は業務統計であり、戸籍法及び死産の届出に関する規程により届け出られた出生、死亡、婚姻、離婚及び死産の全数を対象としています。集計期間は1月1日から12月31日までの1年間であり、結果が毎年公表されます（**表1**）。市区町村に提出された届出から人口動態調査票が作成され、情報が集計されます（**表2**）。

表1　人口動態（2020）

	実数				率[1)]	
	令和2年 (2020)	令和元年 (2019)	対前年増減		令和2年 (2020)	令和元年 (2019)
			増減数（人）	増減率（%）		
出　生（人）	840 835	865 239	△ 24 404	△ 2.8	6.8	7.0
男	430 713	443 430	△ 12 717	△ 2.9	7.2	7.4
女	410 122	421 809	△ 11 687	△ 2.8	6.5	6.6
死　亡（人）	1 372755	1 381 093	△ 8 338	△ 0.6	11.1	11.2
男	706 834	707 421	△ 587	△ 0.1	11.8	11.7
女	665 921	673 672	△ 7 751	△ 1.2	10.5	10.6
（再掲）						
乳児死亡（人）	1 512	1 654	△ 142	△ 8.6	1.8	1.9
新生児死亡	704	755	△ 51	△ 6.8	0.8	0.9
自然増減（人）	△ 531 920	△ 515 854	△ 16 066	…	△ 4.3	△ 4.2
死産（胎）	17 278	19 454	△ 2 176	△ 11.2	20.1	22.0
自然死産	8 188	8 997	△ 809	△ 9.0	9.5	10.2
人工死産	9 090	10 457	△ 1 367	△ 13.1	10.6	11.8
周産期死亡（胎）	2 664	2 955	△ 291	△ 9.8	3.2	3.4
早期新生児死亡	2 112	2 377	△ 265	△ 11.1	2.5	2.7
妊娠満22週以後の死産	552	578	△ 26	△ 4.5	0.7	0.7
婚姻（組）	525 507	599 007	△ 73 500	△ 12.3	4.3	4.8
離婚（組）	193 253	208 496	△ 15 243	△ 7.3	1.57	1.69

注：1）出生・死亡・自然増減・婚姻・離婚・年齢調整死亡率は人口千対、乳児死亡・新生児死亡・早期新生児死亡率は出生千対、死産率は出産（出生+死産）千対、周産期死亡・妊娠満22週以後の死産率は出産（出生+妊娠満22週以後の死産）千対の率である。

（令和2年（2020）人口動態統計）

表2 人口動態調査票の種類と調査項目

調査票	調査項目
出生票	出生の年月日、場所、体重、父母の氏名及び年齢等出生届に基づく事項
死亡票	死亡者の生年月日、住所、死亡の年月日等死亡届に基づく事項
死産票	死産の年月日、場所、父母の年齢等死産届に基づく事項
婚姻票	夫妻の生年月、夫の住所、初婚・再婚の別等婚姻届に基づく事項
離婚票	夫妻の生年月、住所、離婚の種類等離婚届に基づく事項

2 出生の現状

日本の出生数（live births）は、第１次ベビーブーム（1947～49年）と第２次ベビーブーム（1971～1974年）の２つの山を経て、減少傾向が続いています（**図１**）。1949年の出生数は270万人でしたが、2020年には84.1万人となっています。出生率（live birth rate）も同様に、第１次ベビーブーム期には30を超えていましたが、全体的に減少傾向が続き、2020年には6.8となっています。

3 合計特殊出生率（total fertility rate：TFR）

合計特殊出生率は出生力の主な指標で２種類あります。１つは、「その年次の年齢別出生率が続くと仮定した場合に１人の女性が生涯に生む子ども数」を表す期間合計特殊出生率です。通常、合計特殊出生率はこれをさします。もう１つは、「実際に１人の女性が一生の間に生む子どもの数」を表すコホート合計特殊出生率です。

合計特殊出生率が約2.1（人口置換水準）を下回った状態が継続すると人口が減少します。**図１**のように第１次ベビーブーム期には４を超えていましたが、全体的に減少傾向が続き、2005年には1.26まで落ち込み

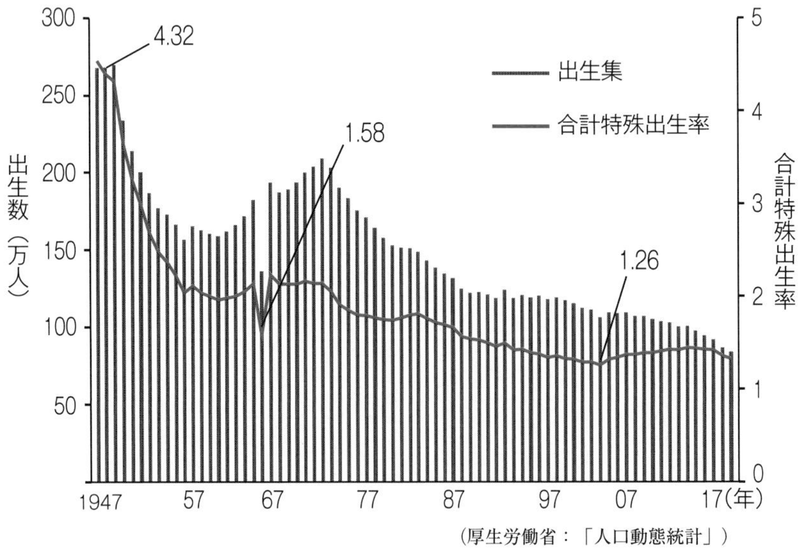

（厚生労働省：「人口動態統計」）

図１　出生数と合計特殊出生率の推移

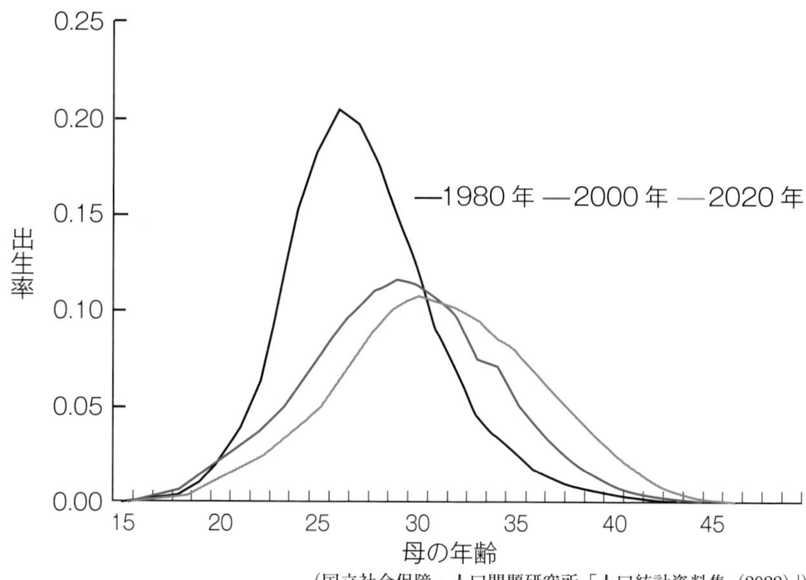

図２　母の年齢別にみた出生率

ました。その後、やや回復傾向にあります。

図2に母の年齢別の出生率を20年ごとに比較してみます。1980年に最も出生率が高い年齢は26歳でしたが、2000年では29歳、2020年では30歳と後退しています。一方、2020年の出生率の最高値は1980年に比べ、半分となっています。

4 出生性比（sex ratio at birth）

出生数の男女比を出生性比といい、女子100人に対する男子の割合を示します。一般的に105前後です（**図3**）。

$$\text{出生性比} = \frac{\text{年間男子出生率}}{\text{年間女子出生率}} \times 100$$

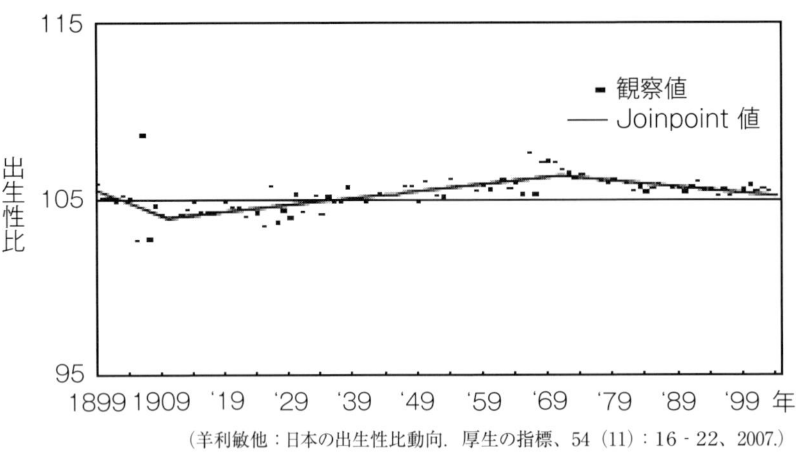

（羊利敏他：日本の出生性比動向．厚生の指標、54（11）：16 - 22、2007.）

図 3　日本の出生性比 1899 ～ 2004 年（性比 × 100 表記）

より詳しく！

将来の人口を予測するうえで、「1人の女性が生涯に生む子ども数」を示す**再生産率**は非常に重要です。再生産率の3指標のうちの1つは**合計特殊出生率**です。このほかに、「その年次の年齢別出生率が続くと仮定した場合に1人の女性が生涯に生む女児数」を示す**総再生産率**、「女性の出産年齢までの生存確率を考慮したうえで、その年次の年齢別出生率が続くと仮定した場合に1人の女性が生涯に生む女児数」を示す**純再生産率**があります。2020年は総再生産率が0.65、純再生産率が0.64でした（**図4**）。なお、年齢別女子定常人口とは、「現在の死亡状況が変わらず、出生数が常に10万であると仮定した時のある年齢の女性人口」であり、生命表に計算されています。

$$総再生産率=\left\{\frac{母の年齢別女児出生数}{母と同年齢の女子人口}\right\}の15〜49歳の合計$$

$$純再生産率=\left\{\frac{母の年齢別女児出生数}{母と同年齢の女子人口}\times\frac{年齢別女子定常人口}{10万人}\right\}の15〜49歳の合計$$

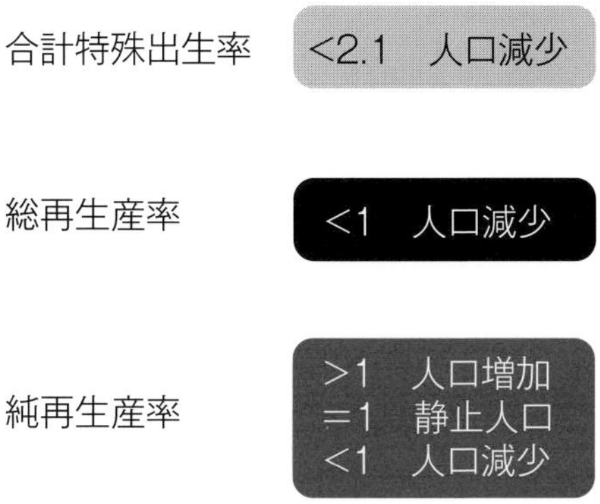

合計特殊出生率　<2.1　人口減少

総再生産率　<1　人口減少

純再生産率　>1　人口増加
=1　静止人口
<1　人口減少

図４　再生産の３指標と人口の関係

参考文献

１）厚生労働省：令和２年（2020）人口動態統計

２）国立社会保障・人口問題研究所：人口統計資料集．2022.

３）羊利敏他：日本の出生性比動向．厚生の指標、54(11)：16 - 22, 2007.

②死亡

要点をおさえよう

- 死亡率は粗死亡率と呼ばれることもあり、次の式で求められます。

$$死亡率=\frac{年間死亡数}{10月1日現在日本人人口}\times 1{,}000 \quad 単位:人口千対$$

- 2020年の死亡数は137.3万人、死亡率は11.1（人口千対）でした。
- 比較する集団間の年齢構成の違いを考慮する場合には、年齢調整死亡率が用いられます。
- 年齢調整死亡率の算出方法には、直接法と間接法があります。
- 直接法による年齢調整死亡率は次の式で求められます。

$$年齢調整死亡率=\frac{\{観察集団の年齢階級別死亡率\times 基準集団の年齢階級別人口\}の各年齢階級の合計}{基準人口集団の総数}$$

- 間接法では標準化死亡比（SMR）を算出します。
- 2020年の年齢調整死亡率（人口千対）は男性13.3、女性7.2でした。
- 死因別死亡率は次の式で求められます。

$$死因別死亡率（年間）=\frac{年間の死因別死亡数}{10月1日現在日本人人口}\times 100{,}000 \quad 単位:人口10万対$$

まずは基本から

1 死亡率（death/mortality rate）

死亡率は、対象集団の全人口と全死亡数の比であり、粗死亡率と呼ばれることもあります。死亡率は集団の健康水準を表す重要な指標です。また、死因別死亡率は保健政策に不可欠な情報です。

図1は1947年から2019年までの性別粗死亡率と性別年齢調整死亡率（昭和60年モデル人口使用）です。粗死亡率は男女ともに1980年までは減少し、その後増加に転じています。

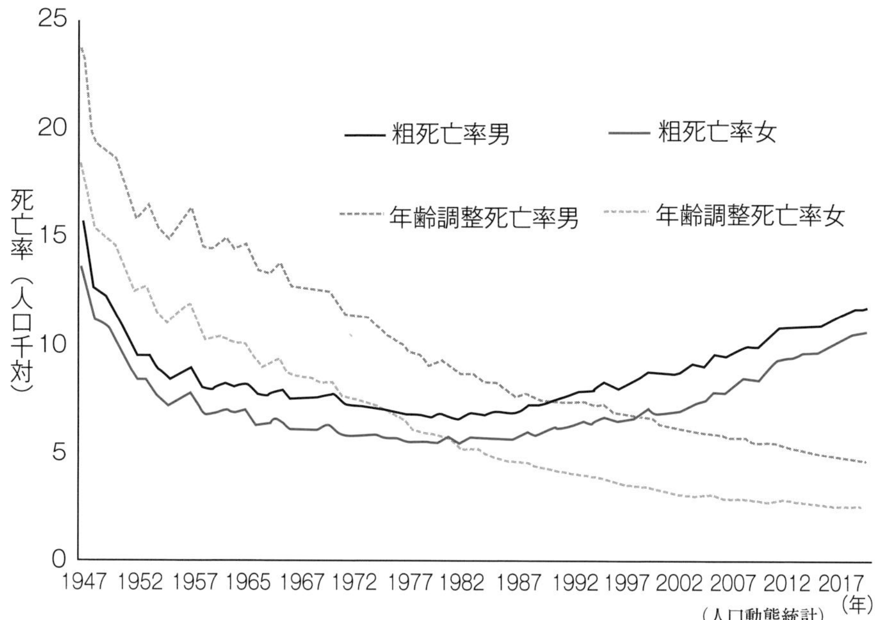

図 1　粗死亡率と年齢調整死亡率の推移（1947 ～ 2019 年）

一方、年齢調整死亡率（age-standardized mortality rate）は継続して減少傾向にあります。集団の年齢構成は死亡率に大きく影響するため、年齢構成の異なる集団の死亡率を比較する場合は、年齢構成を揃えて比較を行うことができる年齢調整死亡率が適しています。

2　年齢調整

年齢構成の異なる集団の例として、1955年の日本と2020年の日本を考えてみます。**図 2** の左右の人口ピラミッドの形が示すように明らかに人口構成が異なります。この 2 時点における死亡率を年齢構成の違いを調整して比較するために、**基準人口**を使用します。人口動態統計では、1990年から2019年まで「昭和60年モデル」人口を基準人口として使用してきましたが、2020年から「平成27年モデル」人口を採用することになりました。1955年と2020年の人口構成が平成27（2015）年の人口構成に準じていたと仮定して比較を行います。国内での比較では、「平成27年モデル人口」が用いられますが、国際比較では「世界人口」が用いられています。

図2 年齢調整のイメージ

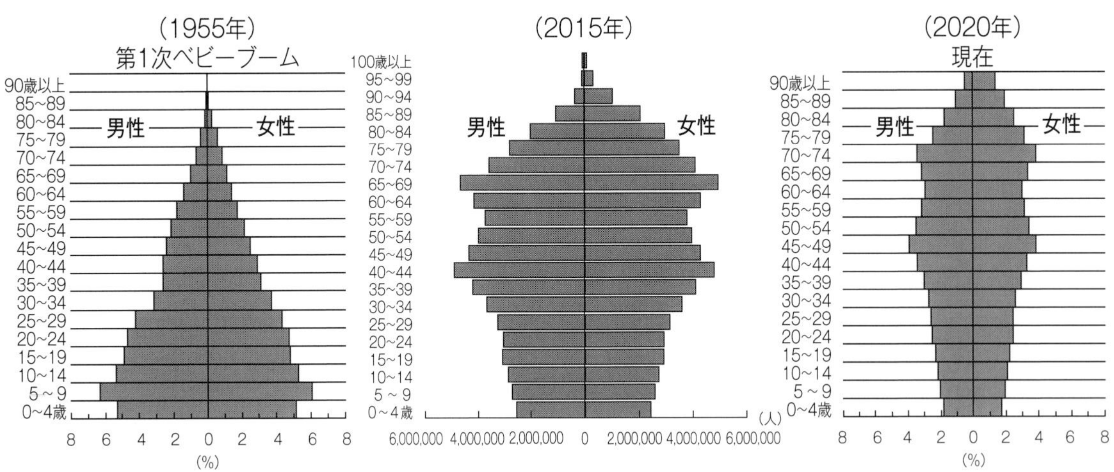

3 直接法による年齢調整死亡率の算出

観察集団における年齢階級別死亡率を基準集団人口の各年齢階級別人口にあてはめて、基準集団人口における期待死亡数を算出します。その期待死亡数を基準集団人口で除すことにより、年齢調整死亡率（直接法）が求められます。

表1の例では、期待死亡数が3000と求まります。これを基準集団人口の200万人で除します。

表1 直接法による年齢調整死亡率の算出（仮想例）

もし、基準集団の人口構成だったら

単位（人）

	観察集団				基準集団		
	人口	観察死亡数	年齢階級別死亡率		人口		期待死亡数
40歳未満	50,000	50	0.001	×	50万人	≒	500
40~64歳	50,000	50	0.001	×	50万人	≒	500
65歳以上	75,000	150	0.002	×	100万人	≒	2000
合 計	175,000	250			200万人		3000

年齢調整死亡率 ＝

$$\frac{0.001\times500{,}000+0.001\times500{,}000+0.002\times1{,}000{,}000}{2{,}000{,}000}=0.0015=1.5(\text{人口千対})$$

直接法は観察集団の年齢階級別死亡率が必要であるため、観察集団の人口規模が大きい場合（都道府県や国際比較など）に用いられます。

4 間接法による年齢調整死亡率の算出

観察集団の人口規模が小さい場合は間接法を用います。基準集団における年齢階級別死亡率を観察集団の各年齢階級別人口にあてはめて期待死亡数を算出し、観察集団の死亡数との比（**標準化死亡比, standardized mortality ratio；SMR**）を求めます。SMRは観察集団の死亡実数が期待死亡数の何倍（または%）であるのかを示しています。基準集団の死亡率にSMRを乗ずることで年齢調整死亡率を求められます。

表2 間接法による年齢調整死亡率の算出（仮想例）

もし、基準集団の死亡率だったら

単位（人）

	基準集団	観察集団		
	年齢階級別死亡率	人口	観察死亡数	期待死亡数
40歳未満	0.001	× 1,000	?	→ 1
40～64歳	0.001	× 1,000	?	→ 1
65歳以上	0.003	× 2,000	?	→ 6
合 計	0.004	4,000	4	8

表2の例では、期待死亡数が8と求まり、SMRは$\frac{4}{8}$=0.5です。これを基準集団の死亡率0.004に乗じ、年齢調整死亡率は0.002と求まります。

$$\mathrm{SMR} = \frac{\text{観察集団の死亡数}\ (\times 100\%\ \text{表示の場合})}{\{\text{基準集団の年齢階級別死亡率} \times \text{各年齢階級別観察集団人口}\}}$$

$$\mathrm{SMR} = \frac{4}{0.001 \times 1.000 + 0.001 \times 1.000 + 0.003 \times 2.000} = 0.5 = 50\%$$

年齢調整死亡率=0.5×0.004=0.002=2.0（人口千対）

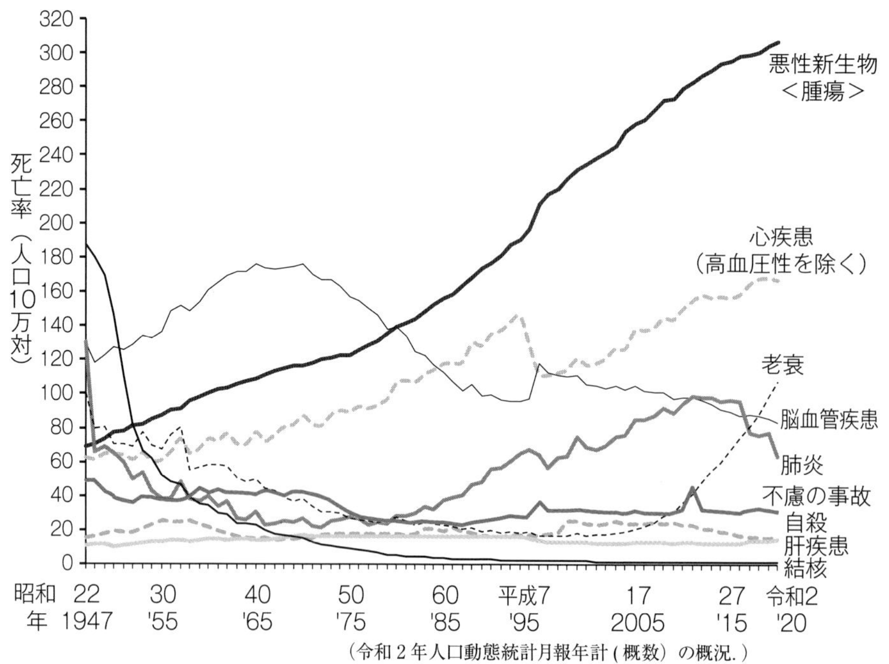

図３　主な死因別にみた死亡率（人口 10 万対）の年次推移

5 死因別死亡率

図3は、主要死因別の死亡率の年次推移です。悪性新生物の死亡率は上昇し続け、1981年以降死因順位第１位となっています。心疾患（高血圧性を除く）は、1985年に脳血管疾患に代わり第２位となりました。老衰は低下傾向が続いていましたが、2001年に上昇傾向に転じ、2018年に脳血管疾患にかわり第３位となっています。**図4**は、男女別の死因別年齢調整死亡率です。図３と図４を比べると、年齢調整によって死亡率の推移の様相が異なることがわかります。

より詳しく！

日本の死因分類は「疾病及び関連保健問題の国際統計分類（ICD International Statistical Classification of Diseases and Related Health Problems)」に準拠した分類を使用しています。

ICDは世界保健機関（WHO）が作成した分類であり、国内の統計法に基づく統計調査、医学的分類として医療機関における診療録の管理等に活用されています。ICDはアルファベットと数字を用いたコードで

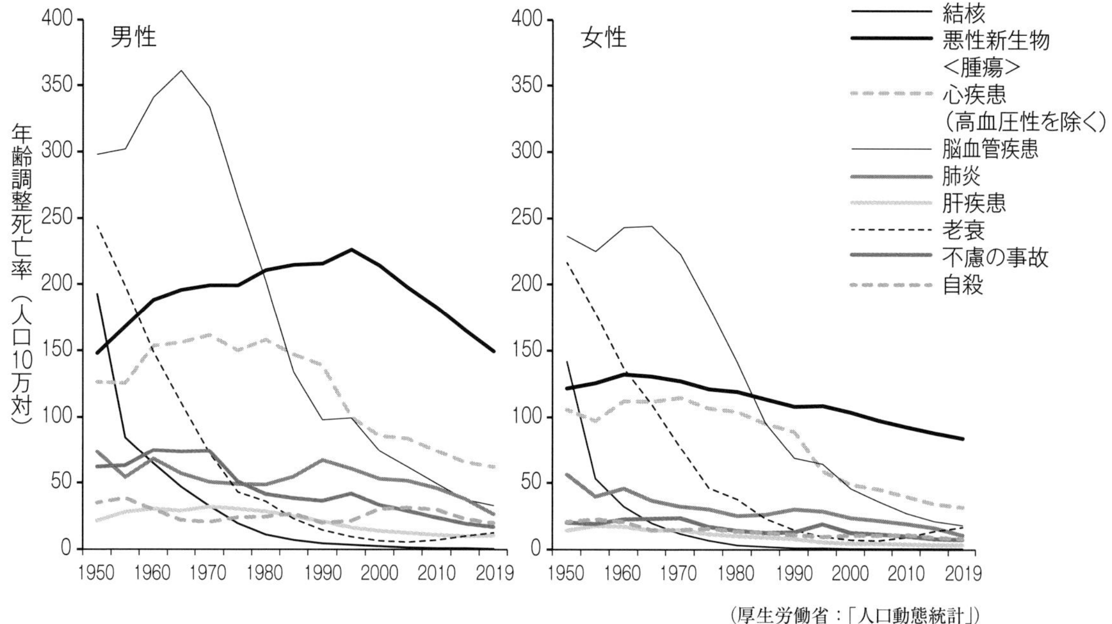

（厚生労働省：「人口動態統計」）

図４　男女別主な死因別にみた年齢調整死亡率（人口１０万対）の年次推移

表されています。およそ10年に一度改定が行われており、2022年現在、日本では「ICD-10（2013年版）準拠」が使われています。ただし、ICD-11が2022年に発効されたので、近々、日本でも使用されるようになると思います。

日本では、死亡時に医師による死亡診断書（または死体検案書）が作成され、死亡届とともに提出されます。死亡診断書に記載されたICDの死因コードによって死因統計が集計されています。

参考文献

１）厚生労働省：「令和２年（2020）人口動態統計月報年計（概数）の概況」．第２表.

２）厚生労働省：「令和２年人口動態統計月報年計(概数）の概況」．p.11.

③死産と関連死亡

要点をおさえよう

● 死産率は次の式で求められます。単位は出産（出生＋死産）千対です。

$$死産率 = \frac{年間死産数（妊娠満12週以後の死児の出産数）}{年間出産数（年間出生数＋年間死産数）} \times 1,000 \quad 単位：出産千対$$

● 乳児死亡率、新生児死亡率（neonatal mortality rate）、早期新生児死亡率（early neonatal mortality rate）は、生存期間によって区分されます（表1）。

表1　新生児死亡率と乳児死亡率

指標	生存期間	算出方式	単位	2020年の値
乳児死亡率	生後1年未満の死亡	$\frac{年間乳児死亡数}{年間出生数} \times 1,000$	出生千対	1.8
新生児死亡率	生後4週（28日）未満の死亡	$\frac{年間新生児死亡数}{年間出生数} \times 1,000$	出生千対	0.8
早期新生児死亡率	生後1週（7日）未満の死亡	$\frac{年間早期新生児死亡数}{年間出生数} \times 1,000$	出生千対	0.7

● 周産期死亡率は次の式で求められます。単位は出産（出生＋妊娠満22週以後の死産）千対です。

$$周産期死亡率 = \frac{年間周産期死亡数}{年間出生数＋年間の妊娠満22週以後の死産数} \times 1,000$$

まずは基本から

1 死産率（foetal death rate）

妊娠満12週以後の死児の出産は死産（foetal deaths）と定義されています。死産には、人工死産と自然死産があります。死児とは出産後に心臓拍動、随意筋の運動および呼吸のいずれをも認めないものとされています。人工死産以外の死産すべて自然死産に分類されます。人工死産とは、胎児の母体内生存が確実であるときに人工的な処置により死産に至った場合をいいます。2020年の死産数は1.7万胎、死産率は20. 1（出産千対）でした（**図1**）。また、出生数と死産数を比較した死産比は、次の式で求められます。

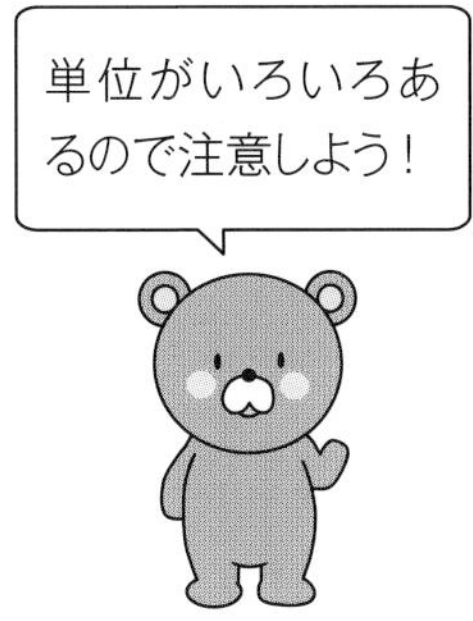

$$死産比 = \frac{死産数}{出生数} \times 1{,}000 \quad 単位：出生千対$$

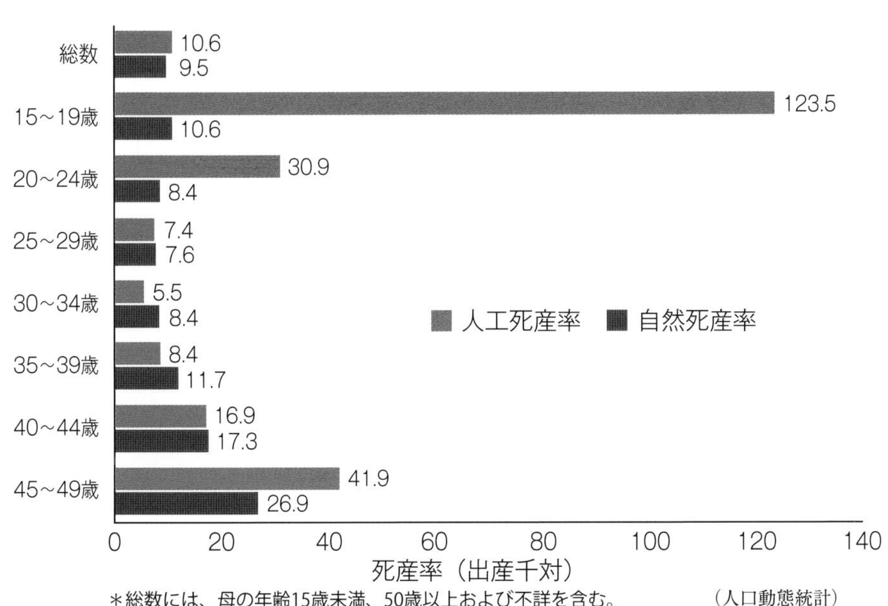

図1　母の年齢階級別にみた死産率（2020年）

2 乳児死亡率（Infant mortality rate）

乳児死亡率は、母親の健康状態や成育環境の影響を強く受けるため、集団の健康状態や衛生水準を表す指標と考えられ、国際比較に用いられています。出生直後の死因は先天奇形などの先天的な原因や周産期に関連する原因が多くを占めます。

3 周産期死亡率（perinatal death rate）

周産期死亡は妊娠満22週以後の死産と早期新生児死亡を合わせたもので、どちらも母体の健康状態の影響を強く受けます。周産期死亡率は、集団の衛生水準を表す指標と考えられ、国際比較に用いられます。

周産期死亡率の分母は「出生数+妊娠満22週以後の死産数」です。死産率の分母とは異なる点に注意しましょう。

周産期死亡率と周産期死亡数の年次推移を見ると、周産期死亡数は減少傾向にあり、周産期死亡率は近年横ばいとなっています（**図2**）。2020年の周産期死亡率は3.2（出生数に妊娠満22週以後の死産数を加えたものの千対）でした。

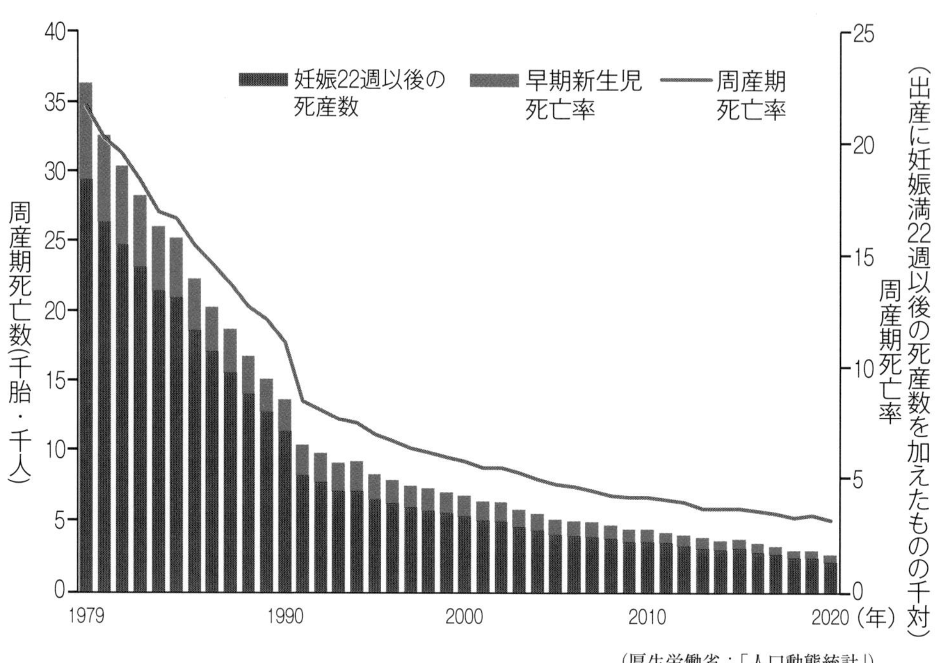

（厚生労働省：「人口動態統計」）

図2　周産期死亡率と周産期死亡数の推移

④婚姻と離婚

要点をおさえよう

- 婚姻率は、現在婚姻している人の割合ではなく、「該当年に発生した人口千人に対する婚姻件数の割合」を表します。次の式で求められます。

$$婚姻率=\frac{年間婚姻件数}{10月1日現在日本人人口}\times 1,000 \quad 単位:人口千対$$

- 2020年の婚姻件数は52.6万件、婚姻率は4.3（人口千対）でした。
- 離婚率は、「該当年に発生した人口千人に対する離婚件数の割合」を表します。

$$離婚率=\frac{年間離婚件数}{10月1日現在日本人人口}\times 1,000 \quad 単位:人口千対$$

- 離婚率は、2002まで徐々に上昇しましたが、その後は減少傾向が続いています。2020年の離婚件数は19.3万件、離婚率は1.57（人口千対）でした。

まずは基本から

1 婚姻率（marriage rate）

婚姻件数の年次推移（**図1**）を見ると、1949年からは急激に減少し、1951年から増加に転じ1972年には110万組となりました。しかし、再び、減少傾向となり、その後、いったん回復に転じるものの近年は減少傾向にあります。婚姻率は婚姻件数にほぼ連動していて、近年は減少傾向にあります。

2 離婚率（divorce rate）

離婚件数と離婚率の年次推移（**図2**）を見ると、戦後はどちらも緩やかに低下していましたが、1965年以降ともに増加・上昇し、1983年に

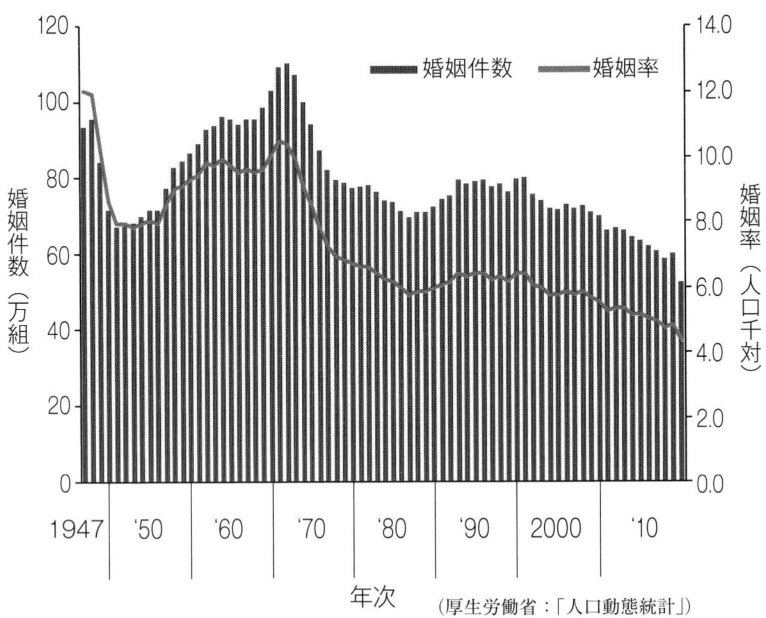

図1　婚姻件数・婚姻率の推移

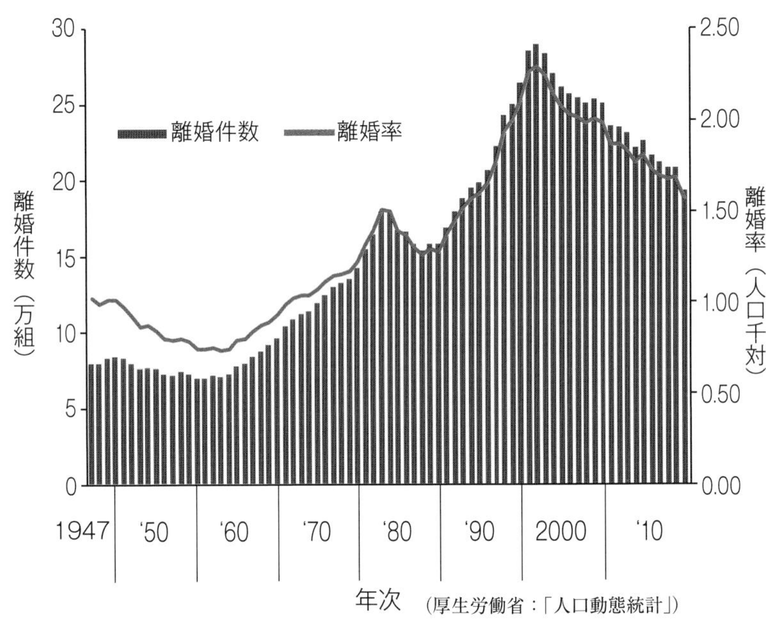

図2　離婚件数・離婚率の推移

は179,150組、1.51（人口千対）となりました。その後、低下傾向となりましたが、1991年以降再び増加・上昇し、2002年には 289,836組、2.30（人口千対）と最高値となりました。2003年以降はともに減少・低下傾向が続いています。

❶ 平均寿命

要点をおさえよう

- 平均寿命は「現在の死亡状況が今後変化しないと仮定した場合に、ある集団の人々は、平均して何年生きるのか」を示しています。
- 生命表（life table）は、ある集団において、死亡状況が今後変化しないと仮定した場合に、各年齢における1年以内の死亡確率や、平均してあと何年生きるのかという期待値（平均余命）などを各種指標によって示し、まとめた表です。
- 平均寿命（life expectancy at birth）は生命表で0歳における平均余命です。
- 「第23回生命表」（2020年）では、男性の平均寿命は81.56歳、女性は87.71歳でした。

まずは基本から

1 完全生命表と簡易生命表

厚生労働省は、「完全生命表」、「簡易生命表」、「都道府県別生命表」、「市区町村別生命表」を作成しています。

現在、基幹統計に指定されている完全生命表と簡易生命表の特徴を**表1**にまとめました。1955年以降の完全生命表は国勢調査が実施される年に作成されています。完全生命表は生命表の確定版です。簡易生命表は毎年作成され、完全生命表の間を埋めています。

生命表を作成するには、まず、人口と死亡数から年齢別の死亡率を計算し、それをもとに、生存数、死亡数、定常人口、平均余命（生存率と死力は完全生命表のみ）等の生命表関数を算定します。いずれの生命表も、10万人が出生したと仮定してこれらの指標の値が計算され、性別年齢別に示されています。生命表の実物は厚生労働省のウェブサイトで閲覧できます。

表1　完全生命表と簡易生命表

	完全生命表	簡易生命表
沿　革	1891～1898年を対象とした「第1回生命表」から作成。「第10回生命表」(1955年)以降は5年ごとに作成。	1948年より作成。「平成22年簡易生命表」より「基幹統計」として公表。
作成年	国勢調査年(5年ごと)	毎年
人　口	国勢調査人口	推計人口(10月1日現在)
死亡数	人口動態統計(確定数)	人口動態統計月報年計(概数)
出生数	人口動態統計(確定数)	人口動態統計月報年計(概数)

2 生命表関数

生命表に示される指標を算定する関数です（**表2**）。死亡率は、人口動態統計によるx歳の死亡率を加工して用います。

表2　生命表関数の定義

関数	表記	定義
生存数	l_x	10万人が出生したと仮定した場合にx歳(の誕生日)に生存していると期待される人数
死亡率	${}_nq_x$	ちょうどx歳に達した人が x+n歳(の誕生日前日)までに死亡する確率
死亡数	${}_nd_x$	x歳における生存数l_xのうちx+n歳(の誕生日前日)までに死亡すると期待される人数
定常人口	${}_nL_x$	x歳における生存者がx歳時点からx+n歳(の誕生日前日)まで生存すると期待される年数の合計
	T_x	x歳における生存者がx歳時点から死亡までの間に生存すると期待される年数の合計
平均余命	$\mathring{e}_x$	x歳における生存者がx歳以降に生存すると期待される年数の平均

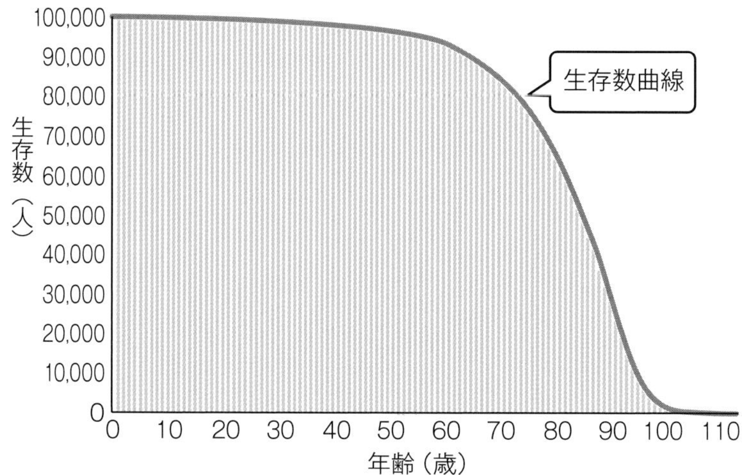

図1　年齢別生存数と生存数曲線

平均寿命を求めてみましょう。まず、10万人が出生したと仮定します。

10万人の出生から年齢別死亡率に従って死亡が発生し、生存数が減少していきます。年齢別生存数をグラフにすると**図1**のようになります。この棒グラフの上部に生存数曲線が描かれます。

そして、x歳の生存数はl_x人となり、x歳以降に生存している定常人口はT_xです（**図2**）。この定常人口T_xはx歳における生存者がx歳時点から死亡までの間に生存すると期待される年数の総和と考えることができます。そこで、次の式が導かれます。

$$平均余命\ \mathring{e}_x = \frac{定常人口\ T_x}{生存数\ l_x}$$

x＝0とすると、0歳平均余命、すなわち、**平均寿命**が求まります。

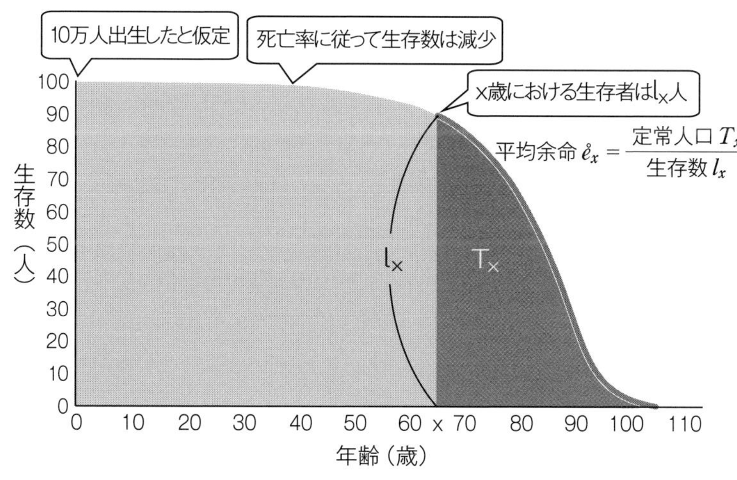

図2　生存数と定常人口

より詳しく！

1 世代生命表

生命表は2種類あります。先に見たものは**現状生命表**と呼ばれるもので、現時点の年齢別死亡率が今後も変わらないものと仮定して、生命表関数を算定しています。厚生労働省が発表している**完全生命表**や**簡易生命表**は**現状生命表**です。もう1つは、**世代生命表**です。ある年の出生集団（出生コホート）を追跡し、各個人の死亡状況から生命表関数を求めます。

2 生存数曲線の年次推移

図3は男女別に第8回生命表から第23回生命表までのうちの6回における生存数曲線を示しています。回を追うにつれて、曲線が右上隅に近づいていること、すなわち、平均寿命が延びていることがわかります。また、第8回は、男女ともに、5歳までの生存数が急激に減少していたことがわかります。

3 平均寿命の国際比較

日本の平均寿命は男女ともに世界トップレベルです（**図4**）。

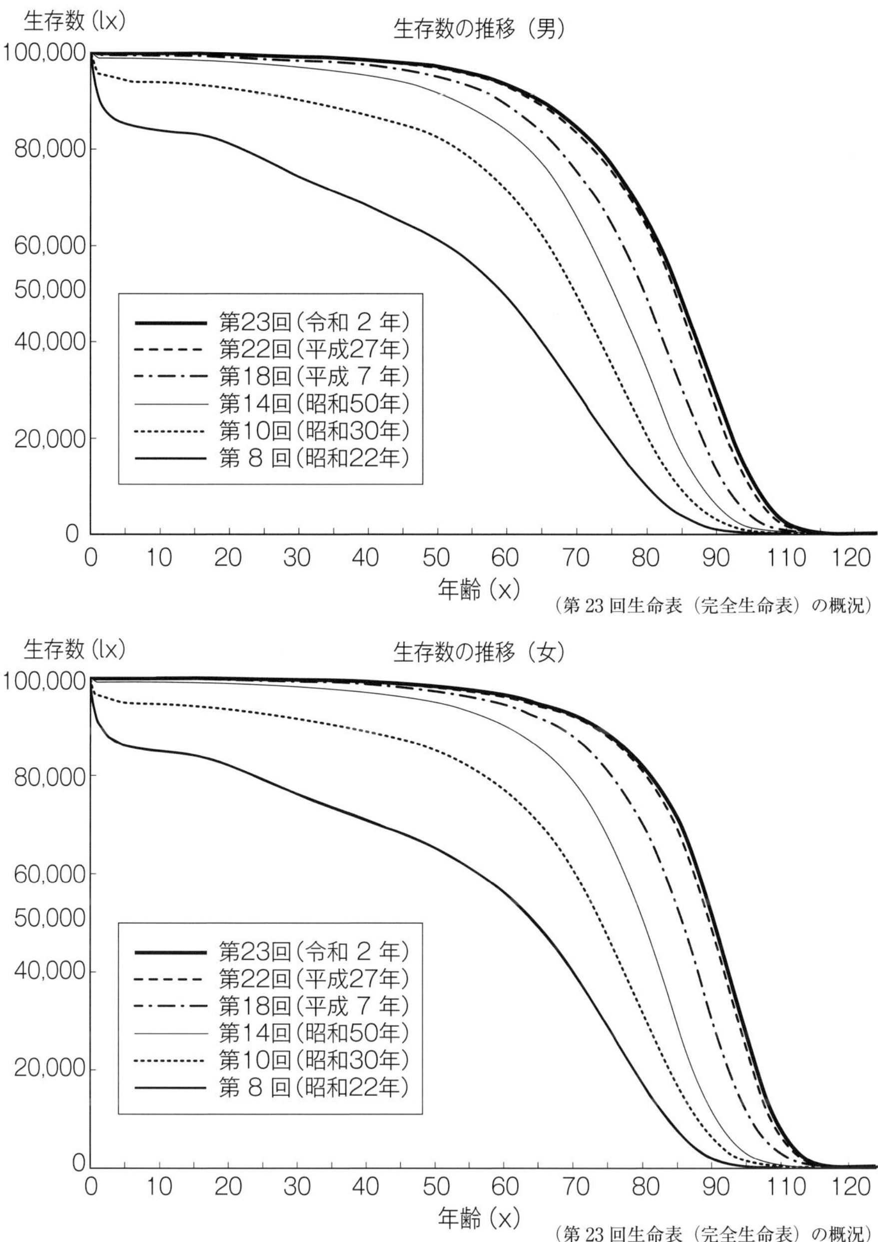

図3　生存数曲線の年次推移（男女別）

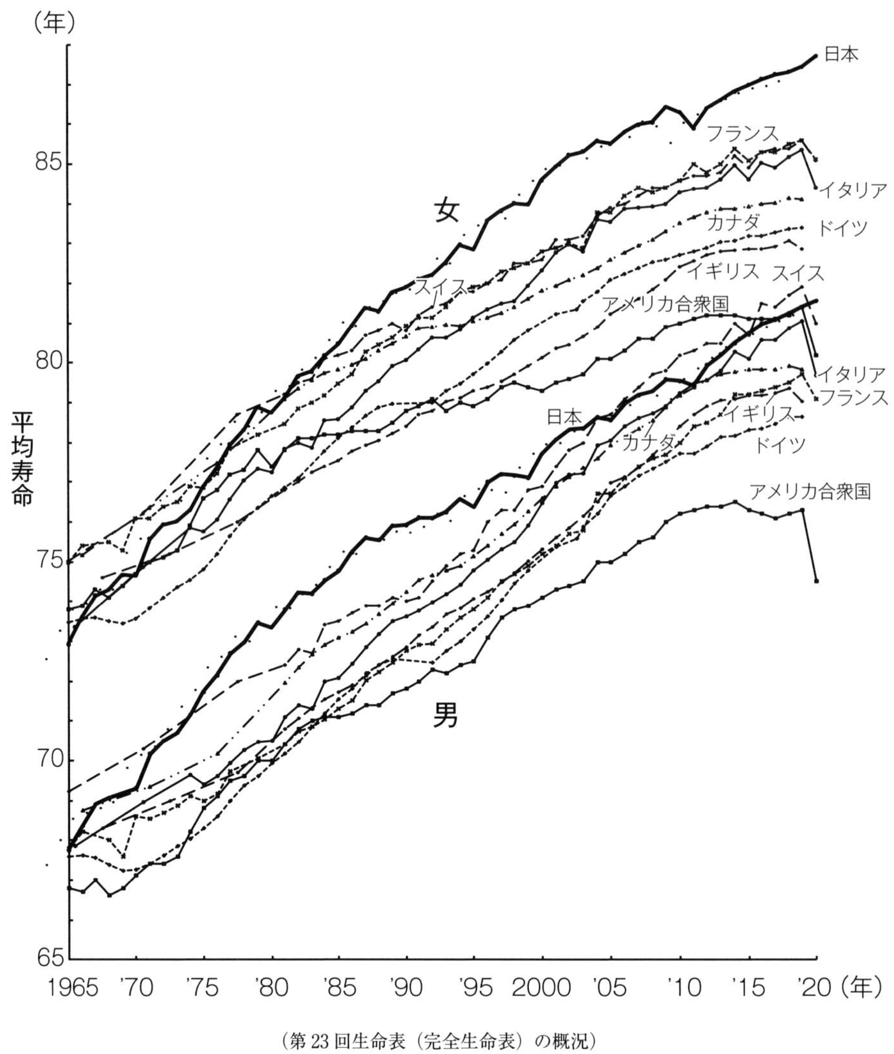

(第 23 回生命表(完全生命表)の概況)

図4　主な国の平均寿命の年次推移

❷ 健康寿命

要点をおさえよう

- 日本での健康寿命の定義は、「健康上の問題で日常生活が制限されることなく生活できる期間の平均」です。
- 健康日本 21（第二次）では、健康上の理由で「日常生活に制限があること」を不健康と定義し、健康寿命をサリバン法で算出しています。

まずは基本から

1 健康寿命（healthy life expectancy）

健康寿命とは、ある集団に属する各個人の生存期間を「健康な期間」と「不健康な期間」に分け、健康な状態での生存期間の期待値を考えるものです。ここで問題となるのが、「健康」と「不健康」の定義と算出方法です。

健康と不健康は、連続しているため境界線が不明瞭です。日本では、健康上の理由で「日常生活に制限があること」を不健康とする定義を採用しています。具体的には、「国民生活基礎調査」の回答に基づいて、健康と不健康を分類しています。「あなたは現在、健康上の問題で日常生活に何か影響がありますか」という質問に対し、「ない」と回答した人は健康、「ある」と回答した人は不健康とされます。

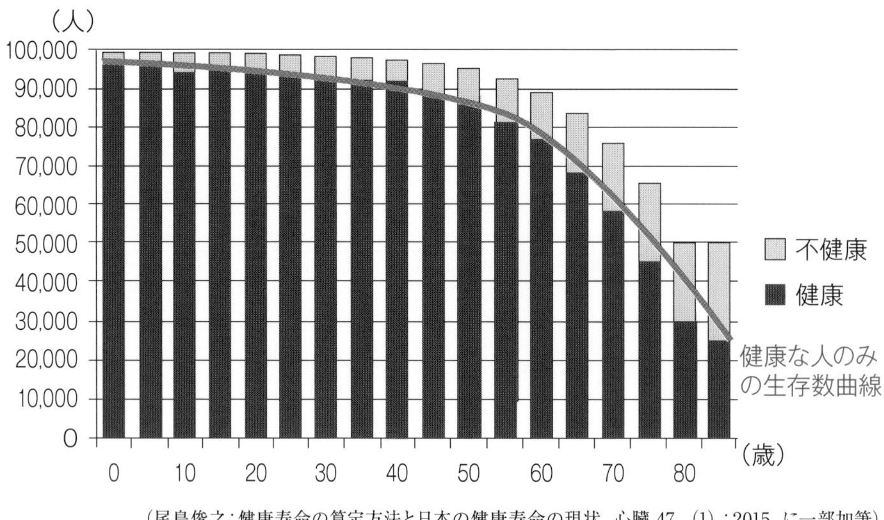

（尾島俊之：健康寿命の算定方法と日本の健康寿命の現状. 心臓 47 (1)：2015. に一部加筆）

図1　定常人口に健康割合を掛けて描いた健康な人の生存数曲線

2 健康寿命の算出方法

現在、日本ではサリバン（Sullivan）法を用いています。簡易生命表から得られる5歳階級別の定常人口に、「国民生活基礎調査」から得られる5歳階級別の健康割合を乗じて「日常生活に制限がない期間」とします。この「日常生活に制限がない期間」の定常人口を生存数で除すと、日常生活に制限がない期間の平均（健康寿命）が求められます（**図1**）。

3 健康寿命の推移

QOL（生活の質）の観点から、健康寿命の延伸が重要視されています。健康寿命が平均寿命に近づくことが、健康課題の1つとされています。健康寿命は、3年に一度の「国民生活基礎調査（大規模調査）」で得られたデータをもとに算出されます。**図2**が示すように、健康寿命も延伸しています。なお、2019年の健康寿命は男性72.68歳、女性75.38歳でした。

「QOL」は
Quality of Lifeの
ことだよ

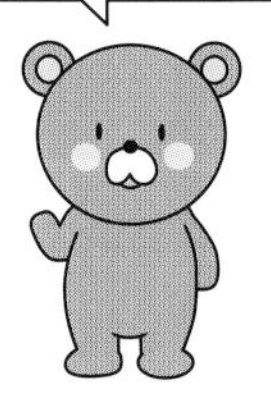

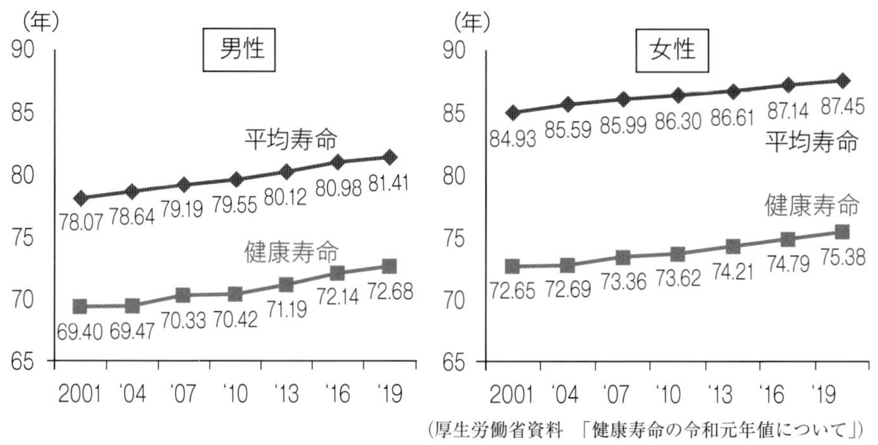

（厚生労働省資料　「健康寿命の令和元年値について」）

図2　健康寿命と平均寿命の推移

より詳しく！

また、**図3**からわかるように、2010年から2019年にかけて、男女ともに健康寿命は延伸している一方で、日常生活に制限のある期間の平均（不健康寿命）は短縮傾向を示しています。

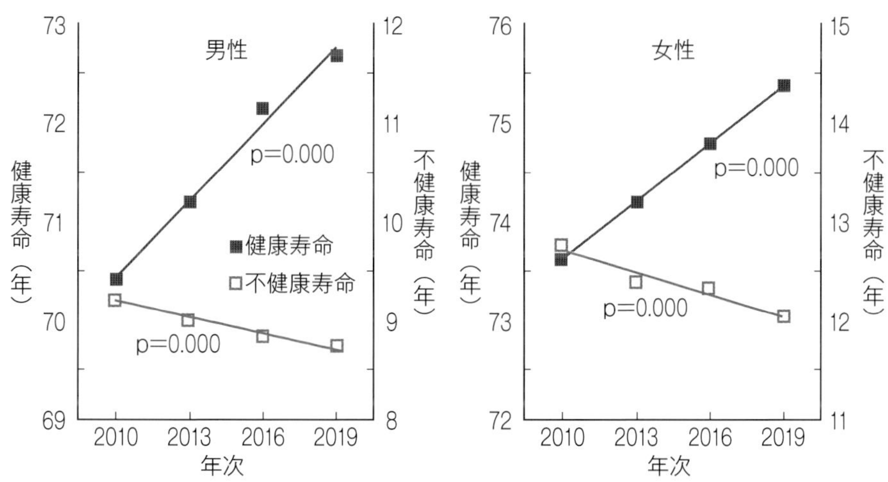

（厚生労働省　資料　「健康寿命の令和元年値について」）

図3　「日常生活に制限のない期間の平均」（健康寿命）と「日常生活に制限のある期間の平均」（不健康寿命）の推移

発展

健康寿命の算出方法として、日本ではサリバン法を採用していますが、そのほかにカッツ（Katz）法やロジャーズ（Rogers）法が世界的に使用されています。サリバン法は先ほど見たように、年齢階級別の健康割合と生命表の生存数と定常人口から日常生活に制限のない平均余命を求める方法です。

カッツ法は、使用する生命表が、死亡率ではなく障害・死亡発生率（その年齢まで障害のなかった人が、新たに障害または死亡を発生する率）を用いています。そのため、算出される平均余命そのものが、障害なし平均余命になります。

ロジャーズ法で使用する生命表は、生存と死亡の２つの状態だけでなく、障害なし、障害あり、死亡の３つの状態を想定して作成されたものです。年齢階級別の障害なし死亡率、障害発生率、障害回復率、障害あり死亡率をもとに多相生命表を作成し、このなかの障害なし者の生命表を用いて健康寿命を算定する方法です。

1 国民生活基礎調査

要点をおさえよう

- 厚生労働省は統計法に基づいて 1986 年から国民生活基礎調査を実施しています。
- 保健、医療、福祉、年金、所得などの国民生活の基礎的な情報が収集されます。
- 3年に一度、大規模調査が実施され、中間の各年には簡易調査が実施されます。
- 調査対象が全国から無作為に抽出される標本調査です。

まずは基本から

1 国民生活基礎調査

国民生活基礎調査は1986年、厚生行政基礎調査、国民健康調査、国民生活実態調査、保健衛生基礎調査の４調査を統合して開始されました。国民生活にかかわる基礎的な情報を収集することを目的として、３年ごとに大規模調査、中間の各年には、世帯の基本的事項と所得の状況について小規模な簡易調査が実施されています。

なお、2020年の調査は新型コロナウイルス感染症への対応等の観点から中止されました。調査は、事前に調査員が調査票を配布し、世帯員が自ら記入したものを、後日、調査員が回収する方法で実施されています（**表１**）。

表1　調査事項

調査票	調査事項	大規模調査	簡易調査
世帯票	世帯構成などに関する事項	○	○
健康票	世帯の人の健康状態などに関する事項	○	
介護票	要介護者の状況などに関する事項	○	
所得票	世帯の所得に関する事項	○	○
貯蓄票	世帯の貯蓄の状況に関する事項	○	

2 健康に関する主な結果

健康状態を把握するため、悩みやストレスの有無、病気やけがなどの自覚症状のある者（有訴者）、通院している者（通院者）などについて自己申告式で情報を収集しています（**図1～3**）。**表2**の有訴者率からは、国民の30%が有訴者であること、男女ともに10代の有訴者率が最も低いことなどがわかります。通院者率については、国民の40%が通院者であること、65歳以上では70%が通院者であることがわかります（**表3**、**図3**）。

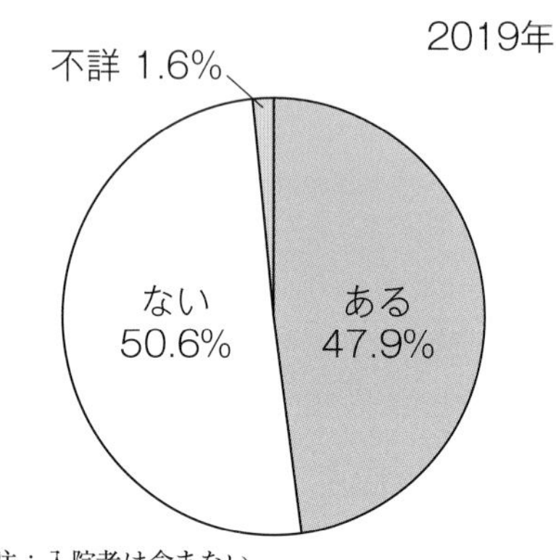

注：入院者は含まない。
（厚生労働省：国民生活基礎調査）

図1　悩みやストレスの有無（12歳以上）

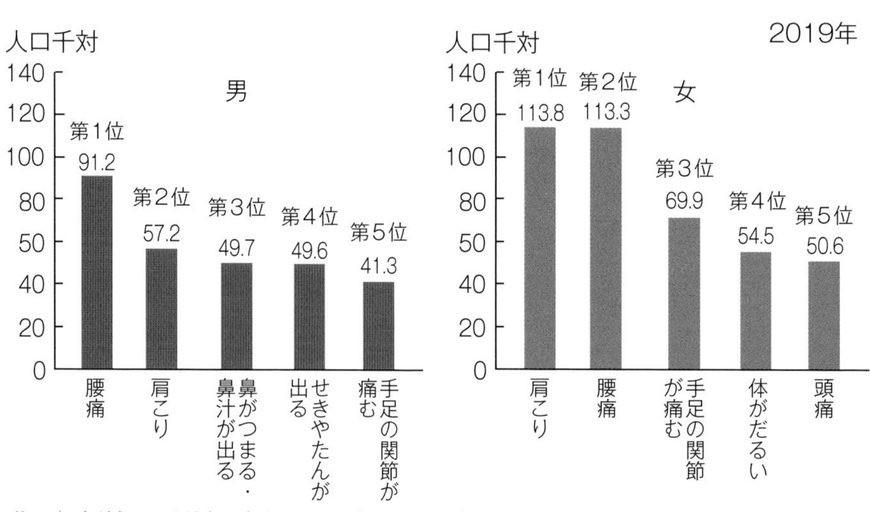

注：1）有訴者には入院者は含まないが、分母となる世帯人員には入院者を含む。
（厚生労働省：国民生活基礎調査）

図2　男女別にみた有訴者率の上位5症状（複数回答）

表2　男女・年齢階級別にみた有訴者率

（単位：人口千対）

年齢階級	2019年		
	総数	男	女
総数	302.5	270.8	332.1
9歳以下	178.0	184.9	170.7
10～19	157.1	154.6	159.7
20～29	194.6	159.6	229.3
30～39	249.3	206.2	291.3
40～49	268.4	225.6	310.1
50～59	309.1	260.6	355.2
60～69	338.9	322.3	354.5
70～79	434.1	414.1	451.5
80歳以上	511.0	498.8	518.8
（再掲）			
65歳以上	433.6	413.2	450.3
75歳以上	495.5	477.3	508.6

注：1）有訴者には入院者は含まないが、分母となる世帯人員には入院者を含む。
注：2）「総数」には、年齢不詳を含む。

（厚生労働省：国民生活基礎調査）

表3　男女・年齢階級別にみた通院者率

（単位：人口千対）

年齢階級	2019年		
	総数	男	女
総数	404.0	388.1	418.8
9歳以下	150.4	162.0	138.0
10～19	140.1	147.1	132.7
20～29	157.1	131.1	182.9
30～39	216.7	188.6	244.0
40～49	287.2	270.8	303.2
50～59	427.5	417.6	437.0
60～69	586.3	593.9	579.1
70～79	706.0	707.9	704.3
80歳以上	730.3	737.1	725.9
（再掲）			
65歳以上	689.6	692.8	686.9
75歳以上	730.5	735.7	726.8

注：1）通院者には入院者は含まないが、分母となる世帯人員には入院者を含む。
注：2）「総数」には、年齢不詳を含む。

（厚生労働省：国民生活基礎調査）

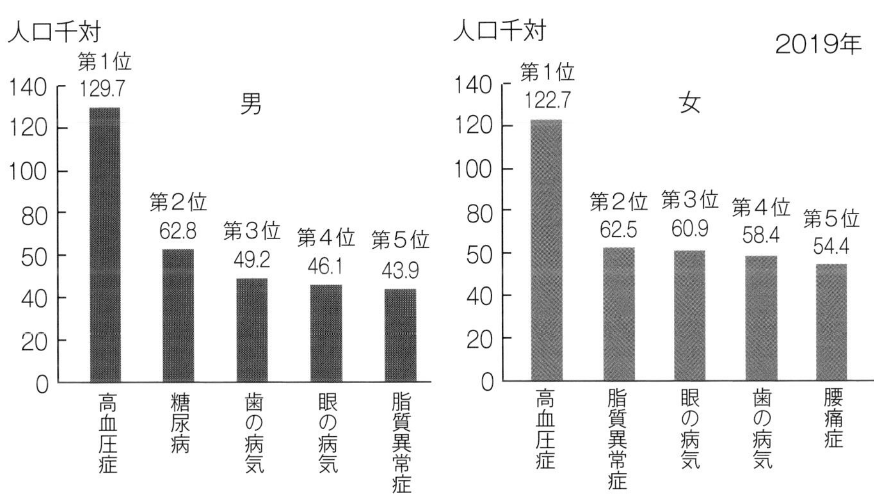

注：1）通院者には入院者は含まないが、分母となる世帯人員には入院者を含む。
2）脂質異常症とは、高コレステロール血症などをいう。

（厚生労働省：国民生活基礎調査）

図3　男女別にみた通院者率の上位5傷病（複数回答）

より詳しく！

国民生活基礎調査の結果のなかで、よく目にするものに所得金額階級別世帯数の分布があります。所得は平均値を中心に左右対称に分布しないため、平均値と中央値が一致しません。2019年の結果では平均の552万３千円以下の世帯が半数ではなく61.1%でした（**図4**）。

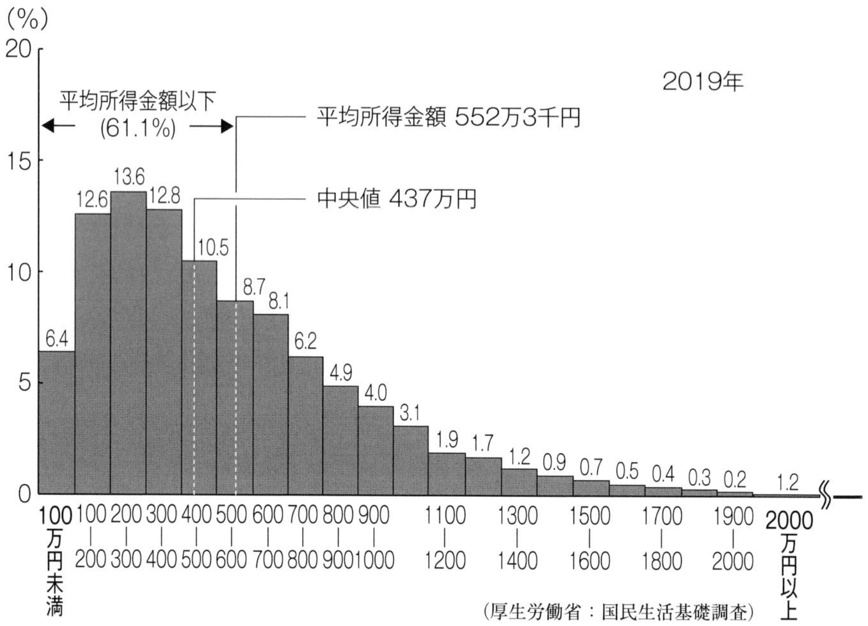

図4　所得金額階級別世帯数の分布

❷患者調査

要点をおさえよう

- 厚生労働省は統計法に基づいて1953年から患者調査を実施しています。
- 医療施設を利用する患者を対象として調査を行い、国民の傷病状況を把握します。
- 調査は3年に一度、医療施設静態調査と同時期に実施されています。
- 入院および外来患者については、10月中旬の3日間のうち医療施設ごとに定める1日、退院患者については、9月1日～30日までの1か月間を調べます。
- この調査によって、推計患者数、受療率、平均在院日数などがわかります。

まずは基本から

1 患者調査の概要

患者調査は、1948年に医師の診断した傷病名に基づく傷病調査「施設面からみた医療調査」として始まり、1953年に「医療施設調査」と分けられ「患者調査」となりました。患者調査は、患者の診療録の内容に基づく1日調査として毎年実施されましたが、1984年からは、調査を3年に一度、医療施設静態調査（p.225参照）と同時期に実施することになりました。

患者調査は、全国の医療施設を利用する患者を調査対象としています。調査を実施する医療施設は、病院の入院は二次医療圏別、病院の外来および診療所は都道府県別に層化無作為抽出します。二次医療圏とは、一般的な入院医療を提供する区域（地理的単位）です。

2 推計患者数

調査日当日に、病院、一般診療所、歯科診療所で受療した患者の推計数を推計患者数といいます。2017年の調査結果は**表1**のとおりです。

表1　推計患者数（2017年）

		入院	外来
総数		131.3 万人	719.1 万人
	病院	127.3 万人	163.0 万人
	一般診療所	4.0 万人	421.3 万人
	歯科診療所	—	134.8 万人

（厚生労働省：患者調査）

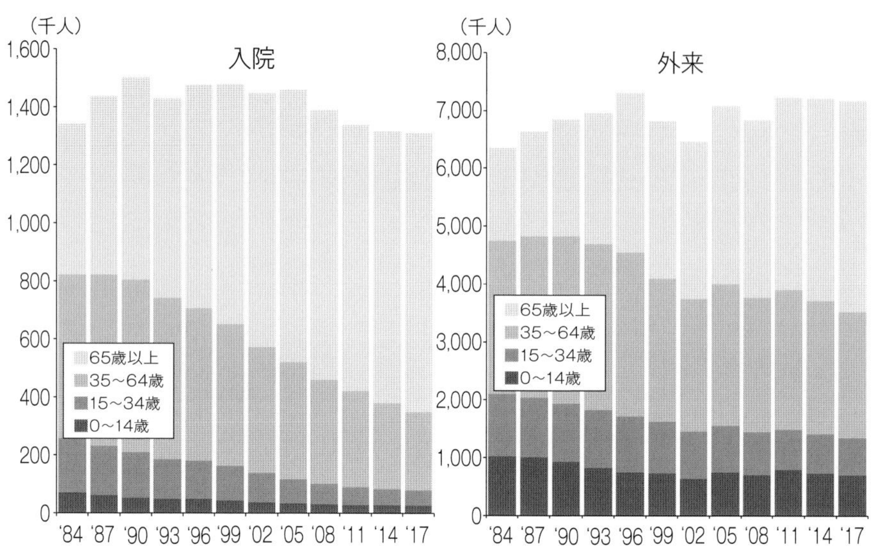

注：2011年は、宮城県の石巻医療圏、気仙沼医療圏及び福島県を除いた数値である。

（厚生労働省：患者調査）

図1　年齢階級別にみた推計患者数の年次推移

これまでの推移を年齢階級別に見ると、**図1**のように入院では「0～14歳」「15～34歳」「35～64歳」は減少傾向、「65歳以上」は増加傾向となっており、外来では「65歳以上」は増加傾向となっています。

3 受療率

推計患者数を人口10万対で表した数を受療率といいます。

$$受療率（人口10万対）= \frac{推計患者数}{推計人口} \times 100,000$$

2017年の全国の受療率（人口10万対）は、「入院」1,036、「外来」5,675でした。これは、調査日に人口の約1.0%が入院しており、約5.7%が外来を受診したことを示しています（**図2**）。入院、外来ともに、

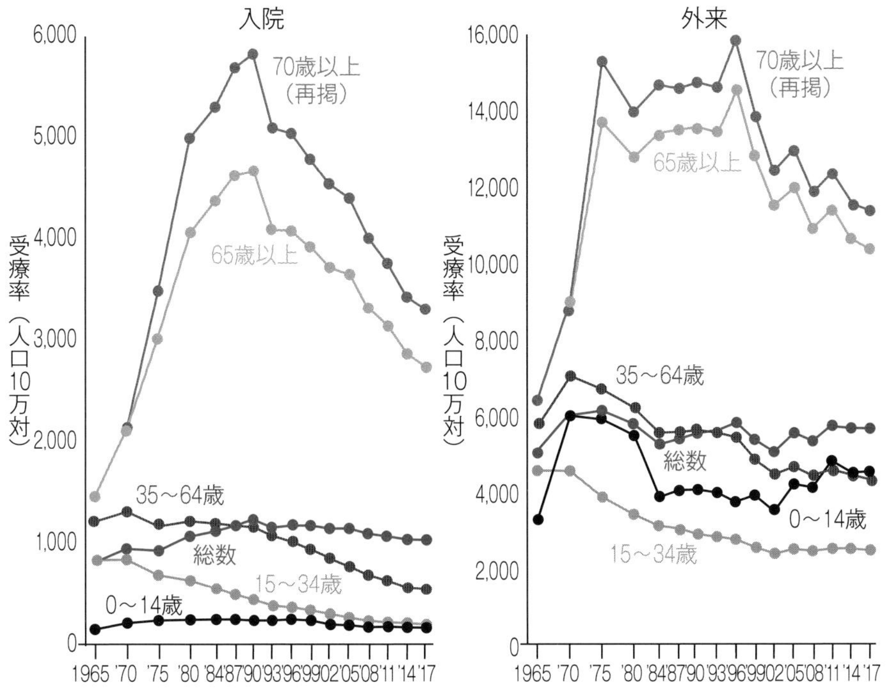

注　1) 1965年の70歳以上（再掲）の数値は集計されていない。
　　2) 2011年の数値は、宮城県の石巻医療圏、気仙沼医療圏および福島県を除いた数値である。

（厚生労働省：患者調査）

図2　入院受療率と外来受療率（2017年）

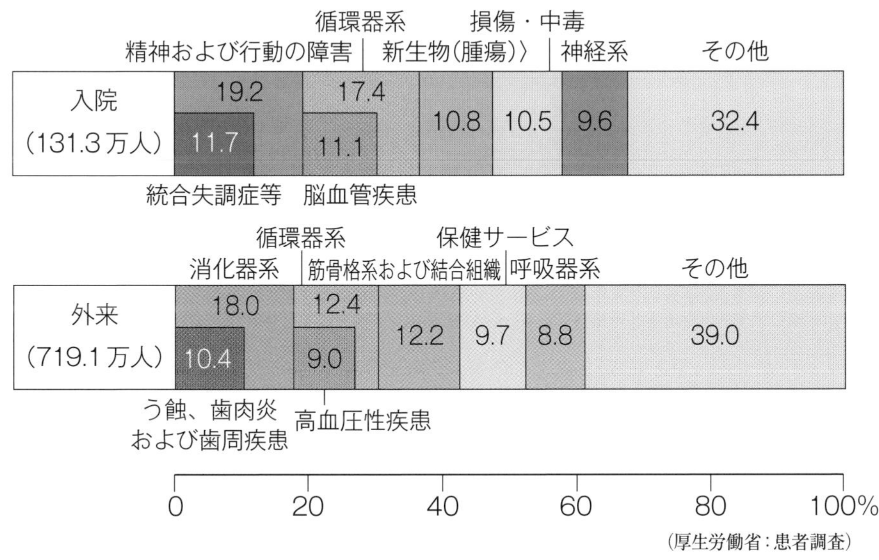

（厚生労働省：患者調査）

図3　傷病分類別にみた受療率（人口10万対）（2017年）

高齢者の受療率の低下傾向が継続しています。受療率を傷病分類別に見ると、入院では「精神および行動の障害」「循環器系の疾患」が高く、外来では「消化器系」「循環器系の疾患」「筋骨格系および結合組織の疾患」が高いことがわかります（**図3**）。

4 平均在院日数

調査対象期間中（9月1～30日）の1か月間に退院した患者の在院日数の平均を**平均在院日数**といいます。2017年の全国の平均在院日数は、「病院」30.6日、「一般診療所」12.9日でした。

年齢階級別に見ると、年齢階級が上がるに従い平均在院日数は長くなっていますが、近年の傾向としてはどの年齢階級でも、病院、診療所ともに短縮化しています（**図4**）。

他方、傷病分類別で見た場合、2017年では精神および行動の障害(277.1日)、神経系の疾患（81.2日)、循環器系の疾患（38.1日）が平均在院日数の長い傷病でした。

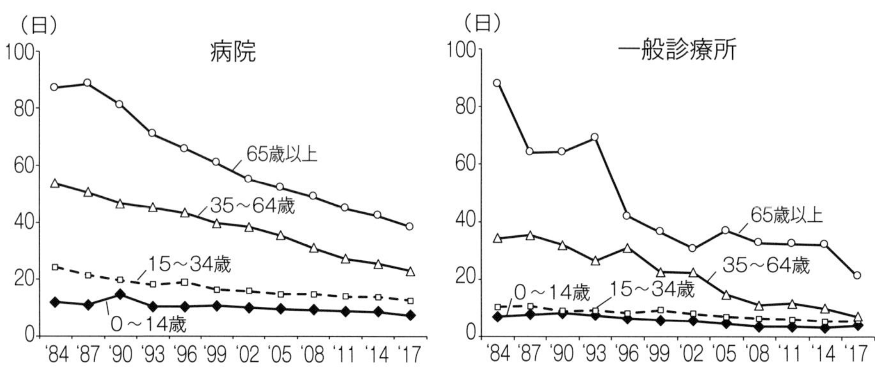

注：1）各年9月1日～30日に退院した者を対象とした。
　　2）2011年は、宮城県の石巻医療圏、気仙沼医療圏及び福島県を除いた数値である。

（厚生労働省：患者調査）

図4　年齢階級別にみた退院患者の平均在院日数の年次推移

より詳しく！

国民生活基礎調査が自己申告（世帯員による申告含む）データであるのに対し、患者調査は医療施設から収集されるデータであることに留意しましょう。

③ 医療施設調査

要点をおさえよう

- 厚生労働省は統計法に基づいて 1953 年から医療施設調査を実施しています。
- 医療施設（病院および診療所）の分布や整備の実態を明らかにするとともに、医療施設の診療機能を把握するための調査です。
- 医療施設調査は、静態調査と動態調査の 2 種類があります。
- 静態調査は 3 年に一度、調査時点で開設しているすべての医療施設を対象に、検査や手術の実施状況や診療設備の保有状況などの診療機能の詳細な調査を実施し、集計および公表を行っています。
- 動態調査は、医療施設から提出された開設・廃止などの申請や届出を基に、毎月、医療施設数、病床数、診療科目などの動向を把握し、集計および公表を行っています。

まずは基本から

1 医療施設調査の概要

1948年に医師の診断した傷病名に基づく「施設面からみた医療調査」として始まった傷病調査が、1953年に「患者調査」と分けられ「医療施設調査」となりました。1973年には、医療施設から提出される開設・廃止等の申請や届出を基に「医療施設動態調査」を毎月、全医療施設の詳細な実態を把握することを目的とした「医療施設静態調査」を 3 年ごとに実施することとなりました。

なお、静態調査は1981年までは12月末時点での状況を調査していましたが、1984年からは10月 1 日時点での調査となりました。

2 医療施設・病床数

2020年10月 1 日現在における医療施設総数は181,217施設でした。こ

表1　医療施設数・病床数（2020年）

	施設数	病床数
総　　数	178,724	1,593,633
病　　院	8,238	1,507,526
一般診療所	102,612	86,046
歯科診療所	67,874	61

（厚生労働省：医療施設（静態・動態）調査）

のうちで活動中の医療施設は178,724施設で、前年に比べ692施設減少しています。「小児科」を標ぼうする一般病院は前年と比べて16施設減少して2,523施設、一般診療所は2017年調査と比べて849施設減少して18,798施設でした。「産婦人科」または「産科」を標ぼうする一般病院は前年と比べて 9 施設減少して1,291施設、一般診療所は2017年調査と比べて184施設減少して3,143施設でした。

医療施設の全病床数は 1,593,633 床で、前年に比べ 26,464 床減少しています。病院も一般診療所も減少していますが、歯科診療所は 4 床増加して61床となっています（**表 1**）。

より詳しく！

「医療施設（静態・動態）調査」では都道府県別データも公表しています。人口10万対病院病床数は、「全病床」は全国で1,195.1床ですが、最多の県は高知県で2,328.8床でした。また、病床の種類別では、「精神病床」は長崎県（594.9 床）、「療養病床」は高知県（691.8 床）、「一般病床」は高知県（1,109.3 床）が最多であることがわかります（**表 2**）。

病床の種類別に病床の最も多い県と最も少ない県とを比べると、「全床数」で2.9倍、「精神病床」で4.0倍、「療養病床」で5.0倍、「一般病床」で2.2倍など、差があることがわかります。

表2　人口10万対病院病床数（2020年10月1日現在）

	全病床		精神病床		感染症病床		結核病床		療養病床		一般病床	
全　国	1 195.1		257.2		1.5		3.3		229.2		703.9	
多い県	高　知	2 328.8	長　崎	594.9	島　根	4.5	高　知	10.8	高　知	691.8	高　知	1 109.3
	鹿児島	2 025.1	鹿児島	589.5	大　分	3.6	岩　手	7.5	山　口	573.3	大　分	1 052.7
	長　崎	1 962.6	宮　崎	545.5	和歌山	3.5	石　川	7.2	徳　島	520.7	北海道	1 000.5
	徳　島	1 902.7	高　知	515.2	山　梨	3.5	京　都	7.1	佐　賀	482.2	鹿児島	969.4
	熊　本	1 883.7	佐　賀	512.8	秋　田	3.3	長　崎	7.0	鹿児島	457.7	岡　山	941.7
⋮	⋮	⋮	⋮	⋮	⋮	⋮	⋮	⋮	⋮	⋮	⋮	⋮
少ない県	千　葉	951.9	静　岡	180.4	愛　知	1.0	和歌山	1.6	埼　玉	151.6	東　京	578.4
	東　京	896.0	愛　知	164.3	兵　庫	1.0	栃　木	1.6	岐　阜	149.1	静　岡	577.4
	愛　知	881.5	滋　賀	161.3	千　葉	1.0	千　葉	1.5	京　都	148.1	愛　知	532.2
	埼　玉	856.9	東　京	154.3	大　阪	0.9	宮　城	1.4	神奈川	141.7	埼　玉	515.0
	神奈川	800.8	神奈川	147.7	神奈川	0.8	新　潟	1.4	宮　城	137.5	神奈川	508.8
比（倍）（最大/最小）	2.9		4.0		5.6		8.0		5.0		2.2	

注：1）小数点第1位の数値は、小数点第2位を四捨五入して表示している。
2）数値が同率であった場合、四捨五入する前の数値を基に表示している。
3）比（倍）（最大／最小）は、四捨五入する前の数値で算出している。

（厚生労働省：医療施設（静態・動態）調査）

④学校保健統計調査

要点をおさえよう

- 文部科学省は統計法に基づいて、学校における幼児、児童および生徒の発育、健康等の状態を明らかにするために学校保健統計調査を実施しています。
- 調査対象は、幼稚園、幼保連携型認定こども園、小学校、中学校、義務教育学校、高等学校、中等教育学校のうち、文部科学大臣があらかじめ指定する学校に在籍する満5歳から17歳（4月1日現在）までの幼児、児童と生徒です。
- この調査は標本調査であり、発育状態調査には層化二段無作為抽出法、健康状態調査には層化集落抽出法を用いて標本抽出を行っています。
- 調査は、学校保健安全法により、毎年4月1日から6月30日の間に実施される健康診断の結果を提出する形式で実施されます。

まずは基本から

1 学校保健統計調査の概要

学校保健統計調査は、1900年に「生徒児童身体検査統計」として開始され、1948年に「学校衛生統計」、1960年に「学校保健統計調査」と名称を改めて実施されています。

調査は、幼稚園、幼保連携型認定こども園、小学校、中学校、義務教育学校、高等学校、中等教育学校の幼児、児童および生徒を対象に、毎年実施されます。学校保健安全法により義務づけられている健康診断の結果に基づいた、発育状態調査と健康状態調査の2種類があります。調査は、標本調査であり、2020年度の対象者数は**表1**のとおりです。文部科学省から調査票が送られ、基本的にはインターネットを経由して情報を提出します。

表1　調査実施校数および調査対象者数（2020年度）

区　分	調査実校数	調査対象者	
		発 育 状 態	健 康 状 態
幼 稚 園	1,645（校）	72,380（人）	88,109（人）
小 学 校	2,820	270,720	1,352,008
中 学 校	1,880	225,600	842,632
高等学校	1,410	126,900	1,058,172
計	7,755	695,600	3,340,921
抽 出 率		全幼児、児童および生徒の 5.2%を抽出	全幼児、児童および生徒の 25.0%を抽出

（文部科学省：学校保健統計）

2 発育状態調査

発育状態調査では、学年別、男女別に身長と体重のデータが収集されます。

戦後、身長と体重の平均値はともに増加傾向にありましたが、近年は横ばいです（**図1，2**）。肥満傾向および痩身傾向については、男女別・年齢別・身長別標準体重から次ページの算出式で肥満度が20%以

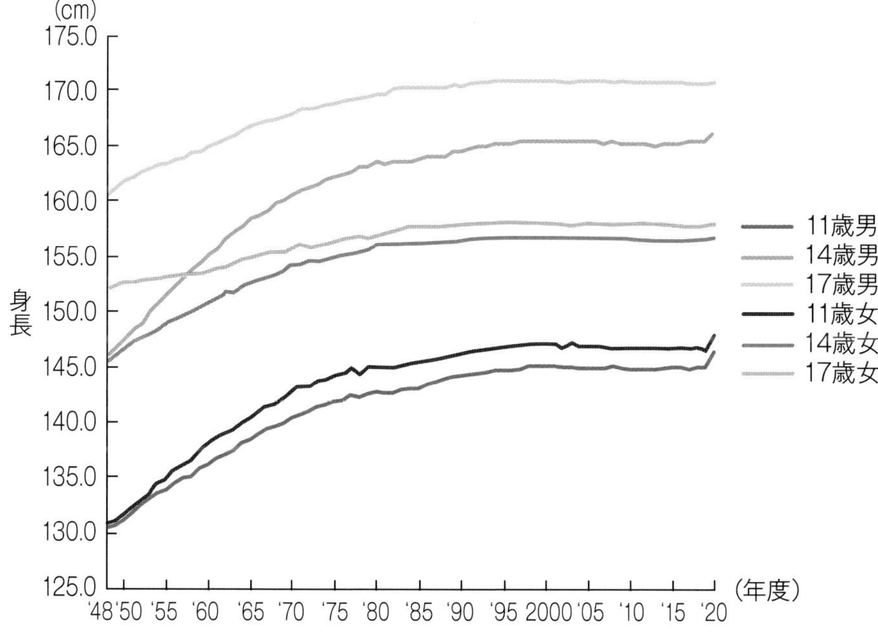

（文部科学省：学校保健統計調査）

図1　身長の平均値の推移

上の児童を肥満傾向児、−20%以下の児童を痩身傾向児としています（**図 3**、**図 4**）。

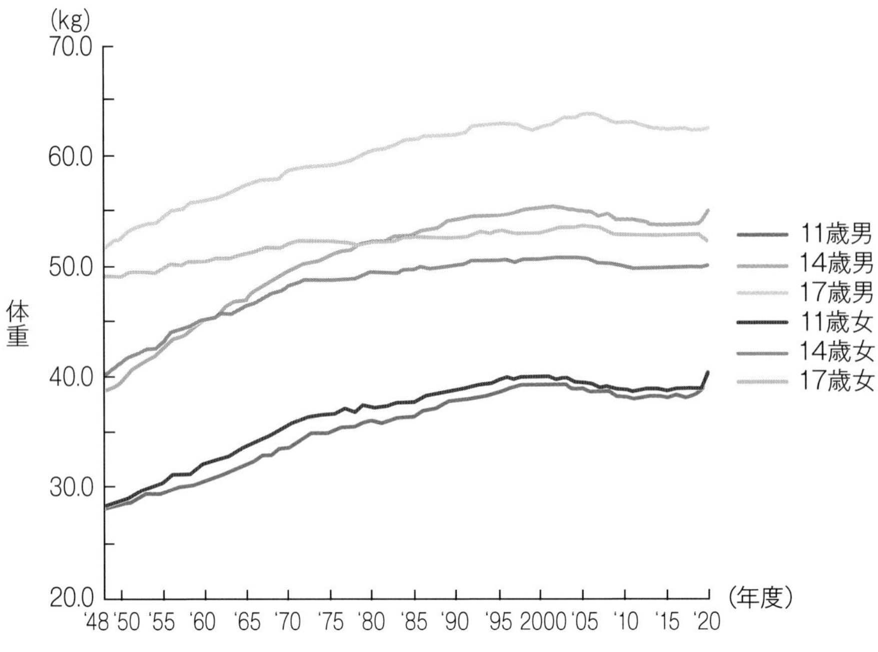

（文部科学省：学校保健統計調査）

図2　体重の平均値の推移

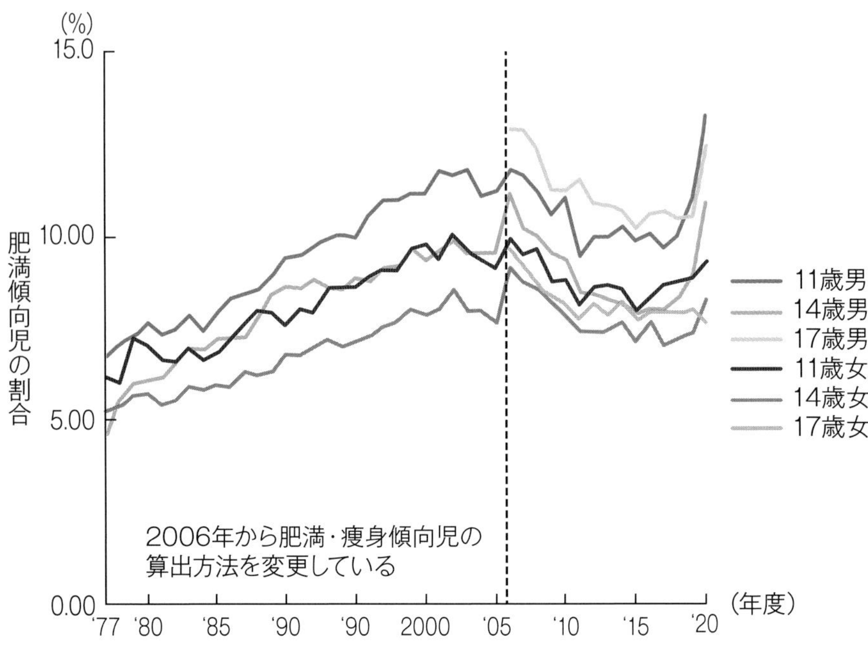

（文部科学省：学校保健統計調査）

図3　肥満傾向児の割合の推移

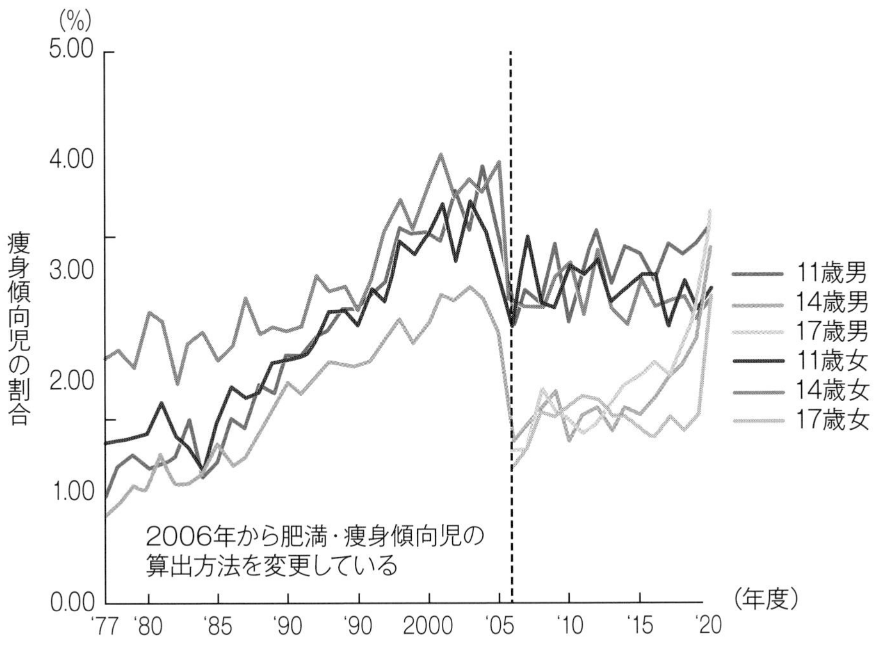

（文部科学省：学校保健統計調査）

図4　痩身傾向児の割合の推移

肥満度・痩身度＝[実測体重 (kg)－ 身長別標準体重 (kg)]/

身長別標準体重 (kg)×100(%)

肥満傾向児の割合は2006年以降減少傾向でしたが、近年、増加傾向に転じています。

なお、2020年度は新型コロナウイルス感染症の影響により、例年どおりの健康診断実施が困難であったため、学校保健統計調査の調査期間も年度末まで延長されました。測定時期が異なるため、2020年度の数値を2019年度までの数値と単純に比較することはできません。

3　健康状態調査

2020年度の区分別主な疾病・異常の被患率を**表2**にまとめました。いずれの区分においても、「う歯」と「裸眼視力1.0未満」の割合が高率です。

表2　主な疾病・異常等の被患率（2020年度）

(%)

	裸眼視力1.0未満の者	眼の疾病・異常	耳疾患	鼻・副鼻腔疾患	むし歯（う歯）	せき柱・胸郭・四肢の状態	アトピー性皮膚炎	ぜん息	心電図異常	蛋白検出者
幼稚園	27.9	1.3	1.9	2.3	30.3	0.3	1.9	1.6	…	1.0
小学校	37.5	4.7	6.1	11.0	40.2	0.9	3.1	3.3	2.5	0.9
中学校	58.2	4.6	5.0	10.2	32.1	1.6	2.8	2.5	3.3	3.2
高等学校	63.1	3.5	2.4	6.8	41.6	1.1	2.4	1.7	3.3	3.1

（文部科学省：学校保健統計調査）

より詳しく！

肥満・痩身傾向児を判断する基準として2005年度までは、男女別・年齢別に身長別平均体重を求め、その平均体重の120%以上の体重の児童を肥満傾向児、80%以下の児童を痩身傾向児としていました。2006年度からは、男女別年齢別身長別標準体重から肥満度（過体重度）を算出し、肥満度が20%以上の児童を肥満傾向児、−20%以下の児童を痩身傾向児としています。身長別標準体重については、公益財団法人日本学校保健会「児童生徒の健康診断マニュアル（平成27年度改訂版）」を参照してください。

⑤社会生活基本調査

要点をおさえよう

- 総務省は統計法統計法施行令社会生活基本調査規則に基づいて、生活時間の配分や余暇時間における主な活動の状況などを調査し、国民の社会生活の実態を明らかにするための基礎資料となる社会生活基本統計を作成しています。
- 1976 年から開始され、5 年ごとに実施されています。
- 調査対象が全国から無作為に抽出される標本調査です。

まずは基本から

1 社会生活基本調査の概要

社会生活基本調査は1976年から５年ごとに実施され、国民の１日の生活時間の配分や過去１年間の余暇活動について調査します。全国区から無作為に抽出された世帯に居住する10歳以上（1996年までは15歳以上）の世帯員を対象とします。

たとえば、2021年の場合、指定する調査区（全国で約7,600調査区）内の世帯から、無作為に約91,000世帯に居住する10歳以上の世帯員約19万人（調査票A約18万人、調査票B約１万人）を対象としました。調査は、調査員が調査世帯ごとに10月上旬から中旬に調査票を配布し、世帯員が回答した調査票を10月下旬に調査員が取集する方法と、世帯員がインターネットで回答する方法のいずれかによって行われました。

2 調査票

社会生活基本調査では、調査票Aと調査票Bの２種類の調査票を使用します（**表１**）。どちらが配布されるかについては調査区ごとに決められています。調査票Aは過去１年間のさまざまな活動の状況や指定され

表1 令和3年社会生活基本調査調査票

調査票 A	調査票 B
（1）全ての世帯員に関する事項 ア 世帯主との続柄 イ 出生の年月又は年齢 ウ 在学、卒業等教育又は保育の状況 **（2）10 歳未満の世帯員に関する事項** 育児支援の利用の状況 **（3）10 歳以上の世帯員に関する事項** ア 氏名 イ 男女の別 ウ 配偶の関係 エ ふだんの健康状態 オ 学習・研究活動の状況 カ ボランティア活動の状況 キ スポーツ活動の状況 ク 趣味・娯楽活動の状況 ケ 旅行・行楽の状況 コ 生活時間配分 **（4）15 歳以上の世帯員に関する事項** ア 慢性的な病気及び長期的な健康問題の状態 イ 日常生活への支障の程度 ウ 介護の状況 エ 就業状態 オ 就業希望の状況 カ 従業上の地位 キ 勤務形態 ク 年次有給休暇の取得日数 ケ 仕事の種類 コ 所属の企業全体の従業者数 サ ふだんの 1 週間の就業時間 シ 希望する 1 週間の就業時間 ス 仕事からの年間収入 **（5）世帯に関する事項** ア 世帯の種類 イ 10 歳以上の世帯員数 ウ 10 歳未満の世帯員数 エ 世帯の年間収入 オ 不在者の有無	**（1）全ての世帯員に関する事項** ア 世帯主との続柄 イ 出生の年月又は年齢 ウ 在学、卒業等教育又は保育の状況 **（2）10 歳未満の世帯員に関する事項** 育児支援の利用の状況 **（3）10 歳以上の世帯員に関する事項** ア 氏名 イ 男女の別 ウ 配偶の関係 エ ふだんの健康状態 オ 生活時間配分 **（4）15 歳以上の世帯員に関する事項** ア 慢性的な病気及び長期的な健康問題の状態 イ 日常生活への支障の程度 ウ 介護の状況 エ 就業状態 オ 従業上の地位 カ 勤務形態 キ 年次有給休暇の取得日数 ク 仕事の種類 ケ ふだんの 1 週間の就業時間 コ 希望する 1 週間の就業時間 サ 仕事からの年間収入 **（5）世帯に関する事項** ア 世帯の種類 イ 10 歳以上の世帯員数 ウ 10 歳未満の世帯員数 エ 世帯の年間収入 オ 不在者の有無

た２日間の生活時間（時間の過ごし方）を調査します。調査票Bは指定された２日間の生活時間を詳細かつ具体的に記入する方法で調査します。

より詳しく！

調査票AとBは 2001年から採用されています。２つの調査票の大きな違いは生活時間の回答方法です。調査票Aでは、行動を15分ごとに20種類の行動のなかから選びます。調査票Bでは、15分ごとに行動を自由記載し、あわせて、その時間に同時に行っていたこと、場所、一緒にいた人を日記のように記入します。記入された行動は集計の際に既定の詳細な分類基準に従って分類されます。

調査票Aは、回答が事前に設定した選択肢から選択されているため、大規模調査であっても短時間で集計することが可能です。一方、調査票Bは事後コーディングであるため、行動を詳細に把握することが可能であり、諸外国の生活時間との比較が可能となります。事後コーディングとは、自由記載の形式で得られた回答を、集計の段階であらかじめ定められた分類基準に従って分類コード化する方法です。

調査票のサンプルや最新の調査結果は総務省統計局のウェブサイトで閲覧できます。

①感染症発生動向調査

要点をおさえよう

- 感染症発生動向調査は、1981年から開始された感染症のサーベイランスシステムの1つです。1999年4月の「感染症の予防及び感染症の患者に対する医療に関する法律（感染症法）」施行に伴い、感染症法に基づく施策として位置づけられた調査です。
- 感染症の発生状況を正確に把握・分析し、その結果を迅速に提供・公開しています。
- 感染症法において、感染症は感染力、重篤性に基づいて1～5類感染症、新型インフルエンザ等感染症、指定感染症、新感染症に分類されています。
- 全数届出を求める「全数把握対象疾患」と指定届出機関（定点医療機関）で診断された患者の届出を求める「定点把握対象疾患」が定められています。

まずは基本から

1 感染症発生動向調査の概要

感染症発生動向調査は、1999年4月に施行された「感染症の予防及び感染症の患者に対する医療に関する法律（感染症法）」に基づいて、全国で行われている調査事業です。感染症サーベイランスは、感染症の発生状況を把握・分析し、情報提供することにより、感染症の発生およびまん延を防止することを目的としています。

感染症発生動向調査では、すべての医師が届出を行う「全数把握対象疾患」と指定した医療機関のみが届出を行う「定点把握対象疾患」が定められています。「感染症発生動向調査週報」が国立感染症研究所のウェブサイトからも情報が発信されています。

2 全数把握対象疾患

患者数が少ない、または周囲への感染拡大防止を図ることが必要な疾患は全数把握の対象と定められています。すべての医師は診断を行ったすべての患者発生について、最寄の保健所長を経由して都道府県知事に届け出ることが義務づけられています。

表1にあるように、1類から4類感染症と新型インフルエンザ等感染症、新感染症は診断後ただちに、5類感染症の一部が7日以内に届け出る全数把握対象疾患となっています。なお、2022年5月の時点では指定感染症と新感染症の該当感染症はありませんでしたが、今後、発生する可能性もあります。

表1 感染症法における感染症の類型　(2022年5月現在)

類型	感染症名	特徴	届出基準	届出期間
1類感染症(7疾患)	エボラ出血熱、クリミア･コンゴ出血熱、痘そう、南米出血熱、ペスト、マールブルグ病、ラッサ熱	感染力、重篤性の観点から、危険性が極めて高い	全数把握	診断後ただちに
2類感染症(7疾患)	急性灰白髄炎(ポリオ)、結核、ジフテリア、重症急性呼吸器症候群(SARS)、鳥インフルエンザ(H5N1)、鳥インフルエンザ(H7N9)、中東呼吸器症候群(MERS)	感染力、重篤性の観点から、危険性が高い		
3類感染症(5疾患)	コレラ、細菌性赤痢、腸管出血性大腸菌感染症、腸チフス、パラチフス	特定の職業への就業による集団発生の可能性がある		
4類感染症(44疾患)	E型肝炎、A型肝炎、黄熱、Q熱、狂犬病、炭疽、鳥インフルエンザ(鳥インフルエンザ(H5N1、H7N9)を除く)、ボツリヌス症、マラリア、野兎病、サル痘その他の感染症(政令で規定)	主に動物等を介して感染し、国民の健康に影響を与える可能性がある		
5類感染症(24疾患)	ウイルス性肝炎(E型、A型肝炎を除く)、クリプトスポリジウム症、後天性免疫不全症候群(AIDS)、梅毒、麻しん、その他の感染症(省令で規定)	国民の健康に影響を与える可能性があり、国民や医療関係者への情報提供が必要である		診断後7日以内
5類感染症(25疾患)	インフルエンザ(鳥インフルエンザおよび新型インフルエンザ等感染症を除く)、性器クラミジア感染症、メチシリン耐性黄色ブドウ球菌感染症、その他の感染症(省令で規定)		定点把握	次の月曜まで翌月初日まで

新型インフルエンザ等感染症	新型コロナウイルス感染症 （新型インフルエンザ感染症） （再興型インフルエンザ/コロナウイルス感染症）	（新たに感染力が確認されたインフルエンザ/コロナウイルスを病原体とし、国民の生命や健康に重大な影響を与える）	全数把握	診断後ただちに
指定感染症	該当なし	（既知の感染症で、1類から3類感染症と同程度の対応が必要である）		
新感染症	該当なし	（感染力が確認され、既知の感染症と症状が明らかに異なるもので、危険性が極めて高い）		

3 定点把握対象疾患

発生動向の把握が必要な感染症のうち、患者数が多数であり、全数を把握する必要がないものは定点把握されています。**表2**のように、定点となった指定届出機関が、診断を行った患者発生について指定の期間（週または月）ごとにとりまとめて、保健所に届け出ます。なお、定点には、患者情報および疑似症情報を収集するための患者定点と当該感染症の病原体を収集するための病原体定点があります。

表2 定点医療機関

定点種別	医療機関種類と数	届出期間
小児科定点	全国約3,000か所の小児科医療機関	週単位
インフルエンザ定点	全国約5,000か所の内科・小児科医療機関	週単位
眼科定点	全国約700か所の眼科医療機関	週単位
性感染症定点	全国約1,000か所の産婦人科等医療機関	月単位
基幹定点	全国約500か所の病床数300以上の医療機関	週単位
疑似症定点	全国約700か所の集中治療を行う医療機関等	ただちに

より詳しく！

感染症に関する法律は社会の変化に対応して改正されています。

1999年、伝染病予防法、性病予防法、後天性免疫不全症候群の予防に関する法律（エイズ予防法）が廃止・統合されて、「感染症の予防及び感染症の患者に対する医療に関する法律（感染症法）」が施行されました。2001年９月には米国同時多発テロ、同年10月に炭疽菌混入郵便物による死亡者を含む健康被害等が発生し、国際的に生物テロを含めたテロ防止対策が求められるようになりました。日本では2006年に、生物テロや事故による感染症の発生・まん延を防止するために病原体等の管理体制を確立する、結核を感染症法に位置づけるなどの法改正が行われました。さらに2015年には、鳥インフルエンザ（H7N9）と中東呼吸器症候群（MERS）が2類感染症に追加されました。

2019年12月には新型コロナウイルス感染症（COVID-19）が中国で確認され、その後、世界的な大流行となりました。同感染症は、2020年1月に指定感染症に指定され、同年3月には新型インフルエンザ等対策特別措置法の対象に追加されましたが、翌2021年には、新型インフルエンザ等感染症と位置づけられました。

②食中毒統計調査

要点をおさえよう

- 食中毒統計調査は、食品衛生法に基づき都道府県知事などから厚生労働大臣に報告された食中毒事件を対象として、毎年実施されている調査です。
- 食中毒患者や食中毒死者の発生状況を的確に把握し、複雑な発生状況を解明することを目的としています。
- 食中毒事件の調査を実施した都道府県などは、調査終了後、「食中毒事件調査票」に原因となった家庭・業者・施設等の所在地、名称、発病年月日、原因食品名、病因物質、患者数、死者数などを記載し、厚生労働大臣に提出します。
- 月別の発生状況では、5月頃から10月頃まで細菌性食中毒が多く発生し、12月頃から冬期にはノロウイルスによる食中毒が多く発生しています（図1）。

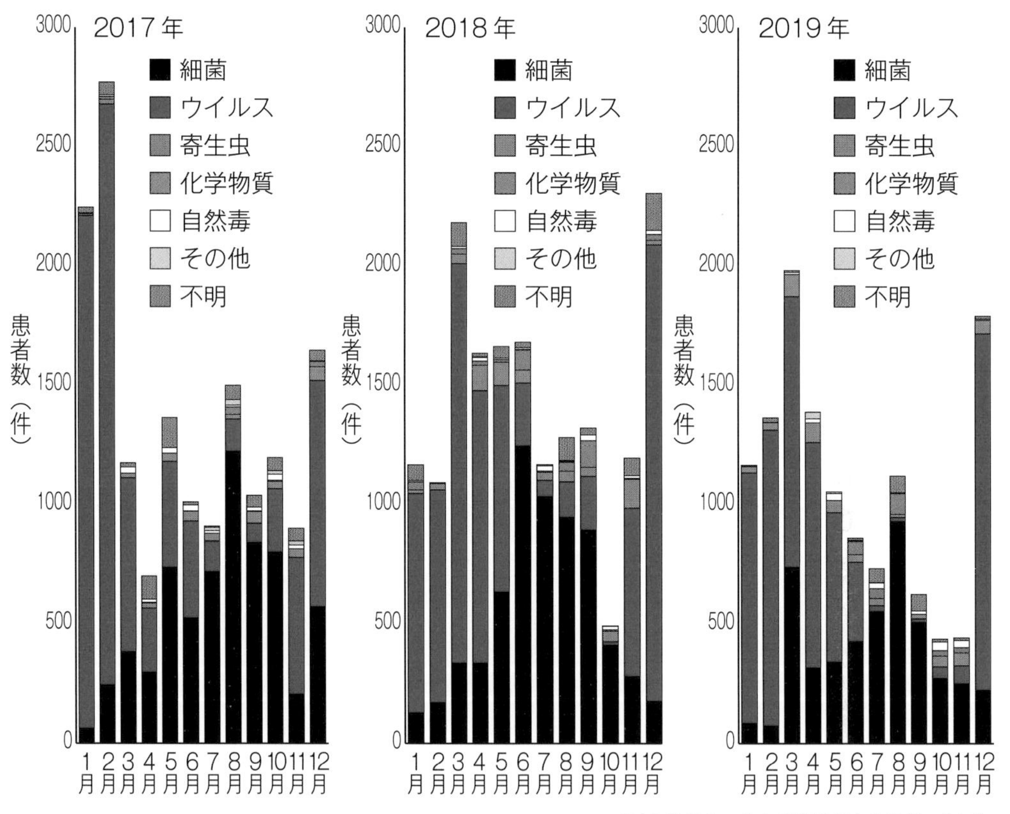

図1 病因物質別患者数の月別発生状況（2017年～2019年）

まずは基本から

1 食中毒統計調査の概要

食品衛生法では、食中毒患者もしくはその疑いのある者を診断、またはその死体を検案した医師は、24時間以内に最寄りの保健所長に文書、電話又は口頭により届出を行うことと規定されています。そして保健所長は、医師の届出などを受けたときは、ただちに関係職員にその応急処理に当たらせ、同時に、都道府県等の食品衛生主管部局に報告します。また、病因物質の解明のための調査を行い、調査終了後、速やかに、都道府県知事に食中毒事件票を作成し、報告を行います。

都道府県知事は、毎月（その月に受理した食中毒事件票を添付して）食中毒事件調査結果報告書を厚生労働大臣に提出します。

2 患者数と事件数

食中毒統計は、都道府県別、月別、病因物質別、施設別の食中毒発生状況（事件数、患者数、死者数）と食中毒発生事例を公表しています。厚生労働省のウェブサイトでも閲覧できます。

図2は2019年の原因食品別の事件数と患者数のグラフです。事件数が少ないにもかかわらず、患者数が多い食品は、１事件当たりの患者が多いことが推測されます。なお、食中毒統計の詳細は「食中毒統計作成要領」に記載されています。

たとえば、「複合調理食品」とは、「コロッケ、ギョウザ、シューマイ及び肉と野菜の煮付等食品そのものが２種以上の原料により、いずれをも主とせず混合調理または加工されているもので、そのうちいずれが原因食品であるか判明しないもの」としています。

より詳しく！

食中毒の発生は年次により変動がありますが、近年、患者数は１～２万人で推移しています（**図3**）。過去には大規模に発生し、社会的に注目された事件もあります。

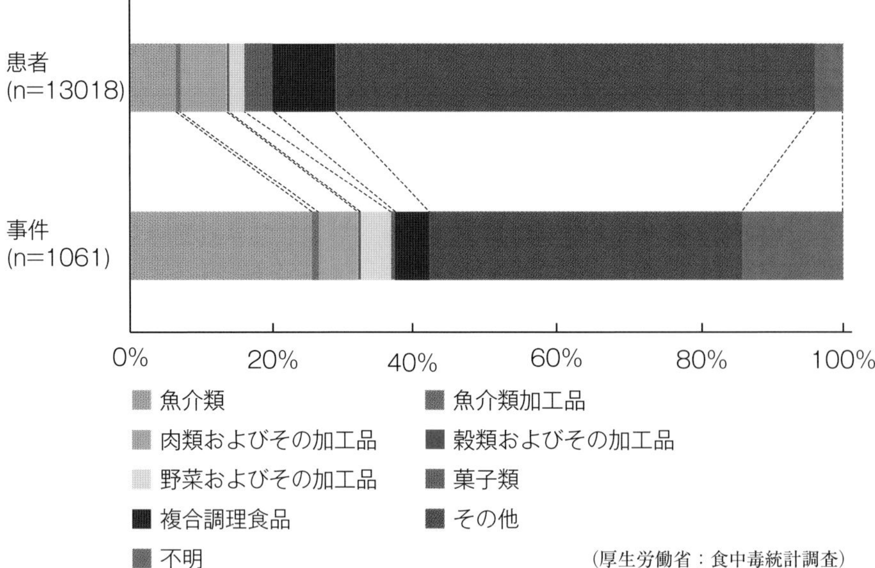

図２　原因食品別月別発生状況（2019 年）

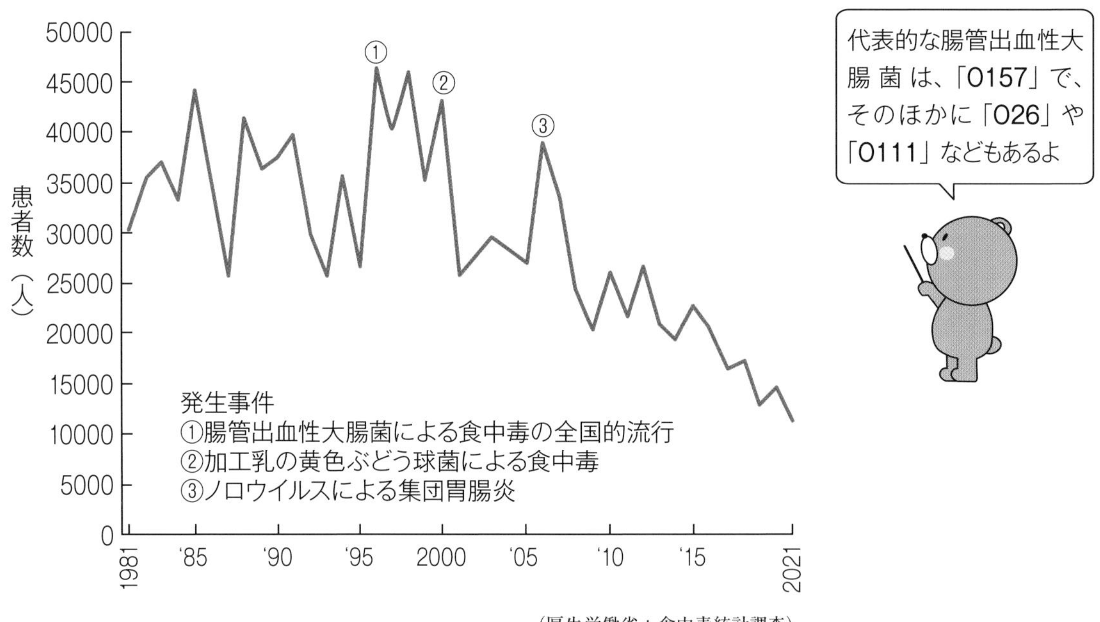

図３　食中毒患者数の年次推移

③国民健康・栄養調査

要点をおさえよう

- 国民健康・栄養調査は、国民の身体の状況、栄養摂取量や生活習慣の状況を明らかにするために、毎年実施される調査です。
- 健康増進法に基づいて行われている厚生労働省の一般統計調査です。
- 全国から層化無作為抽出された地区に住む世帯の人員（1歳以上）を対象として、毎年11月に保健所が調査を行っています。
- 2019年の調査において、食塩摂取量の平均値は10.1gであり、男性10.9g、女性9.3gでした。
- 2019年の調査において、運動習慣のある者の割合は、男性で33.4%、女性25.1%でした。年齢階級別では、男性では40歳代、女性では30歳代で最も低く、それぞれ18.5%、9.4%でした。

まずは基本から

1 国民健康・栄養調査の概要

国民健康・栄養調査は健康増進法（2002年公布）に基づいて毎年11月に実施されています（**図1**）。

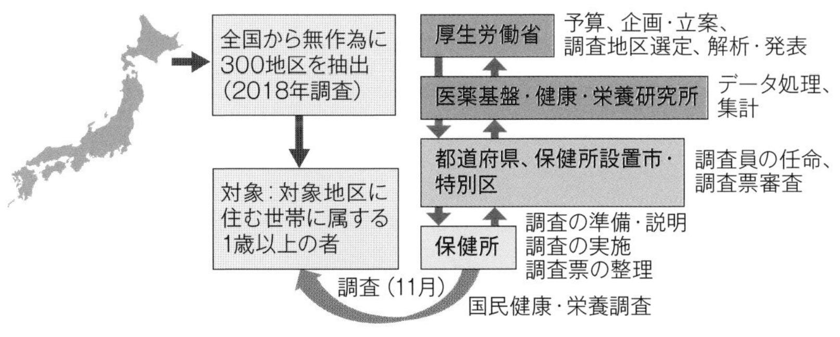

（厚生労働統計協会：図説 国民衛生の動向 2020/2021）

図1　国民健康・栄養調査のしくみ

表1 国民健康・栄養調査の基本調査項目

調査の種類	対象年齢	調査項目
身体状況	1歳以上	身長、体重
	20歳以上	腹囲、血圧、血液検査、問診（服薬状況、糖尿病関連事項、運動習慣）
栄養摂取状況	1歳以上	食品摂取量、栄養素等摂取量、食事状況（欠食等）
	20歳以上	1日の身体活動量（歩数）
生活習慣	20歳以上	食生活、身体活動、休養(睡眠)、飲酒、喫煙、歯の健康

調査項目は、**表1**の基本項目のほかに、重点項目が調査年ごとに設定されます。国民の食生活や生活習慣の状況などの把握や評価に加え、糖尿病などの生活習慣病の有病率の推定なども行っています。

2 主な結果

国民健康・栄養調査の結果は厚生労働省のウェブサイトで閲覧できます。なお、2020年と2021年は新型コロナウイルス感染症の影響により調査が行われませんでした。ここでは2019年の主な結果を見てみましょう。

日本の成人における1日の食塩摂取量の目標量は、男性7.5g、女性6.5g未満です[1)]。食塩摂取量の平均値は10.1g（男性10.9g、女性9.3g）であり、目標量を上回っています。

肥満者（BMI≧25kg/m^2）の割合は男性 33.0%、女性 22.3%でした（**図2**）。男性は2013年から2019年の間に増加傾向が見られます。

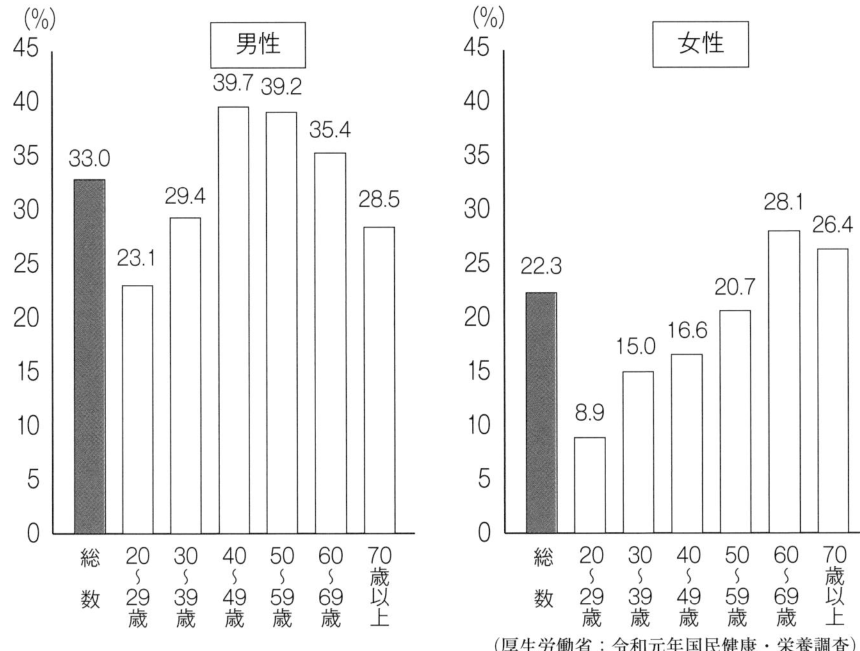

図２　肥満者（BMI ≧ 25 kg/m²）の割合（20 歳以上、男女・年齢階級別）

「糖尿病が強く疑われる者」の割合は男性 19.7%、女性 10.8%でした。年齢階級別では、高齢層で割合が高くなっています（**図３**）。なお、「糖尿病が強く疑われる者」とは、ヘモグロビンA1c（NGSP）値が6.5%以上または「糖尿病治療の有無」に「有」と回答した者とされています。

運動習慣のある者の割合は、男性で33.4%、女性25.1%でした。年齢階級別では、男性では40歳代、女性では30歳代が最も低く、それぞれ18.5%、9.4%でした（**図４**）。なお、「運動習慣のある者」とは、１回30分以上の運動を週２回以上実施し、１年以上継続している者とされています。

より詳しく！

厚生労働省は、2000年に「21世紀における国民健康づくり運動」（「健康日本21」）を制定し、それを具体化する法律として、健康増進法が2002年８月に公布され、2003年５月から施行されました。「健康日本21」では、生活習慣病およびその原因となる生活習慣等の課題について目標値を設定し、目標の達成状況や関連する取り組みの状況を評価しています。食事、運動、喫煙などの生活習慣を評価するためのデータが、国民健康・栄養調査で収集されています（**図５**）[1)]。

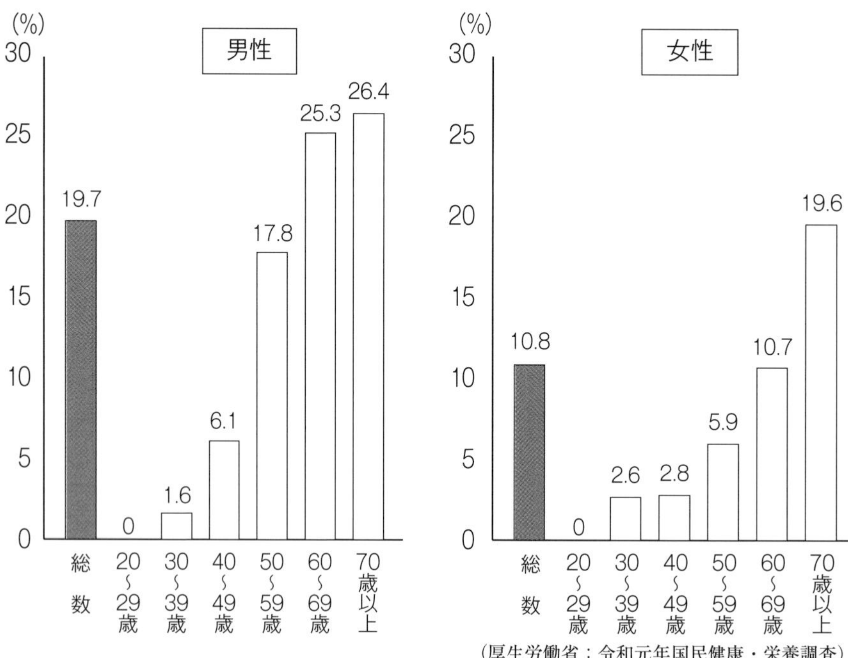

（厚生労働省：令和元年国民健康・栄養調査）

図3 「糖尿病が強く疑われる者」の割合（20歳以上、男女・年齢階級別）

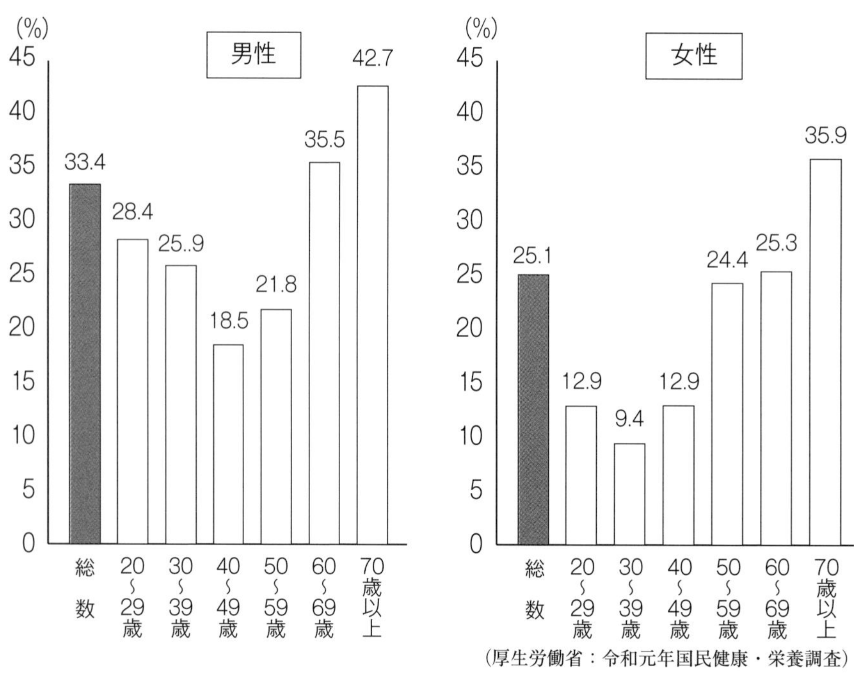

（厚生労働省：令和元年国民健康・栄養調査）

図4 運動習慣のある者の割合（20歳以上、男女・年齢階級別）

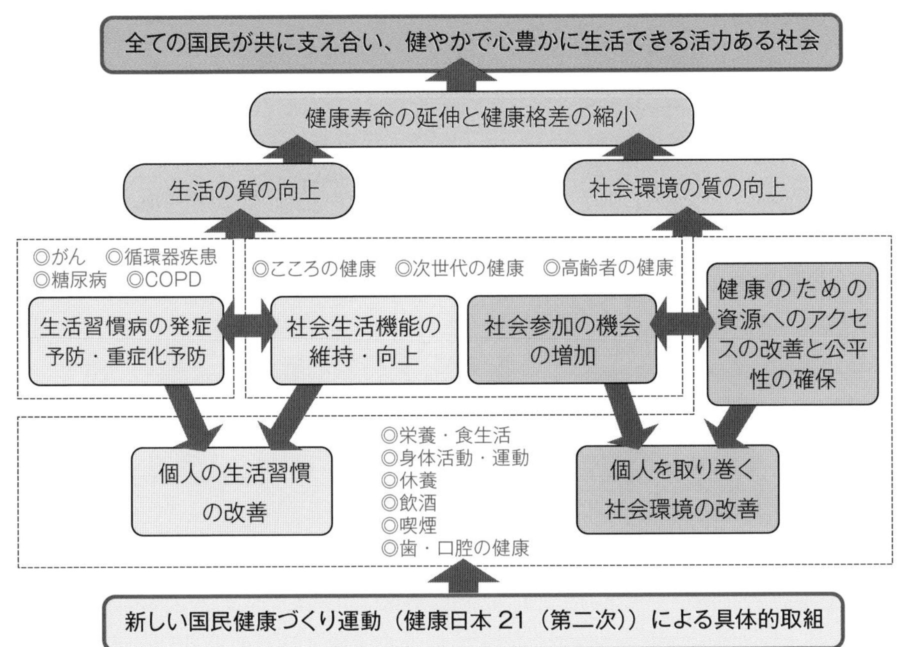

(厚生労働統計協会：図説 国民衛生の動向 2020/2021)

図５　健康日本 21（第二次）の概念図

参考文献

1）厚生労働省「日本人の食事摂取基準」策定検討会：日本人の食事摂取基準（2020年版）「日本人の食事摂取基準」策定検討会報告書. 266-272, 2019.

2）厚生労働統計協会：図説 国民衛生の動向2020/2021.

④国民医療費

要点をおさえよう

- 国民医療費は、その年度内に医療機関などにおいて保険診療の対象となる傷病の治療にかかった費用の推計です。
- 国民医療費には、医科診療医療費、歯科診療医療費、薬局調剤医療費、入院時食事・生活医療費、訪問看護医療費などは含まれますが、保険診療の対象とならない費用や、正常な妊娠・分娩、健康診断、予防接種など、傷病の治療以外の費用は含まれません。
- 2019年度の国民医療費は、国民一人当たりでは35万1,800円、国内総生産(GDP)に対する比率は7.93%、国民所得(NI)に対する比率は11.06%でした。

まずは基本から

1 国民医療費の統計の概要

1954年度以降、毎年、国民医療費の推計結果が公表されています。当該年度内に医療機関などにおいて保険診療の対象となる傷病の治療にかかった費用を推計しています。この費用には、医科診療医療費、歯科診療医療費、薬局調剤医療費、入院時食事・生活医療費、訪問看護医療費などが含まれます。しかし、保険診療の対象とならない費用、評価療養（高度医療を含む先進医療など）、選定療養（特別の病室への入院、歯科の金属材料など）、不妊治療における生殖補助医療等の費用は含まれません。

また、正常な妊娠・分娩にかかる費用、健康の維持・増進を目的とした健康診断・予防接種などの費用、固定した身体障害のために必要とする義眼や義肢などの費用は、傷病の治療にはあてはまらないため、国民医療費の統計には含まれません。

2 主な結果

2019年度の国民医療費総額は44兆3,895億円、国民所得（NI）に対する比は11.06 %でした。国民医療費は推計が開始された1954年以降増加傾向が、続いています（**図1**）。国民医療費の国民所得に対する比率も1955年に3.42%であったものがその後上昇し続け、2009年に10%を超えました。国内総生産（GDP)に対する比率も、1955年に2.78%であったものが、2019年に7.93%となっています。

国民医療費は、制度区分別、財源別、診療種類別、年齢階級別、傷病分類別、都道府県別などさまざまな仕方で推計され、活用されています。

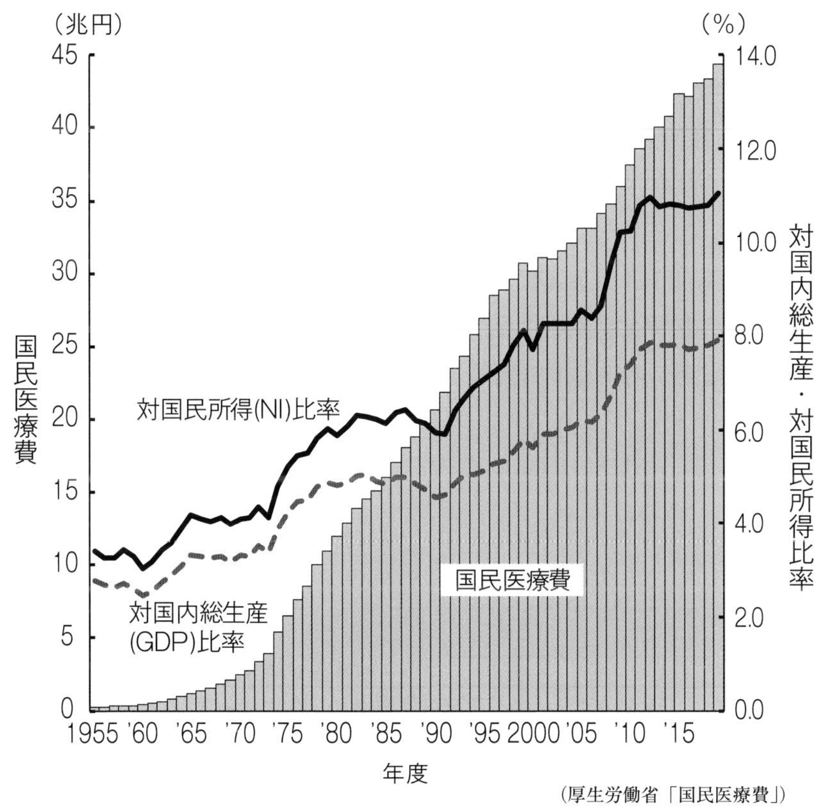

図1 国民医療費，対国内総生産・対国民所得比率の年次推移

5 疾病・障害の分類

要点をおさえよう

- 国際疾病分類（ICD）は、世界保健機関（WHO）が疾病、傷害、死因を分類するために、作成した国際的な統一基準です。
- 国際生活機能分類（ICF）もWHOによる国際的な統一基準です。あらゆる健康状態に関係した生活機能状態からその人を取り巻く社会制度や社会資源までを統一的で標準的に記述・表現する分類です。

まずは基本から

1 国際疾病分類(ICD: International Statistical Classification of Diseases and Related Health Problems)

国際疾病分類の正式な名称は、「疾病及び関連保健問題の国際統計分類」です。死亡や疾病のデータを国際的かつ経年的に、分析、解釈及び比較を行うため、WHOが作成した分類です。

1893年にパリで最初の「国際死因リスト」が制定されました。その後、アメリカ公衆衛生協会がこの分類システムを採用するよう勧告し、1898年にはアメリカ、カナダ、メキシコで採用されました。この「国際死因リスト」は、1900年、1910年、1920年、1929年、1938年と約10年ごとに更新・発表されました。1948年以降は、WHOが医学の進歩や新たな疾病に対応して約10年ごとに改定しています。現行のICD-10（第10回改訂版）は1990年に発表されたもので、日本では1995年から使用されています。約30年ぶりに改訂されたICD-11（第11回改訂版）は、2022年から発効しました（p.200人口動態統計参照）。

ICDは人口動態統計などのほか、診療録の管理など、医学的分類として医療機関でも広く利用されています。

2 国際生活機能分類：国際障害分類改定版（ICF：International Classification of Functioning, Disability and Health）

障害に関する国際的な分類としては、1980年にWHOがICDの補助として「WHO国際障害分類（ICIDH）」を発表しました。その後、2001年5月にWHOはその改訂版として**国際生活機能分類**を採択しました。

ICIDHが疾病の結果として生じる身体機能の障害、生活機能の障害と社会的不利という分類であったのに対し、**ICF**は生活機能と障害について「心身機能・身体構造」「活動」「参加」の3つの次元と「環境因子」「個人因子」で分類を行っています（**図1**）。**ICF**は疾病や障害をもつ人だけでなく、すべての人の健康と生活に適用することができます。

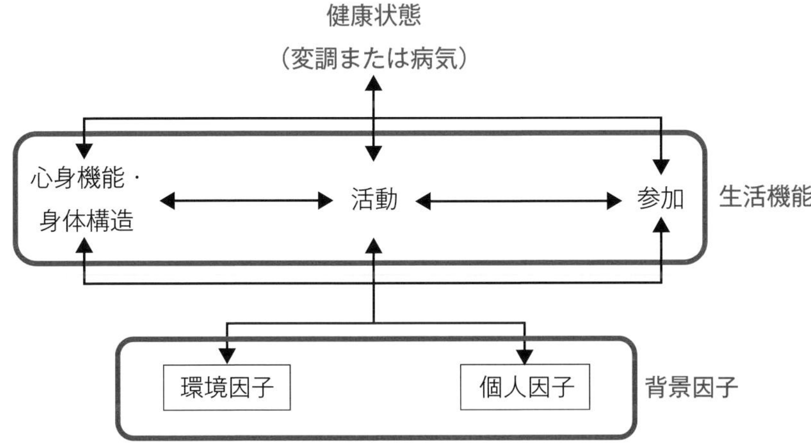

図1　ICF の概念図

6 介護サービス施設・事業所調査

要点をおさえよう

- 介護サービス施設・事業所調査は、全国の介護サービスの提供体制、提供内容などを把握することを目的としています。
- 基本票、詳細票、利用者票による３種類の調査があります。

まずは基本から

1 介護サービス施設・事業所調査の概要

2000年４月から介護保険制度が施行され、それまでの社会福祉施設等調査における老人福祉施設の一部、老人保健施設調査、医療施設調査の療養型病床群等の一部、訪問看護統計調査等を統廃合し、新たに「介護サービス施設・事業所調査」として実施されることになりました

2006年からは、介護保険制度の改正に伴い、介護予防サービス事業所、介護予防支援事業所、地域密着型サービス事業所、地域密着型介護予防サービス事業所も調査対象となりました。さらに、2018年の介護保険制度の改正に伴い、介護医療院も調査対象に加わりました。なお、「介護予防訪問介護」及び「介護予防通所介護」については、2014年の介護保険法改正に伴い、調査対象外となっています。

2020年10月１日現在の介護サービスの事業所数は、居宅サービス事業所では訪問介護が35,075事業所、訪問看護ステーションが12,393事業所、通所介護が24,087事業所でした。また、地域密着型サービス事業所では、定期巡回・随時対応型訪問介護看護が1,099事業所、複合型サービス（看護小規模多機能型居宅介護）が大きく増加し711事業所でした。介護保険施設数は、介護老人福祉施設が 8,306 施設、介護老人保健施設が 4,304 施設、介護医療院が 536 施設、介護療養型医療施設が 556 施設でした。

2 調査方法

統計法に基づく一般統計調査であり、毎年10月１日現在の状況を把握しています。ただし、介護保険施設及び訪問看護ステーションの利用者については３年ごととなっています。

調査対象や調査事項は調査により異なります（**表１**）。

表1　介護サービス施設・事業所調査の種類と方法

調査の種類	調査対象	調査事項	調査方法
基本票	都道府県を対象（介護予防サービス事業諸などの施設・事業所の全数を把握）	①施設基本票：法人名、施設名、所在地、活動状況、定員 ②事業所基本票：法人名、事業所名、所在地、活動状況	厚生労働省からインターネットによる調査票の配布・回収
詳細票	基本票で把握した施設・事業所 ただし、訪問介護、通所介護、居宅介護支援事業所及び介護予防支援事業所（地域包括支援センター）については抽出した事業所	①介護保険施設：開設・経営主体、在所（院）者数、居室等の状況、従事者数等 ②居宅サービス事業所等：開設・経営主体、利用者数、従事者数等	厚生労働省が委託した民間事業者から、郵送及び一部インターネットによる調査票の配布・回収
利用者票	全国の介護保険施設の入所者および全国の訪問看護ステーションの利用者を対象として抽出	要介護度、認知症高齢者の日常生活自立度、障害高齢者の日常生活自立度（寝たきり度）等	厚生労働省が委託した民間事業者から、郵送による調査票の配布・回収

7 生活のしづらさなどに関する調査

要点をおさえよう

- 生活のしづらさなどに関する調査は、在宅の障害児・障害者等の生活実態とニーズを把握することを目的としています。

まずは基本から

1 生活のしづらさなどに関する調査の概要

2006年まで、在宅の身体障害児・障害者を対象とした「身体障害児・者等実態調査」が厚生労働省によって5年ごとに実施されていました。また、2005年まで、在宅の知的障害児・障害者を対象とした「知的障害児（者）基礎調査」も5年ごとに実施されていました。2011年からは、これらを統合し、「生活のしづらさなどに関する調査（全国在宅障害児・者等実態調査)」が実施されています。

無作為に抽出された全国約2,400国勢調査の調査区に居住する在宅の障害児・障害者等を対象としています。ここには、障害者手帳（身体障害者手帳、療育手帳または精神障害者保健福祉手帳）所持者、難病等患者のほか、現行の法制度では支援の対象とならないが、長引く病気やけが等により生活のしづらさがある者）も含まれます。調査員が調査地区内の世帯を訪問し、調査対象者がいる場合は、調査票を手渡し、記入と郵送による回答を依頼します。

調査項目は、

1．回答者の基本的属性に関する調査項目
 ・障害の状況、障害の原因、日常生活の支障の状況、年齢及び性別、居住形態、障害者手帳等の種類、収入・支出の状況、日中の活動状況　等
2．現在利用しているサービスと今後利用を希望するサービス
 ・障害福祉サービス等の利用状況、障害福祉サービス等の希望　等

2 主な結果

2016年の調査では、在宅の身体障害者手帳所持者（推計値）は428.7万人、療育手帳所持者（推計値）は96.2万人、精神障害者保健福祉手帳所持者（推計値）は84.1万人となり、いずれも2011年調査から増加していました（**表1**）。

障害者総合支援法の福祉サービス利用状況については、障害者手帳所持者のうち、65歳未満では32.1%、65歳以上では19.8%が利用していました。

表1 障害者手帳所持者等の推計値

	2016年	2011年
総数	593.2万人	511.2万人
障害者手帳所持者	559.4万人	479.2万人
身体障害者手帳所持者	428.7万人	386.3万人
療育手帳所持者	96.2万人	62.2万人
精神障害者保健福祉手帳所持者	84.1万人	56.8万人
障害者手帳非所持者で、自立支援給付等を受けている者	33.8万人	32.0万人

（厚生労働省：生活のしづらさなどに関する調査）

より詳しく！

2016年の調査結果を反映させた日本の障害者の総数は936.6万人、人口の約7.4%と推計されます。そのうち身体障害者は436.0万人、知的障害者は108.2万人、精神障害者は392.4万人となっています。障害者数は増加傾向にあり、また、在宅・通所の障害者も増加傾向を示しています[1)]。

1）厚生労働省：https://www.mhlw.go.jp/toukei/list/dl/seikatsu_chousa_b_h28_01.pdf（最終閲覧日2022/11/27）

⑧ 全国がん登録

要点をおさえよう

● 全国がん登録は、「がん登録等の推進に関する法律」に基づき、日本でがんと診断されたすべての人の情報を国で収集し、集計、分析、管理しています。

まずは基本から

1 全国がん登録の概要

2013年に「がん登録等の推進に関する法律」が制定され、2016年から、全国がん登録が開始されました。日本でがんと診断されたすべての人の情報が国で収集されることになりました。全国の医療機関はがんと診断された人の情報を都道府県知事に届け出ることが義務化され、都道府県から国立がん研究センター内に設置されている「全国がん登録データベース」に登録されるしくみです（図1）。

収集された情報は集計・分析され、罹患数、進行度や生存率などの統計情報として提供されています。それらの情報は、国や都道府県のがん対策、がん検診や治療の体制づくり、がん研究などに役立てられてます。厚生労働省のウェブサイトまたは「がん情報サービス（ganjoho.jp）」で閲覧することができます。

2 全国がん登録に登録される情報

全国がん登録では、がんに罹患した人の氏名、性別、生年月日、届出を出した医療機関名、がんと診断された日、がんの発見経緯、がんの種類および進行度、治療内容、居住地、生存確認情報などが収集されます。がん登録の統計情報の正確性を保つ目的で個人情報も収集されているため、さまざまな安全管理対策が講じられています。

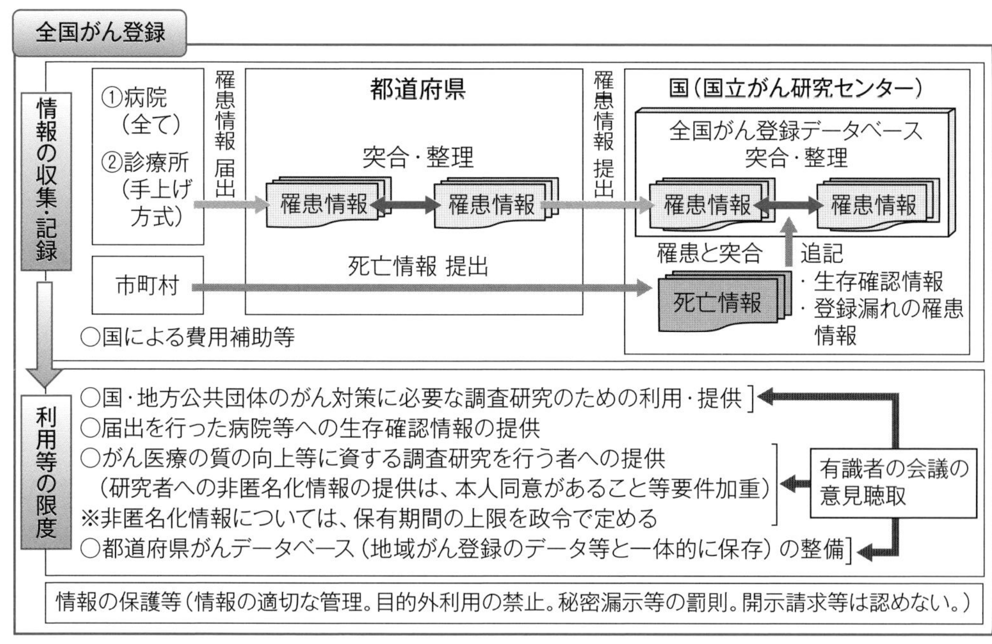

（厚生労働省ホームページより）

図 1　全国がん登録のしくみ

9 地域保健・健康増進事業報告

要点をおさえよう

● 地域保健・健康増進事業報告は、全国の保健所および市区町村を対象として、地域保健事業と健康増進事業の実施状況を把握しています。

まずは基本から

1 地域保健・健康増進事業報告の概要

地域保健・健康増進事業報告の調査は、地域保健施策の効率的・効果的な推進のために実施されます。統計法に基づく一般統計調査です。

1954年に「保健所運営報告」として開始しましたが、「保健所法」の「地域保健法」への改正や、母子保健事業の市区町村への権限移譲に伴い、1997年に「地域保健事業報告」と改称しました。また、がん検診の一般財源化に伴い、老人保健事業報告と統合され、1999年から「地域保健・老人保健事業報告」として実施することになりました。

さらに、2008年度の医療制度改革により、市区町村が行う老人保健事業のうち医療保険者に義務付けられない事業は健康増進事業となり報告対象となったため、現在の「地域保健・健康増進事業報告」と改称されました。

調査の対象は全国の保健所および市区町村です。年度ごとに次の調査事項を報告しています。

① 地域保健事業について

母子保健、健康増進、歯科保健、精神保健福祉、職員の配置状況 等

② 健康増進事業について

健康診査、訪問指導、がん検診 等

都道府県知事、指定都市および中核市は、保健所や市区町村からの報告を定められた期限までに、インターネットを介して厚生労働省政策統括官（統計・情報政策、労使関係担当）に報告しています。

ポイント

医療保険者とは、医療保険事業を運営するために保険料を徴収したり、保険給付を行う実施団体です。

⑩保健医療関連データベース

要点をおさえよう

- 国内の保健医療に関連するデータベースとして、レセプト情報・特定健診等情報データベース（NDB）や国保データベース（KDB）システムがあります。
- レセプト情報・特定健診等情報データベース（NDB）は医療費適正化計画を作成、実施、評価するためのデータベースとして、レセプト情報や特定健診・特定保健指導情報を格納しています。
- 国保データベース（KDB）システムは、保険者が効率的かつ効果的に保健事業を実施できるようサポートすることを目的として構築されたシステムです。

まずは基本から

1 レセプト情報・特定健診等情報データベース（NDB：National Database）

レセプト情報・特定健診等情報データベース（NDB）は、「高齢者の医療の確保に関する法律」に基づき、厚生労働省が医療費適正化計画を作成、実施、評価するためのデータベースとして、医療機関が医療保険者へ向けて発行するレセプト情報と特定健診・特定保健指導情報を、匿名化したうえで格納しています。レセプトとは、医療機関が医療保険者に対して発行する診療報酬明細書です。レセプトには、保険病名、実施した検査内容と費用、処置内容と費用、処方内容と薬剤費などの情報が含まれます。

特定健診・特定保健指導は、40歳以上75歳未満が対象です。加齢に伴い増加する生活習慣病のリスクを早期発見し、必要に応じて医療機関への受診勧奨や保健指導につなげることが目的です。その受診情報がNDBに格納され、増大し続ける医療費の適正化に向けて活用されています。

NDBは、省庁や自治体が利用するほか、研究者による使用も認められています。医療サービスの質の向上などを目的とした、根拠に基づく（evidence-based）施策を推進させる研究や、学術目的の研究にもデータ使用が可能です。厳正な審査を経てデータの一部が研究者に提供されます。

2 国保データベース（KDB）システム

2013年、すべての健康保険組合などに対して「データヘルス計画」が課せられ、レセプトなどのデータに基づいて加入者の健康保持増進をはかる事業計画が求められるようになりました。

国保データベース（KDB）は、国保連合会が管理する医療、健診、介護の給付情報等を基に構築したデータベースです。KDBでは「特定健診・特定保健指導」「医療（後期高齢者医療含む）」「介護保険」等の情報を個人単位で紐付けし、これらの制度を横断した分析を行うことができます。これまで保健師らが手作業で行ってきた健康づくりに関するデータ作成が効率化され、地域診断（地域の現状把握や健康課題の明確化）が容易となりました。

【引用・参考文献】

1）田栗正章：統計学とその応用．放送大学教育振興会、2005.
2）東京大学教養学部統計学教室編：統計学入門（基礎統計学Ⅰ）．東京大学出版会、1991.
3）永田靖：統計的方法のしくみ．日科技連出版、1996.
4）永田靖他：統計的多重比較法の基礎．サイエンティスト社、1997.
5）南風原朝和：心理統計学の基礎；統合的理解のために．有斐閣、2002.
6）南風原朝和：続・心理統計学の基礎；統合的理解を広げ深める．有斐閣、2014.
7）福富和夫他：保健統計・疫学．南山堂、2018.
8）厚生労働統計協会：国民衛生の動向 2021/2022.厚生労働統計協会、2021.
9）日本疫学会監：はじめて学ぶやさしい疫学．改訂第3版、南江堂、2018.
10）Miquel Porta:A Dictionary of Epidemiology.Oxford University Press,2014.

【参考ウェブサイト】

（2022年9月27日検索）

総務省
- 総務省統計局
  https://www.stat.go.jp/index.html
- 総務省基幹統計一覧
  https://www.soumu.go.jp/toukei_toukatsu/index/seido/1-3k.htm
- 人口推計
  https://www.stat.go.jp/data/jinsui/index.html
- 国勢調査（2020年）
  https://www.stat.go.jp/data/kokusei/2020/index.html
- 社会生活基本調査（2021年）
https://www.stat.go.jp/data/shakai/2021/index.html

厚生労働省
- 人口動態調査
  https://www.mhlw.go.jp/toukei/list/81-1.html
- 国民生活基礎調査
  https://www.mhlw.go.jp/toukei/list/20-21.html
- 患者調査
  https://www.mhlw.go.jp/toukei/list/10-20.html
- 医療施設調査
  https://www.mhlw.go.jp/toukei/list/79-1.html
- 感染症発生動向調査について
  https://www.mhlw.go.jp/stf/seisakunitsuite/bunya/0000115283.html
- 食中毒統計調査
  https://www.mhlw.go.jp/toukei/list/112-1.html
- 国民健康・栄養調査
  https://www.mhlw.go.jp/toukei/itiran/gaiyo/k-eisei.html
- 地域保健・健康増進事業報告
  https://www.mhlw.go.jp/toukei/list/32-19.html
- 生活のしづらさなどに関する調査（全国在宅障害児・者等実態調査）
  https://www.mhlw.go.jp/toukei/list/seikatsu_chousa_list.html
- 介護サービス施設・事業所調査
  https://www.mhlw.go.jp/toukei/list/24-22-2.html
- 国民医療費
  https://www.mhlw.go.jp/toukei/list/37-21.html
- 匿名レセプト情報・匿名特定健診等情報の提供に関するホームページ

https://www.mhlw.go.jp/stf/seisakunitsuite/bunya/kenkou_iryou/iryouhoken/reseputo/index.html

- 「疾病、傷害及び死因の統計分類」
  https://www.mhlw.go.jp/toukei/sippei/

文部科学省

- 学校保健統計調査
  https://www.mext.go.jp/b_menu/toukei/chousa05/hoken/1268826.htm

国際機関

- 世界保健機関
  https://www.who.int/
- 国際連合
  https://www.un.org/

その他

- 看護roo!
  https://www.kango-roo.com/kokushi/kako/
- 国立感染症研究所
  https://www.niid.go.jp/niid/ja/
- 国立がん研究センター
  https://www.ncc.go.jp/jp/index.html
- がん情報サービス
  http://ganjoho.jp/
- 公益社団法人 国民健康保険中央会「国保データベース（KDB）システム」
  https://www.kokuho.or.jp/hoken/kdb.html

付表1◉標準正規分布表

表中の数値は，全体の面積を 1.0 としたときの，$Z=0$ から Z までの面積を表す。

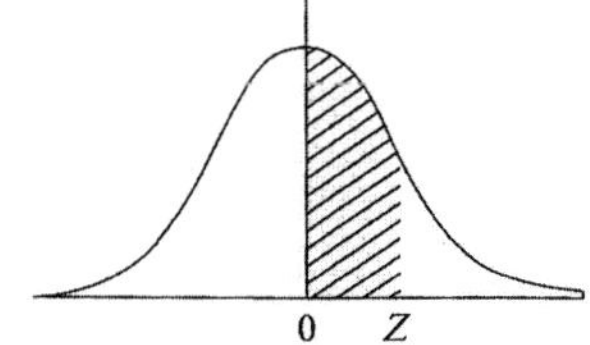

Z	0.00	0.01	0.02	0.03	0.04	0.05	0.06	0.07	0.08	0.09
0.0	0.0000	0.0040	0.0080	0.0120	0.0160	0.0199	0.0239	0.0279	0.0319	0.0359
0.1	0.0398	0.0438	0.0478	0.0517	0.0557	0.0596	0.0636	0.0675	0.0714	0.0754
0.2	0.0793	0.0832	0.0871	0.0910	0.0948	0.0987	0.1026	0.1064	0.1103	0.1141
0.3	0.1179	0.1217	0.1255	0.1293	0.1331	0.1368	0.1406	0.1443	0.1480	0.1517
0.4	0.1554	0.1591	0.1628	0.1664	0.1700	0.1736	0.1772	0.1808	0.1844	0.1879
0.5	0.1915	0.1950	0.1985	0.2019	0.2054	0.2088	0.2123	0.2157	0.2190	0.2224
0.6	0.2258	0.2291	0.2324	0.2357	0.2389	0.2422	0.2454	0.2486	0.2518	0.2549
0.7	0.2580	0.2612	0.2642	0.2673	0.2704	0.2734	0.2764	0.2794	0.2823	0.2852
0.8	0.2881	0.2910	0.2939	0.2967	0.2996	0.3023	0.3051	0.3078	0.3106	0.3133
0.9	0.3159	0.3186	0.3212	0.3238	0.3264	0.3289	0.3315	0.3340	0.3365	0.3389
1.0	0.3413	0.3438	0.3461	0.3485	0.3508	0.3531	0.3554	0.3577	0.3599	0.3621
1.1	0.3643	0.3665	0.3686	0.3708	0.3729	0.3749	0.3770	0.3790	0.3810	0.3830
1.2	0.3849	0.3869	0.3888	0.3907	0.3925	0.3944	0.3962	0.3980	0.3997	0.4015
1.3	0.4032	0.4049	0.4066	0.4082	0.4099	0.4115	0.4131	0.4147	0.4162	0.4177
1.4	0.4192	0.4207	0.4222	0.4236	0.4251	0.4265	0.4279	0.4292	0.4306	0.4319
1.5	0.4332	0.4345	0.4357	0.4370	0.4382	0.4394	0.4406	0.4418	0.4429	0.4441
1.6	0.4452	0.4463	0.4474	0.4484	0.4495	0.4505	0.4515	0.4525	0.4535	0.4545
1.7	0.4554	0.4564	0.4573	0.4582	0.4591	0.4599	0.4608	0.4616	0.4625	0.4633
1.8	0.4641	0.4649	0.4656	0.4664	0.4671	0.4678	0.4686	0.4693	0.4699	0.4706
1.9	0.4713	0.4719	0.4726	0.4732	0.4738	0.4744	0.4750	0.4756	0.4761	0.4767
2.0	0.4772	0.4778	0.4783	0.4788	0.4793	0.4798	0.4803	0.4808	0.4812	0.4817
2.1	0.4821	0.4826	0.4830	0.4834	0.4838	0.4842	0.4846	0.4850	0.4854	0.4857
2.2	0.4861	0.4864	0.4868	0.4871	0.4875	0.4878	0.4881	0.4884	0.4887	0.4890
2.3	0.4893	0.4896	0.4898	0.4901	0.4904	0.4906	0.4909	0.4911	0.4913	0.4916
2.4	0.4918	0.4920	0.4922	0.4925	0.4927	0.4929	0.4931	0.4932	0.4934	0.4936
2.5	0.4938	0.4940	0.4941	0.4943	0.4945	0.4946	0.4948	0.4949	0.4951	0.4952
2.6	0.4953	0.4955	0.4956	0.4957	0.4959	0.4960	0.4961	0.4962	0.4963	0.4964
2.7	0.4965	0.4966	0.4967	0.4968	0.4969	0.4970	0.4971	0.4972	0.4973	0.4974
2.8	0.4974	0.4975	0.4976	0.4977	0.4977	0.4978	0.4979	0.4979	0.4980	0.4981
2.9	0.4981	0.4982	0.4982	0.4983	0.4984	0.4984	0.4985	0.4985	0.4986	0.4986
3.0	0.4987	0.4987	0.4987	0.4988	0.4988	0.4989	0.4989	0.4989	0.4990	0.4990
3.1	0.4990	0.4991	0.4991	0.4991	0.4992	0.4992	0.4992	0.4992	0.4993	0.4993
3.2	0.4993	0.4993	0.4994	0.4994	0.4994	0.4994	0.4994	0.4995	0.4995	0.4995
3.3	0.4995	0.4995	0.4995	0.4996	0.4996	0.4996	0.4996	0.4996	0.4996	0.4997
3.4	0.4997	0.4997	0.4997	0.4997	0.4997	0.4997	0.4997	0.4997	0.4997	0.4998

付表2◉ χ^2分布表

表中の数値は，斜線部分の面積が α，自由度が df のときの χ^2 値である。

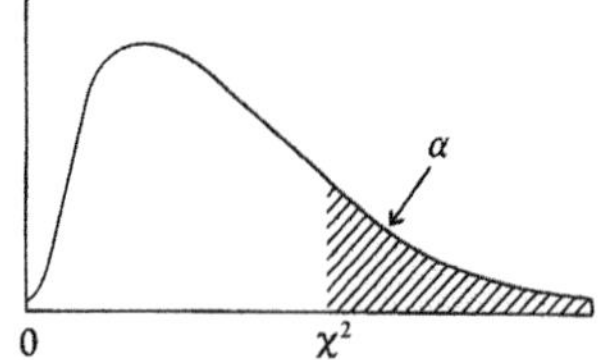

df \ α	0.10	0.05	0.01	0.001
1	2.706	3.841	6.635	10.827
2	4.605	5.991	9.210	13.815
3	6.251	7.815	11.345	16.266
4	7.779	9.488	13.277	18.467
5	9.236	11.070	15.086	20.515
6	10.645	12.592	16.812	22.457
7	12.017	14.067	18.475	24.322
8	13.362	15.507	20.090	26.125
9	14.684	16.919	21.666	27.877
10	15.987	18.307	23.209	29.588
11	17.275	19.675	24.725	31.264
12	18.549	21.026	26.217	32.909
13	19.812	22.362	27.688	34.528
14	21.064	23.685	29.141	36.123
15	22.307	24.996	30.578	37.697
16	23.542	26.296	32.000	39.252
17	24.769	27.587	33.409	40.790
18	25.989	28.869	34.805	42.312
19	27.202	30.144	36.191	43.820
20	28.412	31.410	37.566	45.315
21	29.615	32.671	38.932	46.797
22	30.813	33.924	40.289	48.268
23	32.007	35.172	41.638	49.728
24	33.196	36.415	42.980	51.179
25	34.382	37.652	44.314	52.620
26	35.563	38.885	45.642	54.052
27	36.741	40.113	46.963	55.476
28	37.916	41.337	48.278	56.893
29	39.087	42.557	49.588	58.302
30	40.256	43.773	50.892	59.703

付表3◉ t 分布表

表中の数値は，斜線部分の面積が α，自由度が df のときの t 値である。

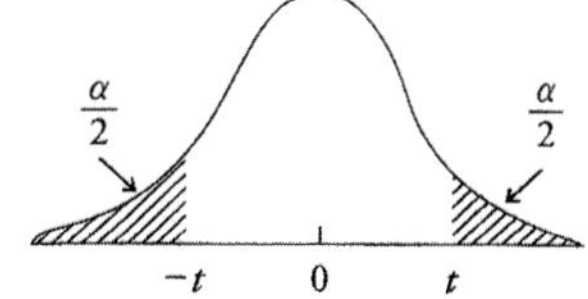

df	片側検定の有意水準								
	0.250	0.200	0.150	0.100	0.050	0.025	0.010	0.005	0.0005
	両側検定の有意水準								
	0.500	0.400	0.300	0.200	0.100	0.050	0.020	0.010	0.001
1	1.000	1.376	1.963	3.078	6.314	12.706	31.821	63.657	636.619
2	0.816	1.061	1.386	1.886	2.920	4.303	6.965	9.925	31.599
3	0.765	0.978	1.250	1.638	2.353	3.182	4.541	5.841	12.924
4	0.741	0.941	1.190	1.533	2.132	2.776	3.747	4.604	8.610
5	0.727	0.920	1.156	1.476	2.015	2.571	3.365	4.032	6.869
6	0.718	0.906	1.134	1.440	1.943	2.447	3.143	3.707	5.959
7	0.711	0.896	1.119	1.415	1.895	2.365	2.998	3.499	5.408
8	0.706	0.889	1.108	1.397	1.860	2.306	2.896	3.355	5.041
9	0.703	0.883	1.100	1.383	1.833	2.262	2.821	3.250	4.781
10	0.700	0.879	1.093	1.372	1.812	2.228	2.764	3.169	4.587
11	0.697	0.876	1.088	1.363	1.796	2.201	2.718	3.106	4.437
12	0.695	0.873	1.083	1.356	1.782	2.179	2.681	3.055	4.318
13	0.694	0.870	1.079	1.350	1.771	2.160	2.650	3.012	4.221
14	0.692	0.868	1.076	1.345	1.761	2.145	2.624	2.977	4.140
15	0.691	0.866	1.074	1.341	1.753	2.131	2.602	2.947	4.073
16	0.690	0.865	1.071	1.337	1.746	2.120	2.583	2.921	4.015
17	0.689	0.863	1.069	1.333	1.740	2.110	2.567	2.898	3.965
18	0.688	0.862	1.067	1.330	1.734	2.101	2.552	2.878	3.922
19	0.688	0.861	1.066	1.328	1.729	2.093	2.539	2.861	3.883
20	0.687	0.860	1.064	1.325	1.725	2.086	2.528	2.845	3.850
21	0.686	0.859	1.063	1.323	1.721	2.080	2.518	2.831	3.819
22	0.686	0.858	1.061	1.321	1.717	2.074	2.508	2.819	3.792
23	0.685	0.858	1.060	1.319	1.714	2.069	2.500	2.807	3.768
24	0.685	0.857	1.059	1.318	1.711	2.064	2.492	2.797	3.745
25	0.684	0.856	1.058	1.316	1.708	2.060	2.485	2.787	3.725
26	0.684	0.856	1.058	1.315	1.706	2.056	2.479	2.779	3.707
27	0.684	0.855	1.057	1.314	1.703	2.052	2.473	2.771	3.690
28	0.683	0.855	1.056	1.313	1.701	2.048	2.467	2.763	3.674
29	0.683	0.854	1.055	1.311	1.699	2.045	2.462	2.756	3.659
30	0.683	0.854	1.055	1.310	1.697	2.042	2.457	2.750	3.646
31	0.682	0.853	1.054	1.309	1.696	2.040	2.453	2.744	3.633
32	0.682	0.853	1.054	1.309	1.694	2.037	2.449	2.738	3.622
33	0.682	0.853	1.053	1.308	1.692	2.035	2.445	2.733	3.611
34	0.682	0.852	1.052	1.307	1.691	2.032	2.441	2.728	3.601
35	0.682	0.852	1.052	1.306	1.690	2.030	2.438	2.724	3.591
36	0.681	0.852	1.052	1.306	1.688	2.028	2.434	2.719	3.582
37	0.681	0.851	1.051	1.305	1.687	2.026	2.431	2.715	3.574
38	0.681	0.851	1.051	1.304	1.686	2.024	2.429	2.712	3.566
39	0.681	0.851	1.050	1.304	1.685	2.023	2.426	2.708	3.558
40	0.681	0.851	1.050	1.303	1.684	2.021	2.423	2.704	3.551
41	0.681	0.850	1.050	1.303	1.683	2.020	2.421	2.701	3.544
42	0.680	0.850	1.049	1.302	1.682	2.018	2.418	2.698	3.538
43	0.680	0.850	1.049	1.302	1.681	2.017	2.416	2.695	3.532
44	0.680	0.850	1.049	1.301	1.680	2.015	2.414	2.692	3.526
45	0.680	0.850	1.049	1.301	1.679	2.014	2.412	2.690	3.520
46	0.680	0.850	1.048	1.300	1.679	2.013	2.410	2.687	3.515
47	0.680	0.849	1.048	1.300	1.678	2.012	2.408	2.685	3.510
48	0.680	0.849	1.048	1.299	1.677	2.011	2.407	2.682	3.505
49	0.680	0.849	1.048	1.299	1.677	2.010	2.405	2.680	3.500
50	0.679	0.849	1.047	1.299	1.676	2.009	2.403	2.678	3.496
60	0.679	0.848	1.045	1.296	1.671	2.000	2.390	2.660	3.460
80	0.678	0.846	1.043	1.292	1.664	1.990	2.374	2.639	3.416
120	0.677	0.845	1.041	1.289	1.658	1.980	2.358	2.617	3.373
∞	0.674	0.842	1.036	1.282	1.645	1.960	2.326	2.576	3.291

付表4◉ f 分布表

表中の数値は，斜線部分の面積が α，自由度が df_1，df_2 のときの F 値である。
（$\alpha = 0.05$）

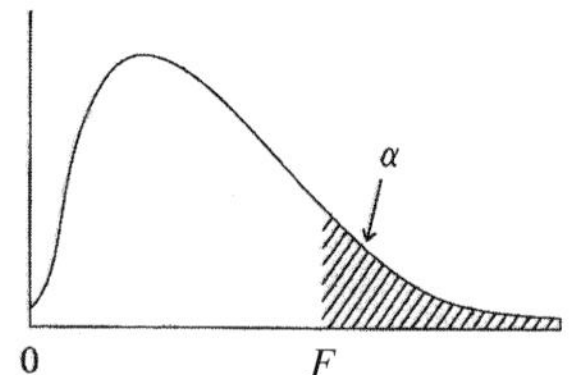

df_2 \ df_1	1	2	3	4	5	6	7	8	9
1	161.448	199.500	215.707	224.583	230.162	233.986	236.768	238.883	240.543
2	18.513	19.000	19.164	19.247	19.296	19.330	19.353	19.371	19.385
3	10.128	9.552	9.277	9.117	9.013	8.941	8.887	8.845	8.812
4	7.709	6.944	6.591	6.388	6.256	6.163	6.094	6.041	5.999
5	6.608	5.786	5.409	5.192	5.050	4.950	4.876	4.818	4.772
6	5.987	5.143	4.757	4.534	4.387	4.284	4.207	4.147	4.099
7	5.591	4.737	4.347	4.120	3.972	3.866	3.787	3.726	3.677
8	5.318	4.459	4.066	3.838	3.687	3.581	3.500	3.438	3.388
9	5.117	4.256	3.863	3.633	3.482	3.374	3.293	3.230	3.179
10	4.965	4.103	3.708	3.478	3.326	3.217	3.135	3.072	3.020
11	4.844	3.982	3.587	3.357	3.204	3.095	3.012	2.948	2.896
12	4.747	3.885	3.490	3.259	3.106	3.996	2.913	2.849	2.796
13	4.667	3.806	3.411	3.179	3.025	2.915	2.832	2.767	2.714
14	4.600	3.739	3.344	3.112	2.958	2.848	2.764	2.699	2.646
15	4.543	3.682	3.287	3.056	2.901	2.790	2.707	2.641	2.588
16	4.494	3.634	3.239	3.007	2.852	2.741	2.657	2.591	2.538
17	4.451	3.592	3.197	2.965	2.810	2.699	2.614	2.548	2.494
18	4.414	3.555	3.160	2.928	2.773	2.661	2.577	2.510	2.456
19	4.381	3.522	3.127	2.895	2.740	2.628	2.544	2.477	2.423
20	4.351	3.493	3.098	2.866	2.711	2.599	2.514	2.447	2.393
21	4.325	3.467	3.072	2.840	2.685	2.573	2.488	2.420	2.366
22	4.301	3.443	3.049	2.817	2.661	2.549	2.464	2.397	2.342
23	4.279	3.422	3.028	2.796	2.640	2.528	2.442	2.375	2.320
24	4.260	3.403	3.009	2.776	2.621	2.508	2.423	2.355	2.300
25	4.242	3.385	2.991	2.759	2.603	2.490	2.405	2.337	2.282
26	4.225	3.369	2.975	2.743	2.587	2.474	2.388	2.321	2.265
27	4.210	3.354	2.960	2.728	2.572	2.459	2.373	2.305	2.250
28	4.196	3.340	2.947	2.714	2.558	2.445	2.359	2.291	2.236
29	4.183	3.328	2.934	2.701	2.545	2.432	2.346	2.278	2.223
30	4.171	3.316	2.922	2.690	2.534	2.421	2.334	2.266	2.211
31	4.160	3.305	2.911	2.679	2.523	2.409	2.323	2.255	2.199
32	4.149	3.295	2.901	2.668	2.512	2.399	2.313	2.244	2.189
33	4.139	3.285	2.892	2.659	2.503	2.389	2.303	2.235	2.179
34	4.130	3.276	2.883	2.650	2.494	2.380	2.294	2.225	2.170
35	4.121	3.267	2.874	2.641	2.485	2.372	2.285	2.217	2.161
36	4.113	3.259	2.866	2.634	2.477	2.364	2.277	2.209	2.153
37	4.105	3.252	2.859	2.626	2.470	2.356	2.270	2.201	2.145
38	4.098	3.245	2.852	2.619	2.463	2.349	2.262	2.194	2.138
39	4.091	3.238	2.845	2.612	2.456	2.342	2.255	2.187	2.131
40	4.085	3.232	2.839	2.606	2.449	2.336	2.249	2.180	2.124
41	4.079	3.226	2.833	2.600	2.443	2.330	2.243	2.174	2.118
42	4.073	3.220	2.827	2.594	2.438	2.324	2.237	2.168	2.112
43	4.067	3.214	2.822	2.589	2.432	2.318	2.232	2.163	2.106
44	4.062	3.209	2.816	2.584	2.427	2.313	2.226	2.157	2.101
45	4.057	3.204	2.812	2.579	2.422	2.308	2.221	2.152	2.096
46	4.052	3.200	2.807	2.574	2.417	2.304	2.216	2.147	2.091
47	4.047	3.195	2.802	2.570	2.413	2.299	2.212	2.143	2.086
48	4.043	3.191	2.798	2.565	2.409	2.295	2.207	2.138	2.082
49	4.038	3.187	2.794	2.561	2.404	2.290	2.203	2.134	2.077
50	4.034	3.183	2.790	2.557	2.400	2.286	2.199	2.130	2.073
60	4.001	3.150	2.758	2.525	2.368	2.254	2.167	2.097	2.040
80	3.960	3.111	2.719	2.486	2.329	2.214	2.126	2.056	1.999
120	3.920	3.072	2.680	2.447	2.290	2.175	2.087	2.016	1.959
240	3.880	3.033	2.642	2.409	2.252	2.136	2.048	1.977	1.919
∞	3.841	2.996	2.605	2.372	2.214	2.099	2.010	1.938	1.880

10	12	15	20	24	30	40	60	120	∞	df_1 / df_2
241.882	243.906	245.950	248.013	249.052	250.095	251.143	252.196	253.253	254.314	1
19.396	19.413	19.429	19.446	19.454	19.462	19.471	19.479	19.487	19.496	2
8.786	8.745	8.703	8.660	8.639	8.617	8.594	8.572	8.549	8.526	3
5.964	5.912	5.858	5.803	5.774	5.746	5.717	5.688	5.658	5.628	4
4.735	4.678	4.619	4.558	4.527	4.496	4.464	4.431	4.398	4.365	5
4.060	4.000	3.938	3.874	3.841	3.808	3.774	3.740	3.705	3.669	6
3.637	3.575	3.511	3.445	3.410	3.376	3.340	3.304	3.267	3.230	7
3.347	3.284	3.218	3.150	3.115	3.079	3.043	3.005	2.967	2.928	8
3.137	3.073	3.006	2.936	2.900	2.864	2.826	2.787	2.748	2.707	9
2.978	2.913	2.845	2.774	2.737	2.700	2.661	2.621	2.580	2.538	10
2.854	2.788	2.719	2.646	2.609	2.570	2.531	2.490	2.448	2.404	11
2.753	2.687	2.617	2.544	2.505	2.466	2.426	2.384	2.341	2.296	12
2.671	2.604	2.533	2.459	2.420	2.380	2.339	2.297	2.252	2.206	13
2.602	2.534	2.463	2.388	2.349	2.308	2.266	2.223	2.178	2.131	14
2.544	2.475	2.403	2.328	2.288	2.247	2.204	2.160	2.114	2.066	15
2.494	2.425	2.352	2.276	2.235	2.194	2.151	2.106	2.059	2.010	16
2.450	2.381	2.308	2.230	2.190	2.148	2.104	2.058	2.011	1.960	17
2.412	2.342	2.269	2.191	2.150	2.107	2.063	2.017	1.968	1.917	18
2.378	2.308	2.234	2.155	2.114	2.071	2.026	1.980	1.930	1.878	19
2.348	2.278	2.203	2.124	2.082	2.039	1.994	1.946	1.896	1.843	20
2.321	2.250	2.176	2.096	2.054	2.010	1.965	1.916	1.866	1.812	21
2.297	2.226	2.151	2.071	2.028	1.984	1.938	1.889	1.838	1.783	22
2.275	2.204	2.128	2.048	2.005	1.961	1.914	1.865	1.813	1.757	23
2.255	2.183	2.108	2.027	1.984	1.939	1.892	1.842	1.790	1.733	24
2.236	2.165	2.089	2.007	1.964	1.919	1.872	1.822	1.768	1.711	25
2.220	2.148	2.072	1.990	1.946	1.901	1.853	1.803	1.749	1.691	26
2.204	2.132	2.056	1.974	1.930	1.884	1.836	1.785	1.731	1.672	27
2.190	2.118	2.041	1.959	1.915	1.869	1.820	1.769	1.714	1.654	28
2.177	2.104	2.027	1.945	1.901	1.854	1.806	1.754	1.698	1.638	29
2.165	2.092	2.015	1.932	1.887	1.841	1.792	1.740	1.683	1.622	30
2.153	2.080	2.003	1.920	1.875	1.828	1.779	1.726	1.670	1.608	31
2.142	2.070	1.992	1.908	1.864	1.817	1.767	1.714	1.657	1.594	32
2.133	2.060	1.982	1.898	1.853	1.806	1.756	1.702	1.645	1.581	33
2.123	2.050	1.972	1.888	1.843	1.795	1.745	1.691	1.633	1.569	34
2.114	2.041	1.993	1.878	1.833	1.786	1.735	1.681	1.623	1.558	35
2.106	2.033	1.954	1.870	1.824	1.776	1.726	1.671	1.612	1.547	36
2.098	2.025	1.946	1.861	1.816	1.768	1.717	1.662	1.603	1.537	37
2.091	2.017	1.939	1.853	1.808	1.760	1.708	1.653	1.594	1.527	38
2.084	2.010	1.931	1.846	1.800	1.752	1.700	1.645	1.585	1.518	39
2.077	2.003	1.924	1.839	1.793	1.744	1.693	1.637	1.577	1.509	40
2.071	1.997	1.918	1.832	1.786	1.737	1.686	1.630	1.569	1.500	41
2.065	1.991	1.912	1.826	1.780	1.731	1.679	1.623	1.561	1.492	42
2.059	1.985	1.906	1.820	1.773	1.724	1.672	1.616	1.554	1.485	43
2.054	1.980	1.900	1.814	1.767	1.718	1.666	1.609	1.547	1.477	44
2.049	1.974	1.895	1.808	1.762	1.713	1.660	1.603	1.541	1.470	45
2.044	1.969	1.890	1.803	1.756	1.707	1.654	1.597	1.534	1.463	46
2.039	1.965	1.885	1.798	1.751	1.702	1.649	1.591	1.528	1.457	47
2.035	1.960	1.880	1.793	1.746	1.697	1.644	1.586	1.522	1.450	48
2.030	1.956	1.876	1.789	1.742	1.692	1.639	1.581	1.517	1.444	49
2.026	1.952	1.871	1.784	1.737	1.687	1.634	1.576	1.511	1.438	50
1.993	1.917	1.836	1.748	1.700	1.649	1.594	1.534	1.467	1.389	60
1.951	1.875	1.793	1.703	1.654	1.602	1.545	1.482	1.411	1.325	80
1.910	1.834	1.750	1.659	1.608	1.554	1.495	1.429	1.352	1.254	120
1.870	1.793	1.708	1.614	1.563	1.507	1.445	1.375	1.290	1.170	240
1.831	1.752	1.666	1.571	1.517	1.459	1.394	1.318	1.221	1.000	∞

付表5◉ f 分布表

（$\alpha = 0.01$）

df_2 \ df_1	1	2	3	4	5	6	7	8	9
1	4052.181	4999.500	5403.352	5624.583	5763.650	5858.986	5928.356	5981.070	6022.473
2	98.503	99.000	99.166	99.249	99.299	99.333	99.356	99.374	99.388
3	34.116	30.817	29.457	28.710	28.237	27.911	27.672	27.489	27.345
4	21.198	18.000	16.694	15.977	15.522	15.207	14.976	14.799	14.659
5	16.258	13.274	12.060	11.392	10.967	10.672	10.456	10.289	10.158
6	13.745	10.925	9.780	9.148	8.746	8.466	8.260	8.102	7.976
7	12.246	9.547	8.451	7.847	7.460	7.191	6.993	6.840	6.719
8	11.259	8.649	7.591	7.006	6.632	6.371	6.178	6.029	5.911
9	10.561	8.022	6.992	6.422	6.057	5.802	5.613	5.467	5.351
10	10.044	7.559	6.552	5.994	5.636	5.386	5.200	5.057	4.942
11	9.646	7.206	6.217	5.668	5.316	5.069	4.886	4.744	4.632
12	9.330	6.927	5.953	5.412	5.064	4.821	4.640	4.499	4.388
13	9.074	6.701	5.739	5.205	4.862	4.620	4.441	4.302	4.191
14	8.862	6.515	5.564	5.035	4.695	4.456	4.278	4.140	4.030
15	8.683	6.359	5.417	4.893	4.556	4.318	4.142	4.004	3.895
16	8.531	6.226	5.292	4.773	4.437	4.202	4.026	3.890	3.780
17	8.400	6.112	5.185	4.669	4.336	4.102	3.927	3.791	3.682
18	8.285	6.013	5.092	4.579	4.248	4.015	3.841	3.705	3.597
19	8.185	5.926	5.010	4.500	4.171	3.939	3.765	3.631	3.523
20	8.096	5.849	4.938	4.431	4.103	3.871	3.699	3.564	3.457
21	8.017	5.780	4.874	4.369	4.042	3.812	3.640	3.506	3.398
22	7.945	5.719	4.817	4.313	3.988	3.758	3.587	3.453	3.346
23	7.881	5.664	4.765	4.264	3.939	3.710	3.539	3.406	3.299
24	7.823	5.614	4.718	4.218	3.895	3.667	3.496	3.363	3.256
25	7.770	5.568	4.675	4.177	3.855	3.627	3.457	3.324	3.217
26	7.721	5.526	4.637	4.140	3.818	3.591	3.421	3.288	3.182
27	7.677	5.488	4.601	4.106	3.785	3.558	3.388	3.256	3.149
28	7.636	5.453	4.568	4.074	3.754	3.528	3.358	3.226	3.120
29	7.598	5.420	4.538	4.045	3.725	3.499	3.330	3.198	3.092
30	7.562	5.390	4.510	4.018	3.699	3.473	3.304	3.173	3.067
31	7.530	5.362	4.484	3.993	3.675	3.449	3.281	3.149	3.043
32	7.499	5.336	4.459	3.969	3.652	3.427	3.258	3.127	3.021
33	7.471	5.312	4.437	3.948	3.630	3.406	3.238	3.106	3.000
34	7.444	5.289	4.416	3.927	3.611	3.386	3.218	3.087	3.981
35	7.419	5.268	4.396	3.908	3.592	3.368	3.200	3.069	2.963
36	7.396	5.248	4.377	3.890	3.574	3.351	3.183	3.052	2.946
37	7.373	5.229	4.360	3.873	3.558	3.334	3.167	3.036	2.930
38	7.353	5.211	4.343	3.858	3.542	3.319	3.152	3.021	2.915
39	7.333	5.194	4.327	3.843	3.528	3.305	3.137	3.006	2.901
40	7.314	5.179	4.313	3.828	3.514	3.291	3.124	2.993	2.888
41	7.296	5.163	4.299	3.815	3.501	3.278	3.111	2.980	2.875
42	7.280	5.149	4.285	3.802	3.488	3.266	3.099	2.968	2.863
43	7.264	5.136	4.273	3.790	3.476	3.254	3.087	2.957	2.851
44	7.248	5.123	4.261	3.778	3.465	3.243	3.076	2.946	2.840
45	7.234	5.110	4.249	3.767	3.454	3.232	3.066	2.935	2.830
46	7.220	5.099	4.238	3.757	3.444	3.222	3.056	2.925	2.820
47	7.207	5.087	4.228	3.747	3.434	3.213	3.046	2.916	2.811
48	7.194	5.077	4.218	3.737	3.425	3.204	3.037	2.907	2.802
49	7.182	5.066	4.208	3.728	3.416	3.195	3.028	2.898	2.793
50	7.171	5.057	4.199	3.720	3.408	3.186	3.020	2.890	2.785
60	7.077	4.977	4.126	3.649	3.339	3.119	2.953	2.823	2.718
80	6.963	4.881	4.036	3.563	3.255	3.036	2.871	2.742	2.637
120	6.851	4.787	3.949	3.480	3.174	2.956	2.792	2.663	2.559
240	6.742	4.695	3.864	3.398	3.094	2.878	2.714	2.586	2.482
∞	6.635	4.605	3.782	3.319	3.017	2.802	2.639	2.511	2.407

10	12	15	20	24	30	40	60	120	∞	df_1 / df_2
6055.847	6106.321	6157.285	6208.730	6234.631	6260.649	6286.782	6313.030	6339.391	6365.864	1
99.399	99.416	99.433	99.449	99.458	99.466	99.474	99.482	99.491	99.499	2
27.229	27.052	26.872	26.690	26.598	26.505	26.411	26.316	26.221	26.125	3
14.546	14.374	14.198	14.020	13.929	13.838	13.745	13.652	13.558	13.463	4
10.051	9.888	9.722	9.553	9.466	9.379	9.291	9.202	9.112	9.020	5
7.874	7.718	7.559	7.396	7.313	7.229	7.143	7.057	6.969	6.880	6
6.620	6.469	6.314	6.155	6.074	5.992	5.908	5.824	5.737	5.650	7
5.814	5.667	5.515	5.359	5.279	5.198	5.116	5.032	4.946	4.859	8
5.257	5.111	4.962	4.808	4.279	4.649	4.567	4.483	4.398	4.311	9
4.849	4.706	4.558	4.405	4.327	4.247	4.165	4.082	3.996	3.909	10
4.539	4.397	4.251	4.099	4.021	3.941	3.860	3.776	3.690	3.602	11
4.296	4.155	4.010	3.858	3.780	3.701	3.619	3.535	3.449	3.361	12
4.100	3.960	3.815	3.665	3.587	3.507	3.425	3.341	3.255	3.165	13
3.939	3.800	3.656	3.505	3.427	3.348	3.266	3.181	3.094	3.004	14
3.805	3.666	3.522	3.372	3.294	3.214	3.132	3.047	2.959	2.868	15
3.691	3.553	3.409	3.259	3.181	3.101	3.018	2.933	2.845	2.753	16
3.593	3.455	3.312	3.162	3.084	3.003	2.920	2.835	2.746	2.653	17
3.508	3.371	3.227	3.077	2.999	2.919	2.835	2.749	2.660	2.566	18
3.434	3.297	3.153	3.003	2.925	2.844	2.761	2.674	2.584	2.489	19
3.368	3.231	3.088	2.938	2.859	2.778	2.695	2.608	2.517	2.421	20
3.310	3.173	3.030	2.880	2.801	2.720	2.636	2.548	2.457	2.360	21
3.258	3.121	2.978	2.827	2.749	2.667	2.583	2.495	2.403	2.305	22
3.211	3.074	2.931	2.781	2.702	2.620	2.535	2.447	2.354	2.256	23
3.168	3.032	2.889	2.738	2.659	2.577	2.492	2.403	2.310	2.211	24
3.129	2.993	2.850	2.699	2.620	2.538	2.453	2.364	2.270	2.169	25
3.094	2.958	2.815	2.664	2.585	2.503	2.417	2.327	2.233	2.131	26
3.062	2.926	2.783	2.632	2.552	2.470	2.384	2.294	2.198	2.097	27
3.032	2.896	2.753	2.602	2.522	2.440	2.354	2.263	2.167	2.064	28
3.005	2.868	2.726	2.574	2.495	2.412	2.325	2.234	2.138	2.034	29
2.979	2.843	2.700	2.549	2.469	2.386	2.299	2.208	2.111	2.006	30
2.955	2.820	2.677	2.525	2.445	2.362	2.275	2.183	2.086	1.980	31
2.934	2.798	2.655	2.503	2.423	2.340	2.252	2.160	2.062	1.956	32
2.913	2.777	2.634	2.482	2.402	2.319	2.231	2.139	2.040	1.933	33
2.894	2.758	2.615	2.463	2.383	2.299	2.211	2.118	2.019	1.911	34
2.876	2.740	2.597	2.445	2.364	2.281	2.193	2.099	2.000	1.891	35
2.859	2.723	2.580	2.428	2.347	2.263	2.175	2.082	1.981	1.872	36
2.843	2.707	2.564	2.412	2.331	2.247	2.159	2.065	1.964	1.854	37
2.828	2.692	2.549	2.397	2.316	2.232	2.143	2.049	1.947	1.837	38
2.814	2.678	2.535	2.382	2.302	2.217	2.128	2.034	1.932	1.820	39
2.801	2.665	2.522	2.369	2.288	2.203	2.114	2.019	1.917	1.805	40
2.788	2.652	2.509	2.356	2.275	2.190	2.101	2.006	1.903	1.790	41
2.776	2.640	2.497	2.344	2.263	2.178	2.088	1.993	1.890	1.776	42
2.764	2.629	2.485	2.332	2.251	2.166	2.076	1.981	1.877	1.762	43
2.754	2.618	2.475	2.321	2.240	2.155	2.065	1.969	1.865	1.750	44
2.743	2.608	2.464	2.311	2.230	2.144	2.054	1.958	1.853	1.737	45
2.733	2.598	2.454	2.301	2.220	2.134	2.044	1.947	1.842	1.726	46
2.724	2.588	2.445	2.291	2.210	2.124	2.034	1.937	1.832	1.714	47
2.715	2.579	2.436	2.282	2.201	2.115	2.024	1.927	1.822	1.704	48
2.706	2.571	2.427	2.274	2.192	2.106	2.015	1.918	1.812	1.693	49
2.698	2.562	2.419	2.265	2.183	2.098	2.007	1.909	1.803	1.683	50
2.632	2.496	2.352	2.198	2.115	2.028	1.936	1.836	1.726	1.601	60
2.551	2.415	2.271	2.115	2.032	1.944	1.849	1.746	1.630	1.494	80
2.472	2.336	2.192	2.035	1.950	1.860	1.763	1.656	1.533	1.381	120
2.395	2.260	2.114	1.956	1.870	1.778	1.677	1.565	1.432	1.250	240
2.321	2.185	2.039	1.878	1.791	1.696	1.592	1.473	1.325	1.000	∞

索引

欧文

あ

か

さ

た

な

は

ま

や

ら

はじめての保健統計学

著　者	坂本なほ子（サカモトナオコ）
発行人	中村雅彦
発行所	株式会社サイオ出版 〒101-0054 東京都千代田区神田錦町 3-6　錦町スクウェアビル 7 階 TEL 03-3518-9434　FAX 03-3518-9435
カバーデザイン	Anjelico
DTP	株式会社メデューム
本文イラスト	日本グラフィックス
印刷・製本	株式会社朝陽会
2023 年 4 月 17 日　第 1 版第 1 刷発行	ISBN 978-4-86749-004-4　Ⓒ Naoko Sakamoto ●ショメイ：ハジメテノホケントウケイガク 乱丁本、落丁本はお取り替えします。

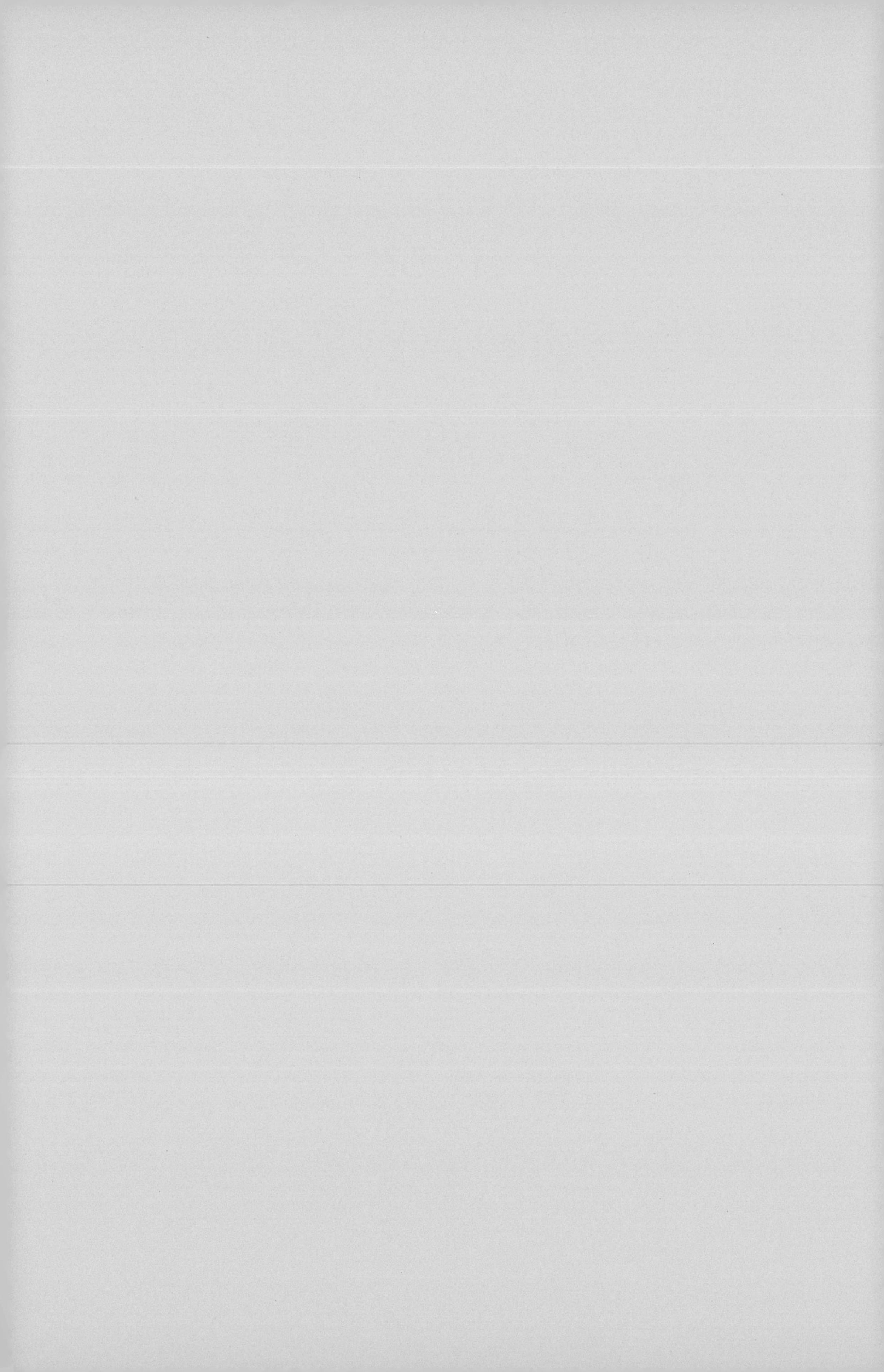